临床医学专业"十三五"规划教材/多媒体融合创新教材

供临床医学类、相关医学技术类等专业使用

传染病学

CHUANRANBINGXUE

主编 ⊙ 李 平 杨少宗

郑州大学出版社

图书在版编目(CIP)数据

传染病学/李平,杨少宗主编.—郑州:郑州大学出版社,2018.9(2024.1 重印)
ISBN 978-7-5645-5703-4

Ⅰ.①传… Ⅱ.①李…②杨… Ⅲ.①传染病学 Ⅳ.①R51

中国版本图书馆 CIP 数据核字(2018)第 178135 号

郑州大学出版社出版发行
郑州市大学路 40 号　　　　　　　　　邮政编码:450052
出版人:孙保营　　　　　　　　　　　发行电话:0371-66966070
全国新华书店经销
河南大美印刷有限公司印制
开本:850 mm×1 168 mm　1/16
印张:17.5
字数:426 千字
版次:2018 年 9 月第 1 版　　　　　　印次:2024 年 1 月第 4 次印刷

书号:ISBN 978-7-5645-5703-4　　　　　定价:43.00 元

本书如有印装质量问题,由本社负责调换

作者名单

主　编　李　平　杨少宗
副主编　曹雪霞　郝艳红　王　可
　　　　　赵　岩　牛继平　张凤娟
　　　　　张　剑
编　委（按姓氏笔画排序）
　　　　　王　可　牛继平　杨少宗
　　　　　李　平　张　剑　张凤娟
　　　　　赵　岩　郝艳红　曹雪霞

临床医学专业"十三五"规划教材／多媒体融合创新教材

建设单位

（以单位名称首字拼音排序）

安徽医学高等专科学校	漯河医学高等专科学校
安徽中医药高等专科学校	南阳医学高等专科学校
安阳职业技术学院	平顶山学院
达州职业技术学院	濮阳医学高等专科学校
汉中职业技术学院	商丘医学高等专科学校
河南大学	三门峡职业技术学院
河南护理职业学院	山东医学高等专科学校
河南医学高等专科学校	邵阳学院
河南科技大学	襄阳职业技术学院
湖南医药学院	新乡医学院
黄河科技学院	新乡医学院三全学院
嘉应学院	信阳职业技术学院
金华职业技术学院	邢台医学高等专科学校
开封大学	永州职业技术学院
临汾职业技术学院	郑州澍青医学高等专科学校
洛阳职业技术学院	郑州大学

前言

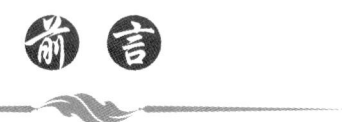

为贯彻落实《健康中国2030规划纲要》《关于医教协同深化临床医学人才培养改革的意见》等重要文件精神，在各级领导的大力支持下，组织编写了临床医学专业的《传染病学（专科层次）》的教材，由郑州大学出版社正式出版。

本教材结合国家"大健康"发展方向，以培养应用型临床医学专业人才为目标，以岗位胜任力为导向，以医师准入基本要求为依据，参考"临床执业助理医师"和"乡村全科执业助理医师"资格考试大纲，突出传染病学临床实用的常见病、多发病的专业内容，强化基础理论、基本知识和基本技能，以满足高职高专院校的医学生、从事基层临床工作及相关专业的培训人员使用。

本教材强调"规范化"和"新颖性"，根据国内外最新医学资料、诊断标准、临床路径、诊疗指南（如参考了2018年手足口病诊疗指南、2018年流行性感冒诊疗方案，涉及了2018年5月我国批准的慢性病毒性肝炎最新治疗药物——丙通沙的应用等）对教材内容进行编写，以规范和更新临床诊疗方案，提高临床实践能力。

全书共六章，包括总论、病毒感染性疾病、细菌感染性疾病、立克次体感染性疾病、螺旋体感染性疾病、原虫与蠕虫感染性疾病。大部分章节具体内容按照以下顺序排列：病原学，流行病学，发病机制与病理解剖，临床表现，实验室及其他检查，诊断，鉴别诊断，治疗，预防。重要章节的内容后面设置了问题分析与能力提升、同步练习，以促进临床思维能力的培养和知识的巩固。国家卫生健康委员会2020年1月20日发布1号公告，将新型冠状病毒肺炎纳入《中华人民共和国传染病防治法》规定的乙类传染病，并采取甲类传染病的预防、控制措施。本书对该病也进行了介绍。

本书由多所医学院校专家参与编写，均具有丰富的教学与临床工作经验，在编写过程中都付出了艰辛的劳动。在此，向所有参编人员及给予大力支持和帮助的领导、前辈、同道及朋友们表示衷心感谢！

由于编写人员水平有限，加之时间仓促，欠妥之处在所难免，恳请各位专家、读者能够多提宝贵意见，以修改和完善教材内容，提高教材质量。谢谢！

李 平　杨少宗

目 录

第一章 总论 ... 1
第一节 概述 ... 1
第二节 感染与免疫 ... 2
一、感染的概念 ... 2
二、感染过程的表现 ... 2
三、感染过程中病原体的作用 ... 3
四、感染过程中机体免疫应答的作用 ... 4
第三节 传染病的发病机制 ... 5
一、传染病的发生和发展 ... 5
二、组织损伤的机制 ... 6
三、重要的病理生理变化 ... 6
第四节 传染病的流行过程及影响因素 ... 7
一、流行过程的基本条件 ... 7
二、影响流行过程的因素 ... 8
第五节 传染病的特征 ... 9
一、传染病的基本特征 ... 9
二、传染病的临床特点 ... 10
第六节 传染病的诊断 ... 13
一、临床资料 ... 13
二、流行病学资料 ... 13
三、实验室检查及其他检查资料 ... 13
第七节 传染病的治疗 ... 15
一、治疗原则 ... 15
二、治疗方法 ... 15
第八节 传染病的预防 ... 17
一、管理传染源 ... 17
二、切断传播途径 ... 18
三、保护易感人群 ... 19

第二章　病毒感染性疾病 …… 23
第一节　病毒性肝炎 …… 23
第二节　轮状病毒感染 …… 41
第三节　脊髓灰质炎 …… 46
第四节　流感病毒感染 …… 52
一、流行性感冒 …… 52
二、人感染高致病性禽流感 …… 57
第五节　麻疹与风疹 …… 61
一、麻疹 …… 61
二、风疹 …… 68
第六节　水痘与带状疱疹 …… 72
一、水痘 …… 72
二、带状疱疹 …… 75
第七节　巨细胞病毒感染 …… 78
第八节　手足口病 …… 82
第九节　流行性腮腺炎 …… 88
第十节　流行性乙型脑炎 …… 92
第十一节　艾滋病 …… 97
第十二节　狂犬病 …… 103
第十三节　传染性非典型肺炎 …… 108
第十四节　肾综合征出血热 …… 114

第三章　细菌感染性疾病 …… 123
第一节　伤寒与副伤寒 …… 123
一、伤寒 …… 123
二、副伤寒 …… 130
第二节　细菌性痢疾 …… 133
第三节　细菌性食物中毒 …… 142
一、胃肠型食物中毒 …… 142
二、神经型食物中毒（肉毒中毒） …… 146
第四节　霍乱 …… 150
第五节　流行性脑脊髓膜炎 …… 158
第六节　百日咳 …… 165
第七节　白喉 …… 170
第八节　猩红热 …… 175
第九节　鼠疫 …… 179
第十节　炭疽 …… 185
第十一节　布鲁菌病 …… 190

第四章　立克次体感染性疾病 …… 196
第一节　流行性斑疹伤寒 …… 196
第二节　恙虫病 …… 201

第五章　螺旋体感染性疾病 ··· 207
第一节　钩端螺旋体病 ··· 207
第二节　梅毒 ··· 214

第六章　原虫与蠕虫感染性疾病 ································· 223
第一节　阿米巴病 ·· 223
一、肠阿米巴病 ·· 223
二、肝阿米巴病 ·· 227
第二节　疟疾 ··· 231
第三节　日本血吸虫病 ··· 240
第四节　肠绦虫病与囊虫病 ··································· 245
一、肠绦虫病 ··· 245
二、囊尾蚴病 ··· 248

附录一　传染病的隔离与消毒 ···································· 253
一、传染病的隔离 ·· 253
二、传染病的消毒 ·· 256

附录二　预防接种 ·· 260

选择题参考答案 ·· 266

参考文献 ·· 268

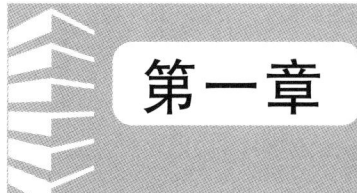

第一章 总论

第一节 概述

传染病(communicable diseases)是由病原体感染人体后产生的有传染性的疾病。病原体有病原微生物(包括细菌、病毒、衣原体、支原体、立克次体、螺旋体、真菌、朊粒等)和寄生虫(包括原虫、蠕虫及医学节肢动物)。寄生虫感染后引起的传染病,亦称寄生虫病。传染病在一定条件下可造成流行。

感染性疾病(infectious diseases)是指由病原体感染所导致的疾病,包括传染病和非传染性感染性疾病。

传染病学(Iemology)是一门研究传染病在人体内外发生、发展、传播、诊断、治疗和预防规律的学科。其重点在于研究传染病的临床表现,在人体内发生、发展与转归的原因、诊断依据、鉴别诊断、治疗方法和预防措施,以促进患者早日康复及切断传播途径,达到治病救人、防治结合的目的。

流行病学(epidemiology)是研究传染病在人群中发生、发展的原因和分布规律,重点在于研究有效的预防措施,其研究目的是控制或消灭传染病,属于预防医学。

历史上传染病曾给人类带来重大的灾难,一些烈性传染病如鼠疫、天花、霍乱、疟疾、血吸虫病和黑热病等的流行十分猖獗,使广大民众贫病交加,严重危害百姓的生命和健康。新中国成立以后,在"预防为主,防治结合"的卫生工作方针指导下,大力开展传染病的防治工作,使传染病的发病率有了大幅度下降,病死率显著降低。传染病防治工作取得了很大成绩,如天花已经消灭,伤寒、流行性乙型脑炎(简称乙脑)、疟疾、斑疹伤寒、白喉、黑热病、脊髓灰质炎、新生儿破伤风等的发病率已明显下降,其中脊髓灰质炎已接近被消灭。在我国,传染性疾病已不再是引起死亡的首要原因,但有些传染病,如病毒性肝炎、结核病、狂犬病、肾综合征出血热等发病率仍然较高,对人民的健康危害很大。随着世界各国的广泛交往,目前传染病疾病谱正在发生改变,例如艾滋病、传染性非典型肺炎、人感染高致病性禽流感等,这些新出现的传染病对人民群众的身体健康与生命安全亦构成了严重威胁,因此,传染病的研究和防治工作仍然需要加强。

传染病学与其他学科关系密切,随着分子生物学、生物化学、微生物学、免疫学、药理学等基础医学和相关临床医学的发展,也必将为传染病学的发展创造良好的条件。同时,祖国医学对传染病的防治有着丰富的经验,大力发掘、发展祖国医学,研究和应用中西医结合防治传染病,将对传染病的预防和治疗发挥更加有效的作用。

第二节 感染与免疫

一、感染的概念

感染(infection),是病原体与人体之间相互作用、相互斗争的过程。构成感染的必备条件有病原体、人体和它们所处的环境三个因素。传染主要是指病原体通过一定的方式从一个宿主个体到另一个宿主个体的感染。

人类在漫长的进化过程中,不断与各种病原微生物、寄生虫接触,逐渐产生高度的适应性和防御传染性疾病能力。有些微生物、寄生虫与人体宿主之间达到了互相适应、互不损害对方的共生状态。这种平衡是相对的,当某些因素导致人体的免疫功能受损,或大量应用抗菌药物引起菌群失调症,或寄生物离开其固有的寄生部位而到达其他寄生部位时,平衡就不复存在而引起宿主损伤,这种情况称为机会性感染。这种共生菌在特定条件下可以成为致病菌,称为机会致病菌。

二、感染过程的表现

病原体通过各种途径进入人体后就开始了感染过程。人体感染后是否发病主要取决于病原体的致病力和人体的免疫功能,以及内、外界的干预因素如药物、放射治疗和管理等。常见的感染类型有以下五种:

(一)病原体被消除

病原体侵入人体后,可被机体的非特异性免疫能力所清除,如皮肤黏膜的屏障、血-脑脊液屏障作用、胃酸的杀菌作用、正常体液的溶菌作用、组织细胞的吞噬作用等。人体的非特异性免疫是人类在长期的进化过程中,不断与病原生物斗争而逐渐形成的。病原体侵入人体后,亦可通过体内已存在的特异性体液免疫或细胞免疫物质将相应的病原体清除。特异性免疫功能可通过自然感染或疫苗接种获得主动免疫,也可通过胎盘屏障从母体获得或注射免疫球蛋白而获得被动免疫。病原体在体内被消灭或通过气管、肠道或肾等排出体外,机体不出现任何临床症状。

(二)病原携带状态

病原携带状态(carrier state)指病原体侵入人体后,存在于机体一定的部位生长繁殖并排出体外,可引起轻度的病理损害,而人体不出现疾病的临床症状。传染病按病原体种类不同分为带病毒者、带菌者与带虫者。按其发生和持续时间的长短,病原携带者又分为健康携带者、潜伏期携带者及恢复期携带者。携带病原体持续时间短于3个月称为急性携带者,若长于3个月则称为慢性携带者。所有病原携带者都有一个共同的特点:不出现临床症状而能排出病原体,因而在许多传染病例如伤寒、菌痢、霍乱、流行性脑脊髓膜炎、乙型肝炎中,病原携带者成了重要的传染源。

(三) 隐性感染

隐性感染(covert infection)又称亚临床感染(sub-clinical infection),是指病原体侵入人体后,仅诱导机体产生特异性的免疫应答,而不引起或引起轻微的组织损伤,临床上不出现症状、体征甚至生化改变,只有经免疫学检查才能发现。大多数人隐性感染过程结束后,可以获得不同程度的特异性主动免疫力,病原体被清除;而少数人则转为病原携带者,病原体持续存在于体内,成为传染源。

(四) 潜伏性感染

潜伏性感染(latent infection)又称潜在性感染,指病原体进入人体后,寄生于机体,人体免疫功能将病原体局限在人体中某些部位,但又不能将病原体清除,病原体可长期潜伏起来,人体不出现症状。但当机体免疫功能下降时,潜伏在人体内的病原体乘机繁殖,可引起人体发病。潜伏性感染期间,病原体一般不排出体外,这是与病原携带状态的不同之处。常见潜伏性感染的病原体有单纯疱疹病毒、水痘-带状疱疹病毒、疟原虫、结核分枝杆菌等。

(五) 显性感染

显性感染(overt infection)又称临床感染(clinical infection),指病原体侵入人体后,不仅诱导人体产生免疫应答,而且通过病原体本身对机体的损害作用或人体对病原体的超敏反应导致组织损伤,引起病理改变,出现临床症状。显性感染结束后,病原体可被清除,感染者可获得不同程度的免疫力。少数显性感染者亦可转为病原携带者。

以上五种表现在一定条件下可以相互转化,一般情况下隐性感染最常见,其次为病原携带状态,显性感染所占比率最低,但易于识别。

三、感染过程中病原体的作用

在感染过程中,是否引起疾病,取决于人体免疫功能和病原体的致病能力,病原体的致病能力包括侵袭力、毒力、数量和变异性方面。

(一) 侵袭力

侵袭力是指病原体突破人体皮肤黏膜等生理屏障,侵入人体,并在体内定居、繁殖和扩散的能力。有些病原体可直接侵入人体,如钩端螺旋体、血吸虫尾蚴、钩虫丝状蚴等。有些病原体经呼吸道、消化道进入人体,先黏附在呼吸道和消化道黏膜表面,再进一步侵入组织细胞,产生侵袭性酶类物质和毒素引起病变,如溶血性链球菌产生红疹毒素、透明质酸酶,金黄色葡萄球菌产生血浆凝固酶等。病原菌的荚膜能够抵抗吞噬细胞的吞噬、菌毛能黏附在黏膜上皮表面,也能增强其侵袭力。病毒常通过与易感细胞表面的受体结合再进入细胞内。

(二) 毒力

毒力包括毒素和其他毒力因子。

1. **毒素** 包括外毒素和内毒素。外毒素是指革兰氏阳性菌和少部分革兰氏阴性菌在生长繁殖过程中产生并分泌到细胞外,具有酶活性的毒性蛋白质,具有代表性的如肉毒杆菌产生的肉毒毒素毒性极强,破伤风外毒素、白喉外毒素、霍乱肠毒素等毒性也很强。外毒素对组织细胞有选择性的毒害作用,能引起特殊的临床病变。内毒素主要是革兰氏阴性菌细胞壁中的一种脂多糖成分,菌体自溶或死亡后裂解释放出来,通过激活单核吞噬细胞,释放细胞因子而引起病理变化。大多数革兰氏阴性菌都有内毒素,如痢疾杆菌、伤寒杆菌、脑膜炎奈瑟菌等。内毒素的毒性反应大致相同,主要表现有:发热、白细胞增多、微循环障碍、休克、弥散性血管内凝血(DIC)等。

2. 其他毒力因子 有些具有穿透能力,如钩虫丝状蚴;有些具有侵袭能力,如痢疾杆菌;有些具有溶组织细胞能力,如溶组织阿米巴原虫。许多细菌还能分泌一些针对其他细菌的毒力因子,如克服正常菌群的毒力因子、对抗体液免疫的毒力因子、对抗巨噬细胞的毒力因子等。

(三)数量

在同一种传染病中,入侵的病原体数量一般与致病能力成正比。然而,在不同的传染病中,能引起疾病的最少病原体数量可有较大差异,一般是侵袭力和毒力越强,引起感染所需要的数量越少,反之则越大,如伤寒需要10万个菌体,而菌痢仅需10个菌体。

(四)变异性

病原体可因遗传、环境、药物等因素而发生变异。一般来说,经过人工多次传代培养,可使病原体的致病力减弱,如用于预防结核病的卡介苗。若在宿主之间反复传播,可使病原体的致病力增强,如肺鼠疫。病原体的抗原变异可逃避机体的特异性免疫作用而继续引起疾病或使疾病慢性化,如流行性感冒病毒、丙型肝炎病毒和人类免疫缺陷病毒等。

四、感染过程中机体免疫应答的作用

人体的免疫应答对病原体感染过程的表现和转归起着重要的作用。免疫应答可分为有利于机体抵抗病原体的保护性免疫应答和促进病理改变的超敏反应两大类。增强人体保护性免疫应答能力,减少、控制超敏反应发生则是传染病防治中的两项重要内容。保护性免疫应答分为非特异性免疫应答与特异性免疫应答两类,都有可能引起机体保护和病理损伤。超敏反应都是特异性免疫应答。

(一)非特异性免疫

非特异性免疫是机体对入侵病原体的一种清除机制,这是人类在长期进化过程中形成的,出生时即有的较为稳定的免疫能力,与遗传有关。

1. 天然屏障结构 包括皮肤黏膜屏障、血-脑脊液屏障和血胎屏障等内部屏障。完整的皮肤黏膜与呼吸道上皮细胞的纤毛、皮肤皮脂腺分泌的脂肪酸、汗腺分泌的乳酸及黏膜上皮分泌的黏多糖等均可阻止或杀灭病原体。发育完整的血-脑屏障和胎盘屏障可阻止大多数病原体侵入中枢神经系统和传给胎儿。

2. 吞噬细胞作用 单核吞噬细胞系统包括血液中游走性单核细胞、以中性粒细胞为主的各种粒细胞和肝、脾、骨髓、淋巴结中固定的吞噬细胞,它们都具有非特异性吞噬功能,可清除体内的病原体。

3. 体液因子 存在于体液中的补体、溶菌酶和各种细胞因子等。细胞因子主要是由单核吞噬细胞和淋巴细胞被激活后释放的有生物活性的肽类物质,与非特异免

有关的细胞因子有白细胞介素（interleukin，IL）、α-肿瘤坏死因子（tumor necrosis facter-α，TNF-α）、γ干扰素（interferon，IFN-r）、粒细胞-巨噬细胞集落刺激因子（GM-CSF）等。这些体液因子能直接或通过免疫调节作用而清除病原体。

（二）特异性免疫

特异性免疫是指由于对抗原特异性识别而产生的免疫。病原体感染和免疫接种均能产生特异性免疫。特异性免疫包括T细胞介导的细胞免疫和B细胞介导的体液免疫。

1. 细胞免疫　细胞毒性T细胞被某种病原体抗原刺激后能对该抗原产生致敏，当再次与该抗原相遇时，则通过细胞毒性和淋巴因子杀伤病原体及其所寄生的细胞。细胞免疫在对抗病毒、真菌、原虫和部分在细胞内寄生的细菌，如伤寒杆菌、布氏杆菌、结核杆菌、麻风杆菌的感染中起重要作用。辅助性T细胞还有调节体液免疫的功能。

2. 体液免疫　致敏B细胞再次受到该抗原刺激后，即转化为浆细胞，并产生能与致敏B细胞抗原相对应的抗体，即免疫球蛋白（immunoglobulin，Ig），如IgG、IgM、IgA、IgD、IgE等。在感染过程中IgM出现早，但持续时间短，是近期感染的标志。IgG在感染后临近恢复期时出现，持续时间较长，是既往感染的标志。IgG在体内含量最高，占免疫球蛋白的80%，能通过胎盘，是用于防治某些传染病的丙种球蛋白及抗毒血清的主要成分。IgA主要是呼吸道和消化道黏膜上的局部抗体，IgE主要作用于入侵的原虫和蠕虫。

第三节　传染病的发病机制

一、传染病的发生和发展

传染病的发生与发展具有一个共同的特点，就是疾病发展的阶段性。发病机制中的阶段性与临床表现的阶段性大多数是吻合的，但有时并不完全一致，如伤寒在第一次菌血症时还未出现临床症状，第4周体温下降时肠壁溃疡尚未完全愈合。

（一）入侵部位

多数病原体只有通过特定的门户侵入，并在特定的定居部位繁殖，才能引起感染而发病。病原菌的这种特性是它与机体免疫系统抗寄生、相互作用、长期进化的结果，这与病原体生长繁殖需要特定的微环境有关。如破伤风杆菌必须经皮肤伤口感染，痢疾杆菌、伤寒杆菌、霍乱弧菌必须经消化道感染，才能引起疾病。

（二）机体内定位

病原体侵入人体后，可在入侵部位直接引起病变，如恙虫病的焦痂；也可在入侵部位繁殖，分泌毒素，在远离入侵的部位引起病变，如破伤风、白喉；或者进入血液循环，通过血液循环再定位于某一脏器，引起该器官的病变，如病毒性肝炎、流行性脑脊髓膜炎；或者经过一系列的生活史阶段，最后在某脏器中定居，如血吸虫病。各种病原体在机体内定位不同，每种传染病都有其各自的特殊发病规律。

(三) 排出途径

每种传染病都有其病原体排出的途径,是患者、病原携带者和隐性感染者有传染性的重要因素。有些病原体的排出途径是单一的,如痢疾杆菌只通过粪便排出;有些病原体可有多个排出途径,如脊髓灰质炎病毒既可通过粪便排出,又可通过空气飞沫排出;有些病原体如疟原虫,只存在于血液中,当蚊虫叮咬或输血时才离开人体。病原体排出体外的持续时间长短不一,因而,不同传染病有不同的传染期。

二、组织损伤的机制

在传染病的发生机制中,导致组织损伤的方式有以下三种:

(一) 直接损伤

病原体借助其机械运动及所分泌的酶可直接破坏组织,如溶组织阿米巴滋养体;或通过细胞病变而使细胞溶解,如脊髓灰质炎病毒;或通过诱发炎症过程而引起组织坏死,如鼠疫杆菌。

(二) 毒素作用

有些病原体能分泌很强的外毒素,导致靶器官的损害,如肉毒杆菌的神经毒素;或引起功能紊乱,如霍乱弧菌的霍乱肠毒素。革兰氏阴性菌细胞壁裂解后释放的内毒素可激活单核吞噬细胞分泌肿瘤坏死因子(TNF)和其他细胞因子,导致发热、休克、DIC等。

(三) 免疫机制

许多传染病的发病机制与免疫应答有关,免疫介导的发病机制又称免疫发病机制。有些传染病能抑制细胞免疫,如麻疹;有些能直接破坏T细胞,如艾滋病;一些病原体能通过超敏反应而导致组织损伤,其中Ⅲ型超敏反应(如肾综合征出血热)和Ⅳ型超敏反应(如结核病、血吸虫病)最为常见。

三、重要的病理生理变化

(一) 发热

发热是传染病的一个常见症状,但并不是其特有的。当机体发生感染、炎症、损伤或受到抗原刺激时,外源性致热原(包括各种微生物病原体及其产物,也包括某些体内产物如炎性渗出物、抗原-抗体复合物、某些类固醇产物等)作用于单核吞噬细胞系统,使其产生并释放内源性致热原。内源性致热原主要有白细胞介素-1(IL-1)、肿瘤坏死因子(TNF)、IL-6、干扰素(IFN)等。内源性致热原通过血-脑脊液屏障作用于体温调节中枢,释放前列腺素 E_2(PGE_2),调高恒温点,使产热大于散热而导致发热。

(二) 代谢改变

传染病患者发生的代谢改变主要为进食量下降,能量吸收减少,蛋白质、碳水化合物、脂肪消耗增多,水、电解质平衡紊乱和内分泌改变。急性感染早期,胰高血糖素和胰岛素分泌增加,血液甲状腺素水平因消耗增多而下降,后期随着垂体反应刺激甲状腺素分泌而升高。恢复期各种物质代谢又逐渐恢复正常。

第四节 传染病的流行过程及影响因素

一、流行过程的基本条件

传染病的流行过程(epidemic process)是传染病在人群中发生、发展和转归的过程,即传染病的特异病原体从感染者体内排出,经过一定传播途径,再侵入易感者,并不断发生、发展的过程。传染病流行过程的发生必须具备三个条件,即传染源、传播途径和易感人群,或称流行过程的三个环节。假如缺乏任何一个环节,新的传染就不可能发生,也就不可能引起传染病在人群中的传播和流行。

(一)传染源

传染源(soure of infection)是指体内有病原体生存、繁殖,并能将其通过一定途径排出体外的人或动物。传染源包括传染病患者、隐性感染者、病原携带者和受感染的动物。

1. 传染病患者　急性期患者体内有大量病原体生长繁殖,并可借助咳嗽、腹泻等症状排出体外,而成为主要传染源。轻型患者症状轻,不易被发现,且人数较多,是极重要的传染源。慢性病人排出病原体的时间长,活动范围较大,与易感者接触机会较多,也是重要的传染源。

2. 隐性感染者　在某些传染病的感染过程中,如流行性脑脊髓膜炎、脊髓灰质炎等,多数为隐性感染者,无症状,不易被发现,隐性感染者是重要的传染源。

3. 病原携带者　没有明显临床症状而能排出病原体,在某些传染病如伤寒、细菌性痢疾中,因其不易被发现,也是重要的传染源。

4. 受感染的动物　以动物为传染源传播的疾病,称为动物源性传染病。以野生动物为传染源传播的疾病,称为自然疫源性传染病。有的传染病可在哺乳动物和人类之间互相传播,称为人畜(兽)共患病。以啮齿类动物传播最常见,其次是家畜、家禽,此类疾病如鼠疫、狂犬病、流行性乙型脑炎、肾综合征出血热、钩端螺旋体病等。

(二)传播途径

病原体离开传染源体到达易感者的途径称为传播途径(route of transmission)。有些传染病可有多种传播途径。

1. 呼吸道传播　空气中含有病原体的飞沫、飞沫核、尘埃,被易感者吸入引起感染,是呼吸道传染病的主要传播途径,如麻疹、白喉、流行性脑脊髓膜炎等。经空气传播的传染病流行特征是传播途径容易实现,蔓延速度快,冬春季多见,儿童发病率高,感染后多可获得较持久免疫力。

2. 消化道传播　病原体污染食物、饮用水、餐具等,易感者于进食时获得感染,如细菌性痢疾、伤寒、霍乱等。经饮水传播的传染病流行特征是病人分布与供水范围一致。

3. 接触传播　传染源与易感者直接接触或易感者通过接触被污染的媒介物引起的传播,包括直接接触传播和间接接触传播。传染源与易感者直接接触引起感染者为直接接触传播,如性病、狂犬病等;间接接触传播又称日常生活接触传播,是传染源排出的病原体通过污染手或日常生活用具、玩具等传播疾病,如白喉、麻疹、水痘等。接触被污染的土壤,有可能患破伤风、蛔虫病等。易感者接触存在某些病原体的疫水,病原体经皮肤或黏膜侵入人体,亦可引起感染,见于血吸虫病、钩端螺旋体病等,其流行特征是有地区性、季节性和职业性。

4. 虫媒传播　是指通过节肢动物为媒介而引起的传播。可分为吸血节肢动物传播和机械携带传播两种,前者是指通过吸血昆虫在叮咬、吸吮动物和人的血液过程中引起传播,如蚊虫传播乙脑、虱传播斑疹伤寒等。由于吸血节肢动物生长繁殖需要适宜的环境和气候条件,故虫媒传播的疾病具有明显的季节性和地区性。后者经节肢动物机械地携带病原体,然后再传播给易感者,如苍蝇和蟑螂能够通过机械地携带病原体传播痢疾、伤寒等。

5. 血液、体液传播　经输血、使用血制品或被血液、体液污染的医疗器械、性接触等引起的传播,如乙型病毒性肝炎、丙型病毒性肝炎、疟疾及艾滋病等。

6. 母婴传播　某些传染病的病原体可通过胎盘、产道、产后哺乳传播,如乙型病毒性肝炎、风疹及艾滋病等。

医源性传播指医疗工作过程造成的传染病的传播。一类指易感者在接受治疗、预防时,所用器械被工作人员污染或消毒不严格而造成传播;另一类指药厂或生物制品受污染而引起传播。

母婴传播属于垂直传播,其他传播途径均为水平传播。婴儿出生前已从母亲或父亲获得的感染称为先天性感染,如梅毒等。

(三)易感人群

对某种传染病缺乏免疫力的人称为易感者。人群作为一个整体,对某种传染病容易感染的程度,称为人群易感性。人群易感性取决于该人群中每个人的免疫水平,与免疫水平成反比。人群易感性高低受许多因素影响,如新生儿增加、外来人口增多、免疫人口死亡、人群免疫力自然消退、一般抵抗力降低和病原体变异等,均能使人群易感性升高;有计划地进行预防接种或传染病流行之后,可使免疫人口增加,降低人群易感性。有些传染病可能通过全民长期坚持预防接种而被消灭,如天花已被消灭,脊髓灰质炎也多年未曾发生。

二、影响流行过程的因素

传染病流行过程的发生除了传染源、传播途径、易感人群三个基本条件外,还受到自然因素和社会因素的影响和制约,使流行过程表现出不同的强度和性质。

(一)自然因素

自然因素指地理、气象、生态等因素。自然因素通过对流行过程三个条件的作用而影响传染病的发生与发展。传染病的地区性和季节性与自然因素有密切关系。如我国北方有黑热病地方性流行区,南方有血吸虫病地方性流行区。呼吸道传染病多见于冬春季节,与气候寒冷干燥,而呼吸道传染病的病原体对寒冷和干燥耐受力较强,同时冬春季节人们喜欢室内活动而空气流通不畅,寒冷和干燥可减弱呼吸道抵抗力等因素有关。消化道传染病多见于夏秋季节,与气候炎热适宜于肠道细菌生长繁殖,炎热可减少机体胃酸的分泌,且天气炎热机体饮水多而使胃酸稀释减弱消化道抵抗力等因素有关。某些自然生态环境为传染病在野生动物之间的传播创造了良好的条件,如鼠疫、钩端螺旋体病,人们进入这些地区亦可受感染,即自然疫源性传染病或人畜共患病。

(二)社会因素

社会因素包括社会制度、经济状况、文化水平、生活条件、风俗习惯、职业活动、医疗卫生条件等,对传染病的流行过程有决定性的影响。其中,社会制度起主导作用。新中国成立后,贯彻以"以预防为主,防治结合"的方针,全面开展卫生防疫工作,大搞爱国卫生运动,通过普及传染病预防知识的教育,培养公民良好的卫生意识、卫生习惯和应对突发传染病的能力,大力进行某些传染病的普查普治,大力推行计划免疫,使许多传染病和寄生虫病迅速被控制或消灭。因人口流动、思想观念、生活方式、饮食习惯、社会风气的改变及环境污染等,有可能出现新的传染病或导致某些传染病发病率升高,如艾滋病、结核病、并殖吸虫病等。

第五节 传染病的特征

一、传染病的基本特征

传染病与一般疾病相比,具有一些独有的特征,即传染病的基本特征。传染病具有以下四个基本特征:

(一)有病原体

每种传染病都是由特异的病原体感染引起的。病原体包括各种致病微生物和寄生虫等,近年还发现一类特殊的具有感染性的变异蛋白质——朊粒。许多传染病都是先认识其临床和流行病学特征,然后才认识其病原体。随着医学和科技水平的不断提高,对各种传染病病原体的认识也逐渐深入。特异病原体的检出对传染病的确诊及防治具有重要意义。

(二)有传染性

病原体从一个宿主排出,经一定的途径感染另一个宿主,这种特性称为传染性。所有传染病都具有一定的传染性,这是传染病与其他感染性疾病的主要区别。每种传染病的传染性强弱不一,如鼠疫、霍乱传染性很强,在《中华人民共和国传染病防治法》中被列为甲类传染病。

传染病患者有传染性的时期称为传染期。不同的传染病传染期长短不一,在不同的病程阶段,传染性大小也不同。一般传染病在潜伏期末期即有传染性,发病初期因病原体数量增加传染性增强,恢复期传染性逐渐减小。了解各种传染病的传染期是确定传染病患者隔离期限的重要依据。

(三)有流行病学特征

1.流行性 在一定条件下,传染病能在人群中传播蔓延的特性称为流行性。按传染病的流行强度和广度可分为以下几种：

（1）散发（sporadic occurrence） 在人群中散在发生，简称散发。是指某病在某地区常年发病情况或常年一般发病率水平。

（2）暴发（outbreak） 指某一局部地区或集体单位，传染病病例发病高度集中于一个短时间之内。大多是相同的传染源或相同的传播途径，如食物中毒、流行性感冒等。

（3）流行（epidemic） 是指某病在某地区的发病率显著高于常年发病水平。

（4）大流行（pandemic） 是指某种传染病在一定时间内迅速蔓延，波及范围广泛，甚至超出国界、洲界。如2003年的传染性非典型肺炎大流行。

2. 季节性 由于受气温、湿度、雨水等环境因素影响，某些传染病的发病率在每年一定季节出现升高的现象，如呼吸道传染病以冬春季节多见，而肠道传染病和虫媒传染病以夏秋季节多见。

3. 地方性 有些传染病或寄生虫病由于中间宿主的存在、地理环境、气候条件、人们生活习惯等自然因素和社会因素的不同，常局限在一定地区发生，这种传染病称地方性传染病。如血吸虫病适于钉螺繁殖的水网地区、布氏杆菌病易见于牧区等。以野生动物为主要传染源的疾病称为自然疫源性传染病，也属于地方性传染病。

传染病发病率在不同人群（年龄、性别、职业等）中的分布，也是流行病学特征。

（四）有免疫性

经显性感染或隐性感染之后，机体能产生一定程度的针对该病原体及其产物的特异性保护性免疫。感染后免疫力持续的时间长短在不同传染病中有很大差异。一般情况下，病毒性传染病，如麻疹、流行性乙型脑炎等，感染后免疫力持续时间较长，甚至保持终生，但也有例外如流行性感冒；细菌、螺旋体、原虫性传染病感染后免疫力持续时间较短，如细菌性痢疾、阿米巴病等，但也有例外如伤寒。由于各种传染病的免疫强度和持续时间不同，可出现以下现象：

1. 再感染 传染病痊愈后，经过一段时间免疫力逐渐降低或消失，又感染同一种病原体称为再感染，见于流行性感冒、细菌性痢疾等。

2. 重复感染 传染病尚在进行中，又受到同一种病原体再度侵袭而又感染，称为重复感染，多见于寄生虫病，如血吸虫病、丝虫病等。此类传染病一般不产生保护性免疫，重复感染是发展为重症的主要原因。

二、传染病的临床特点

（一）病程发展的阶段性

急性传染病从发生、发展到转归，其病程具有一定的规律性，大致可分为以下4个阶段：

1. 潜伏期（incubation period） 从病原体侵入人体起，到开始出现临床症状为止的这段时间称为潜伏期。一般相当于病原体在机体内定居、繁殖、转移、引起组织损伤和功能改变、导致临床症状出现之前的感染过程，其长短依病原体的种类、数量、毒力与人体免疫力的强弱而定，短的仅数十分钟或数小时（如细菌性食物中毒），大多在数天（如细菌性痢疾、白喉等），有的可延长至数月（如狂犬病），甚至达数年（如艾滋病)。各种传染病的潜伏期长短不同,但每种传染病的潜伏期都有一个范围(最长、最短),并呈常态分布。了解潜伏期对确定检疫期限、协助临床诊断和进行流行病学调查有一定意义。有些传染病在潜伏期已具有传染性。

2. 前驱期(prodromal period)　从起病到症状明显开始(或其特殊症状出现)为止的时期称为前驱期。此期出现一些无特异性的症状,如发热、乏力、头痛、食欲不振、肌肉酸痛等,一般持续1～3 d。前驱期的表现为许多传染病所共有。起病急骤的传染病可无明显的前驱期。此期已具有较强的传染性。

3. 症状明显期(period of apparent manifestation)　急性传染病在前驱期后,逐渐表现出某种传染病所特有的症状和体征,如典型的热型,具有特征性的皮疹、黄疸,肝脾大和脑膜刺激征等。但在某些传染病,如脊髓灰质炎、流行性乙型脑炎等,大部分患者可随即进入恢复期,临床上称为顿挫型,仅少部分患者进入症状明显期。此期容易发生各种并发症,且传染性强。

4. 恢复期(convalescent period)　当人体免疫力增至一定程度,体内病理生理过程基本终止,临床症状及体征基本消失,直至完全康复,临床上称为恢复期。发病时引起的功能失调和组织损伤等病变在此期逐步调整和修复,血清中抗体效价也逐渐升至最高水平,病原体大多被肃清。但有些疾病体内病理变化(如伤寒)和生化改变(如病毒性肝炎)可能尚未完全恢复,病原体可能未被完全清除(如细菌性痢疾、霍乱)。有些病人可复发或成为病原携带者。此期也可发生并发症,部分患者可转为慢性。

恢复期时有些传染病可出现再燃或复发。传染病已进入恢复期,病人的临床症状和体征逐渐减轻,但体温尚未完全恢复正常,由于潜伏于体内的病原体再度繁殖,使体温再次升高,初发病的症状和体征再度出现称为再燃,见于伤寒、疟疾等。传染病患者进入恢复期后,已稳定退热一段时间,由于体内残存的病原体再度繁殖而使临床表现再度出现,称为复发,见于伤寒、疟疾等。

后遗症是指传染病患者在恢复期结束后,某些器官功能长期(一般超过6个月)未能恢复正常的情形。多见于以中枢神经系统病变为主的传染病,如流行性脑脊髓膜炎、脊髓灰质炎等。

(二)常见的症状与体征

1. 发热　发热(pyrexia,fever)是许多传染病常见的症状,有些传染病就以热来命名,如猩红热、肾综合征出血热等。

发热程度:临床上可于口腔舌下、腋下或直肠探测体温。以口腔温度为标准,发热程度可分为低热、中度发热、高热和超高热。

发热的过程可分为体温上升期、极期、体温下降期。

热型是传染病重要特征之一,具有鉴别诊断意义。临床上较常见的热型有以下几种:

(1)稽留热　体温升高达39 ℃以上,且24 h波动范围在1 ℃以内,持续数日或数周不退。见于伤寒、流行性乙型脑炎等极期。

(2)弛张热　又称败血症热型,体温常在39 ℃以上,波动幅度大,24 h内体温波动范围超过2 ℃,但都在正常水平以上。见于败血症、伤寒缓解期、肾综合征出血热等。

(3)间歇热　体温骤升达高峰后持续数小时,又迅速降至正常水平,无热期(间歇期)可持续一天至数天,如此高热期与无热期反复交替出现。见于疟疾、败血症等。

(4)波状热　体温逐渐上升,在数日内达39 ℃或以上,数天后又逐渐下降至正常,持续数天后又再次逐渐上升,如此反复持续数月之久,称为波状热。见于布氏杆菌病、结缔组织病、肿瘤等。

(5)双峰热　一昼夜间体温出现两次升降者称双峰热,每次升降相差1 ℃左右。可见于黑热病。

(6)马鞍热　发热数天后体温降至正常,一天后再度上升。可见于登革热。

(7)不规则热　是指发热病人的体温曲线无一定规律的热型。可见于流行性感冒、肺结核等。

2. 发疹(eruption)　许多传染病在发热的同时伴有发疹,称为发疹性传染病。发疹是出现的皮疹,可分为外疹(皮疹)和内疹(黏膜疹:如麻疹黏膜斑,见于麻疹前驱期)两类。不同的传染病其皮疹的性质、形态、颜色、大小、分布部位、出现时间、出疹顺序、演变、疹后有无脱屑及色素沉着都有不同,对传染病的诊断和鉴别诊断有重要参考价值。

(1)皮疹种类　按皮疹的形态可分为四大类。①斑丘疹:斑疹为不凸出于皮肤、不下凹的界限性皮肤颜色的改变。丘疹是高出皮肤而无空腔的界限性隆起。斑丘疹就是斑疹的中央有一丘疹,大小形态不一,多为充血疹,压之褪色,可互相融合。常见于麻疹、风疹、幼儿急疹等。玫瑰疹:稍隆起于皮肤的充血性皮疹,色鲜红似玫瑰,属斑丘疹的一种,散在分布,数量不多,压之褪色,见于伤寒。红斑疹:为广泛的成片的红斑,其中可见密集而形似突起的点状充血性红疹,压之褪色,见于猩红热。②出血疹(瘀点、紫癜、瘀斑):为散在性点状或片状出血,有时稍隆起,压之不褪色,见于流行性脑脊髓膜炎、肾综合征出血热、登革热、败血症等。③疱疹或脓疱疹:表面隆起,疹内含浆液为疱疹,内含脓液则称为脓疱疹,见于水痘、天花、带状疱疹、单纯疱疹等。④荨麻疹:为不规则或片块状的瘙痒性皮疹,多见于寄生虫病、血清病等,如病毒性肝炎、急性血吸虫病、蠕虫蚴移行症、丝虫病等。

(2)出疹时间　多数传染病发病后出疹时间有一定规律性。如水痘和风疹多于病程第1天、猩红热多于病程第2天、天花多于病程第3天、麻疹多于病程第4天、斑疹伤寒多于病程第5天、伤寒多于病程第6天出疹。

(3)出疹顺序　各种传染病出疹顺序有其特点。如麻疹自耳后发际开始,渐及前额、面部、颈部,然后自上而下蔓延至胸部、腹部、背部及四肢,最后到达手掌和足底;水痘的皮疹先见于躯干、头部,逐步延及面部,最后达四肢。

(4)皮疹分布　如水痘的皮疹多集中于躯干,而四肢较少,呈向心性分布;天花的皮疹多集中于四肢,而躯干较少,呈离心性分布;伤寒的玫瑰疹多见于胸部和上腹部,呈不规则分布。

(5)皮疹消退　麻疹皮疹消退时的顺序与出诊时一致,先出的部位先消退,可留有浅褐色色素沉着,1～2周消失;疹退时有糠麸样细小脱屑。猩红热皮疹消退时有糠屑状或片状脱皮,手足掌处可呈套状。

3. 毒血症状　病原体及其毒素吸收入血后,引起各种中毒症状,可表现为毒血症、菌(病毒)血症、败血症、脓毒血症,表现为高热、头痛、乏力、全身不适、肌肉关节酸痛等,严重者可出现意识障碍、谵妄、脑膜刺激征、中毒性肠麻痹、中毒性心肌炎、周围循环衰竭等。

（1）毒血症　病原体在局部生长繁殖，不断分泌外毒素或菌体崩溃释放内毒素，进入血流引起全身多脏器功能失调和中毒性症状称为毒血症。

（2）菌血症及病毒血症　细菌在局部生长繁殖后侵入血流，不出现明显症状，称为原发性菌血症；继而细菌被单核吞噬细胞系统吞噬、繁殖后再次进入血液循环，形成第2次菌血症。第2次菌血症中毒症状较明显，有发热、皮疹、脾大等。病毒侵入血流称病毒血症。

（3）败血症　细菌侵入人体并在血液中大量生长繁殖，引起全身严重中毒症状，称败血症。

（4）脓毒血症　当化脓性细菌引起败血症，在组织和脏器中引起化脓性疾病迁徙灶时，称为脓毒血症。

(三)临床类型

根据传染病病程长短可分为急性、亚急性和慢性；根据临床特征可分为典型（普通型）、非典型；根据病情严重程度可分为轻型、中型、重型、暴发型（极重型）等。临床类型的识别对估计病情、判定预后、确定治疗方案及进行流行病学调查分析有重要意义。

第六节　传染病的诊断

传染病早期正确的诊断，不仅可以使患者得到及时治疗，而且还利于早期隔离，防止传染病的传播。传染病的诊断需要综合分析下列三个方面的资料。

一、临床资料

详细而准确地询问病史，系统而细致的体格检查，对确定临床诊断极为重要。发病的诱因和起病方式对传染病的诊断有重要参考价值。热型及伴随症状，如头痛、腹泻、黄疸等的特点有助于对疾病的诊断和鉴别诊断，如细菌性痢疾的腹泻常伴里急后重、黏液脓血便，霍乱的腹泻为无痛性腹泻、米泔水样便等。体格检查要特别注意有诊断意义的体征，如麻疹的科氏斑、白喉的假膜、伤寒的玫瑰疹等。

二、流行病学资料

流行病学资料在传染病的诊断中有重要的价值。根据传染病的地区分布、时间分布、人群分布等基本特征，仔细询问可疑患者的年龄、职业、籍贯、发病季节、居住旅游史、既往病史、输血史、接触史、不洁饮食习惯习性和预防接种史等。了解以上流行病学资料，有助于对疾病做出诊断。

三、实验室检查及其他检查资料

实验室检查对传染病的诊断有特殊意义。所有传染病都有其特异性病原体，从患者体内查到其病原体即可确诊。免疫血清学检查，亦可提供重要依据。一般实验室检查等对传染病的诊断也有很大帮助。

(一)一般实验室检查

一般实验室检查包括血液、尿液、粪便常规检验和生化检查等。

血常规检查以白细胞计数和分类意义较大,如白细胞显著增多时常见于化脓性细菌感染、百日咳和肾综合征出血热、流行性乙型脑炎等疾病;白细胞计数减少时可见于革兰氏阴性杆菌、有些病毒(流行性感冒病毒、肝炎病毒等)感染等;分类中嗜酸性粒细胞减少、消失可见于伤寒、败血症,增多时则多为寄生虫感染;异常淋巴细胞增多常见于病毒感染,如传染性单核细胞增多症、肾综合征出血热等。

尿常规检查有助于肾综合征出血热、钩端螺旋体病等的诊断,患者尿内常有白细胞、红细胞、蛋白等,肾综合征出血热患者尿内还可见膜状物。大便常规检查有助于肠道细菌和原虫感染的诊断。

生化检查有助于病毒性肝炎、流行性出血热等疾病的诊断和病情判定。

(二)病原学检查

1. 直接检出病原体　许多寄生虫病可通过肉眼观察或显微镜观察检出病原体而确诊,如肉眼发现虫体或绦虫节片,在血液或骨髓涂片中镜检出疟原虫、微丝蚴等,大便中检出阿米巴原虫及各种寄生虫卵等。病毒感染时一般难以直接检出,但在皮肤病灶中查到多核巨细胞及核内包涵体时,对水痘-带状疱疹病毒感染有辅助诊断意义。

2. 分离培养病原体　细菌、真菌和螺旋体等可用人工培养基分离培养,如霍乱弧菌、志贺菌、钩端螺旋体等。病毒与立克次体因须在活细胞内才能复制繁殖,应根据不同病原体选择易感动物、鸡胚或细胞培养进行分离。用以分离病原体的检材可采用血液、尿、粪、痰、脑脊液、骨髓、皮疹吸出液等。采集标本时要无菌操作,应注意尽量在疾病的早期阶段、最好在应用抗病原体药物治疗前进行,尽可能采集病变部位明显的材料,如对细菌性痢疾患者取其带有黏液脓血的粪便;有些疾病如伤寒,在不同的发病阶段选取不同的标本;也应注意标本的正确保存和运送,注明标本来源和检验目的,使实验室能正确选用培养基和培养环境,以提高阳性检出率。

3. 分子生物学检测　以核酸杂交法和核酸体外扩增法为主。核酸杂交法包括斑点杂交、Southern 印迹杂交和 Northern 印迹杂交等方法,是利用同位素 ^{32}P 或生物素标记的核酸探针对病原体进行分子水平的检测。核酸体外扩增法以聚合酶链反应(polymerase chain reaction,PCR)法为常用,具有快速、简便、灵敏、省时、对受检样品条件要求不高等特点,可用于病毒、细菌和寄生虫等多种病原体的检测。基因芯片技术,基因芯片又称 DNA 芯片(DNA chip)、DNA 微阵列(DAN array),是生物芯片的一种,是继分子克隆、单克隆抗体、PCR 技术之后的又一生物高端技术,它将生物信息技术和自动化分析技术有机地结合起来。

(三)免疫学检查

应用已知的抗原或抗体检测血清或体液中相应的抗体或抗原,是最常用的免疫血清学检测方法。

1. 血清学检查　包括凝集试验、沉淀试验、补体结合试验和中和试验等。此外,尚有酶联免疫吸附测定(ELISA)、放射免疫测定(RIA)、荧光抗体技术(FAT)、免疫印迹法(western clot)、凝胶扩散试验及免疫电镜检查等,对多种病原体的抗原、抗体均能进行精确的检测。

在传染病早期,特异性抗体尚未出现或滴度很低,到恢复期或病程后期则抗体滴度有明显升高,故在急性期和恢复期取双份血清检测其抗体由阴性转为阳性或抗体滴度升高4倍以上时有重要诊断意义。特异性IgM型抗体的检出有助于现症或近期感染的诊断,IgG型抗体的检出有助于评价机体的免疫状态。

特异性抗原的检出可较快地提供病原体存在的证据,比抗体检测更具可靠的诊断价值。

2. 皮肤试验　通过向受试者皮内注射特异性抗原的方法,了解其体内是否含有相应抗体,有抗体时受试者发生超敏反应,皮肤局部出现红、肿、痒、痛表现。常用于结核病、血吸虫病等的流行病学调查。

3. 免疫球蛋白测定检测　血清免疫球蛋白浓度检测有助于判断机体免疫功能。用于部分传染病的诊断和病情判定,降低者见于先天性免疫缺损患者,升高者见于慢性肝炎、艾滋病等。

4. T细胞亚群检测　用单克隆抗体检测T淋巴细胞亚群可了解亚群细胞的数量和比例,可用于艾滋病的诊断和预后判定。

(四) 其他

活体组织病理学检查对确定诊断有重要意义。内窥镜检查和影像学检查如结肠镜检查、超声检查、计算机断层扫描(CT)、磁共振成像(MRI)等对多种传染病有一定辅助诊断价值。

第七节　传染病的治疗

一、治疗原则

传染病治疗的目的不仅为了治愈病人,而且还在于控制传染源,防止疾病的传播流行。要坚持综合治疗的原则,即治疗与护理、隔离与消毒并重,一般治疗、对症治疗与病原治疗并重的原则。

二、治疗方法

(一) 一般治疗和支持疗法

1. 一般治疗　用于保护和支持患者的各种生理功能,与疾病做斗争。

(1) 隔离和消毒　按其所患传染病的传播途径和病原的排出方式及时间,隔离可分为呼吸道隔离、消化道隔离、接触隔离等。

(2) 护理　保持病室安静整洁、空气新鲜流通、光线适宜、温度舒适。良好的护理对提高患者的抗病能力,确保各项诊断与治疗措施的正确执行都有重要意义。

(3) 心理治疗　患传染病后一般有一定的心理影响,医护人员对患者的关系和鼓励是心理治疗的重要组成部分,心理治疗有助于提高患者战胜疾病的信心。

2. 支持疗法

(1) 饮食　给予保证一定的热量、营养丰富、易于消化、合口味的饮食。补充各种维生素,维持人体正常代谢。必要时喂食、鼻饲或静脉补给营养品。

(2) 维持水、电解质平衡　多数病人有发热,适量补充水分和盐类,有利于降低体温、改善循环、促进毒素排泄、纠正酸中毒,尤其对高热、腹泻、呕吐患者,更为重要。轻症者可口服,重症或不能口服者可从静脉补充,重度脱水者,必要时快速输入液体。

(3) 给氧　对循环衰竭或呼吸困难等患者出现发绀时,应及时给氧。

(二) 病原疗法

病原治疗(etiologic treatment)亦称特异性治疗(specific treafment),是针对病原体的治疗措施。病原治疗既可消除病原体,达到根治传染病的目的,又可有效控制与消除传染源的作用,是治疗传染病的关键措施。常用药物有抗生素治疗、抗病毒治疗、抗真菌治疗及化学药物治疗等。

1. **抗生素治疗**　抗生素在传染病的治疗中应用颇为广泛,主要是对细菌或螺旋体感染性传染病有显著疗效。但在用药时要严格掌握适应证,药量要适当,疗程要充足,并注意和观察药物的不良反应。切忌滥用,以免增加患者痛苦和经济负担。对重症感染者在抗生素或与化学药物联合使用时要注意药物的药理协同及拮抗作用,以取得最佳治疗效果。

2. **抗病毒治疗**　目前有效的抗病毒药物尚不多,按病毒类型可分为三类:

(1) 广谱抗病毒药　如利巴韦林(ribavirin,病毒唑),可用于流行性感冒感病毒等呼吸道病毒感染、肾综合征出血热等的治疗;干扰素可用于乙型肝炎和丙型肝炎的治疗。

(2) 抗RNA病毒药　如奥司他韦(oseltamivir)对H_1N_1、H_5N_1、H_7N_9流感病毒感染均有效。

(3) 抗DNA病毒药　如阿昔洛韦(aciclovir)常用于疱疹病毒感染等,拉米夫定(lamivudine)适用于慢性乙型肝炎的治疗等。

3. **抗真菌治疗**　由于抗生素、激素和免疫抑制剂的大量应用,肿瘤患者的放疗、化疗、艾滋病患者的增加等原因,导致免疫功能低下者增多,真菌感染也随之增加。常用的抗真菌药物主要有:①氮唑类,如咪康唑、酮康唑等;②棘白菌素类化合物,如卡泊芬净、阿尼芬净等;③多烯类,如两性霉素B;④烯丙胺类化合物,如特比萘芬;⑤嘧啶类化合物,如氟胞嘧啶。

4. **化学药物治疗**　化学制剂在治疗细菌感染、寄生虫感染时占有重要位置,如喹诺酮类药物在控制肠道细菌感染,吡喹酮在治疗血吸虫病等多种寄生虫病均具有良好疗效,氯喹是控制疟疾发作的首选药物,青蒿素类药物用于疟原虫的治疗受到广泛关注。

5. **免疫治疗**　常用的血清免疫制剂有白喉抗毒素和破伤风抗毒素等,主要用于白喉和破伤风的治疗和紧急预防。因其属于动物血清制剂,可能引起过敏反应,在治疗前应详细询问药物过敏史并做皮肤敏感试验。对抗毒素过敏者,可用脱敏疗法。可根据机体的免疫应答水平和疾病情况,选用免疫增强疗法或免疫抑制疗法。干扰素等免疫调节剂用于乙型肝炎、丙型肝炎的治疗,免疫球蛋白常用于治疗严重的病毒或细菌感染。

(三)对症疗法

对症疗法不仅可以消除患者的某些痛苦症状,而且可以调节各系统功能,减少机体消耗,保护重要脏器减轻损害,促进机体康复。高热时采取合理的降温,抽搐时给予镇静剂治疗,颅内压升高时应用脱水剂,休克时扩容、纠正酸中毒、及时改善微循环,心力衰竭时采取强心、利尿措施等,有利于使患者度过危险期,尽早恢复健康。

(四)中医中药及针灸治疗

中医学认为急性传染病多属温病范畴,一般按"卫气营血"辨证施治,常采用清热、解表、宣肺、生津、利湿、泻下、滋阴、熄风、开窍等法进行治疗。在治疗流行性乙型脑炎、病毒性肝炎、麻疹肺炎及晚期血吸虫病等多种病毒性传染病与寄生虫病时,都取得较好的效果。针灸在止痉、止痛和治疗瘫痪等后遗症方面也有较好疗效。在临床上采用中西医结合治疗,对有些疾病可以收到较好的治疗效果。

(五)康复治疗

某些传染病,如流行性乙型脑炎、流行性脑脊髓膜炎、脊髓灰质炎等,可引起神经系统后遗症,可采取按摩、理疗、针灸、高压氧舱等康复治疗措施,以促进机体功能的恢复。

第八节 传染病的预防

传染病的预防是医务工作者的重要职责。要依据《中华人民共和国传染病防治法》《突发公共卫生应急事件与传染病疫情监测信息报告管理办法》等规定,针对流行过程的三个基本环节采取综合性措施,并根据各种传染病的特点,抓住流行过程的主导或薄弱环节,采取有效措施,防止传染病的传播。

一、管理传染源

根据《中华人民共和国传染病防治法》,法定传染病分为甲、乙、丙三类。

甲类:鼠疫、霍乱。

乙类:新型冠状病毒肺炎、传染性非典型肺炎、艾滋病、病毒性肝炎、脊髓灰质炎、人感染高致病性禽流感、麻疹、流行性出血热、狂犬病、流行性乙型脑炎、登革热、炭疽、细菌性和阿米巴性痢疾、肺结核、伤寒和副伤寒、流行性脑脊髓膜炎、百日咳、白喉、新生儿破伤风、猩红热、布鲁菌病、淋病、梅毒、钩端螺旋体病、血吸虫病、疟疾、人感染H_7N_9禽流感。

丙类:流行性感冒(将甲型H_1N_1流感从乙类调整为丙类,并纳入现有流行性感冒进行管理)、流行性腮腺炎、风疹、急性出血性结膜炎、麻风病、流行性和地方性斑疹伤寒、黑热病、包虫病、丝虫病、除霍乱、细菌性和阿米巴性痢疾、伤寒和副伤寒以外的感染性腹泻病、手足口病。

《中华人民共和国传染病防治法》《突发公共卫生应急事件与传染病疫情监测信息报告管理办法》规定,甲类传染病为强制管理传染病,责任报告单位和责任疫情报告人发现甲类传染病和乙类传染病中的肺炭疽、传染性非典型肺炎、脊髓灰质炎、人感染高致病性禽流感病人或疑似病人时,或发现其他传染病和不明原因疾病暴发时,应于2h内将传染病报告卡通过网络报告;未实行网络直报的责任报告单位应于2h内以最快的通信方式(电话、传真)向当地县级疾病预防控制机构报告,并于2h内寄送出传染病报告卡。

其他乙类传染病,城镇要求发现后6h内网络直报,农村不超过12h。丙类为监测管理传染病,要求发现后24h内上报。

对传染病的接触者和病原携带者应按具体情况进行医学检疫、预防接种或药物预防。

对动物传染源应加强管理,经济价值高的家畜尽可能给予治疗,必要时宰杀后加以消毒处理;对无经济价值的野生动物则采用消灭的办法。

二、切断传播途径

对多数传染病,尤其是消化道传染病、虫媒传染病和寄生虫病,切断传播途径通常是起主导作用的预防措施。其主要措施有消毒和隔离。

(一)消毒

1. 消毒的定义　狭义的消毒是指用物理、化学、生物的方法杀灭或者消除环境中的病原微生物。广义的消毒则包括消灭传播媒介在内。

2. 消毒的种类

(1)预防性消毒　对可能受到病原体污染的物品和场所进行的消毒。

(2)疫源地消毒　传染源排出病原体所能波及的范围称为疫源地。疫源地消毒指对有传染源存在或曾经有过传染源的地点进行的消毒。其目的是杀灭传染源排到外界环境中的病原体。疫源地消毒分为:

1)随时消毒　对传染源的排泄物、分泌物及污染的物品进行随时消毒。

2)终末消毒　传染源离开疫源地后,对疫源地进行的一次彻底的消毒。如病人痊愈出院、转科或死亡后,对其所住病室、所用物品的消毒。

3. 消毒方法　有物理和化学消毒方法等。

(二)隔离

1. 隔离　是指把处在传染期的患者或病原携带者,置于特定医院、病房或其他不能传染给别人的环境中,防止病原体向外扩散和传播,以便于管理、消毒和治疗。

2. 传染病区的区域划分

(1)清洁区(clean area)　进行呼吸道传染病诊治的病区中不易受到患者血液、体液和病原微生物等物质污染及传染病患者不应进入的区域。包括医务人员的值班室、卫生间、男女更衣室、浴室及储物间、配餐间等。

(2)潜在污染区(potentially contaminated area)　进行呼吸道传染病诊治的病区中位于清洁区与污染区之间,有可能被患者血液、体液和病原微生物等物质污染的区域。包括医务人员的办公室、治疗室、护士站、患者用后的物品、医疗器械等的处理室、内走廊等。

(3)污染区(contaminated area)　进行呼吸道传染病诊治的病区中传染病患者和疑似传染病患者接受诊疗的区域,包括被其血液、体液、分泌物、排泄物污染物品暂存和处理的场所。包括病室、处置室、污物间及患者入院、出院处理室等。

(4) 两通道(two passages) 进行呼吸道传染病诊治的病区中的医务人员通道和患者通道。医务人员通道、出入口设在清洁区一端,患者通道、出入口设在污染区一端。

(5) 缓冲间(buffer room) 进行呼吸道传染病诊治的病区中清洁区与潜在污染区之间、潜在污染区与污染区之间设立的两侧均有门的小室,为医务人员的准备间。

3. 隔离的种类及要求 根据传染病传播的强度及传染途径的不同,分为以下几种隔离:

(1) 严密隔离 适应于传染性强、病死率高的传染病,如鼠疫、霍乱、肺炭疽、狂犬病等。

(2) 呼吸道隔离 适应于由患者飞沫和鼻咽部分泌物经呼吸道传播的疾病,如传染性非典型肺炎、流行性感冒、麻疹、白喉等。

(3) 消化道隔离 适应于由患者的排泄物直接或间接污染饮食、餐具而传播的疾病,如伤寒、菌痢、甲型和戊型肝炎等。

(4) 接触隔离 适应于病原体经破损皮肤或黏膜直接或间接的接触而感染引起的传染病,如破伤风、炭疽、梅毒等。

(5) 血液-体液隔离 适应于经血液、体液及血制品传播的疾病,如乙型肝炎、丙型肝炎、艾滋病、梅毒等。

(6) 虫媒隔离 适用于以昆虫作为媒介的传染病,如流行性乙型脑炎、疟疾、斑疹伤寒等。

(7) 保护性隔离 适应于抵抗力特别低的易感者,如长期大量使用免疫抑制剂者、早产婴儿、器官移植患者等,并应注意避免疫源性感染。

三、保护易感人群

保护易感人群的措施包括增强非特异性免疫和特异性免疫两个方面。加强个人防护和药物预防对预防某些传染病也有一定作用。预防接种对传染病的控制和消灭起着关键作用,如由于普遍接种牛痘苗,已在全球消灭了曾对人类危害很大的天花。

(一) 提高非特异性免疫力

保证营养,加强体育锻炼,养成良好生活习惯,保持愉快心情,提高生活质量等可提高人群的非特异性免疫能力。被动非特异性预防是指采用抗原或病原的非特异性免疫效应制剂作用于机体而预防疾病的发生,这些免疫产生对抗原或病原的非特异性免疫力,如干扰素、胸腺素、免疫球蛋白等,一般在缺少主动免疫措施时使用。

(二) 提高特异性免疫力

1. 人工主动免疫 是指采用抗原免疫机体,即给机体接种疫苗等抗原物质,刺激机体产生特异性免疫力,从而预防疾病,称人工主动免疫。预防接种后,1~4周机体出现免疫力,可保持数月至数年。人工主动免疫是控制传染病以至最终消灭传染病的主要和最有效措施。菌苗是指用细菌制成的生物制品;疫苗是指由病毒、立克次体、螺旋体等制成的生物制品。但习惯上常将此二类制剂广义地统称为疫苗,可分为减毒活疫苗(如脊髓灰质炎、甲型肝炎、鼠疫、炭疽等)、灭活疫苗(乙脑、霍乱)、类毒素(白喉、破伤风等)、亚单位疫苗(乙型肝炎等),核酸疫苗和载体疫苗尚在试验中。

2. 人工被动免疫 将特异性抗体或免疫血清注入人体,使人体迅速获得免疫力,称人工被动免疫。免疫力仅可维持2~3周,可用于治疗某些外毒素引起的疾病,也可用于对易感接触者的紧急预防。常用制剂有白喉抗毒素、破伤风抗毒素,人丙种球蛋白、胎盘球蛋白、特异性免疫球蛋白等。

(三)药物预防

有些传染病可在流行期间使用药物进行预防,如口服磺胺药物预防流行性脑脊髓膜炎,口服氯喹或乙胺嘧啶预防疟疾等。

(洛阳职业技术学院　杨少宗)

同步练习题(选择题)

1. 目前已被消灭的传染病是　　　　　　　　　　　　　　　　　　　　　　(　)
   A. 鼠疫　　　　　　　　　　　B. 霍乱
   C. 天花　　　　　　　　　　　D. 伤寒
   E. 狂犬病

2. 病原体侵入人体后,仅引起机体发生特异性免疫应答,临床上不出现症状,只能通过免疫学检查才能发现,称为　　　　　　　　　　　　　　　　　　　　　　(　)
   A. 病原体被消灭　　　　　　　B. 潜伏性感染
   C. 病原携带状态　　　　　　　D. 隐性感染
   E. 显性感染

3. 病原体侵入人体后在一定部位生长繁殖,并不断排出体外,而人体不出现任何症状,该种感染方式称为　　　　　　　　　　　　　　　　　　　　　　(　)
   A. 隐性感染　　　　　　　　　B. 病原携带状态
   C. 显性感染　　　　　　　　　D. 潜伏性感染
   E. 轻型感染

4. 下列哪种情况可不作为传染源　　　　　　　　　　　　　　　　　　　　(　)
   A. 隐性感染者　　　　　　　　B. 显性感染者
   C. 病原携带者　　　　　　　　D. 潜伏性感染
   E. 受感染动物

5. 传染病的流行过程必须具备的三个基本条件是　　　　　　　　　　　　　(　)
   A. 病原体、环境、易感人群　　B. 病原体、人体、环境
   C. 传染源、传播途径、易感人群　D. 病原体、环境、传染源
   E. 传染源、环境、传播途径

6. 确定传染病检疫期限的主要依据是　　　　　　　　　　　　　　　　　　(　)
   A. 传染期　　　　　　　　　　B. 潜伏期
   C. 前驱期　　　　　　　　　　D. 症状明显期
   E. 接触期

7. 传染病与其他感染性疾病的主要区别是　　　　　　　　　　　　　　　　(　)
   A. 有病原体　　　　　　　　　B. 有传染性
   C. 有免疫性　　　　　　　　　D. 有地区性
   E. 有季节性

8. 确诊传染病最主要的实验室检查是 （   ）
　　A. 血常规　　　　　　　　　　　B. 血液生化检查
　　C. 尿常规检查　　　　　　　　　D. 病原体检查
　　E. 内镜检查

9. 在传染病管理中列为甲类的有 （   ）
　　A. 病毒性肝炎、流行性乙型脑炎　　B. 鼠疫、天花
　　C. 鼠疫、霍乱　　　　　　　　　　D. 传染性非典型肺炎、手足口病
　　E. 艾滋病、天花

10. 艾滋病患者需要采取的隔离方式为 （   ）
　　A. 严密隔离　　　　　　　　　　B. 呼吸道隔离
　　C. 接触隔离　　　　　　　　　　D. 消化道隔离
　　E. 血液-体液隔离

11. 不易被人们注意的重要传染源是 （   ）
　　A. 病原携带者　　　　　　　　　B. 潜伏性感染
　　C. 显性感染　　　　　　　　　　D. 隐性感染
　　E. 动物传染源

12. 传染病的基本特征是 （   ）
　　A. 有传染性、传播途径、免疫性
　　B. 有病原体、流行性、传染性
　　C. 有病原体、传染性、流行病学特征、感染后免疫力
　　D. 有传染性、易感性、突发性、严重性
　　E. 有病原体、传染性、免疫性

13. 当某传染病在某地发病率显著高于近年来的一般水平时称为 （   ）
　　A. 散发　　　　　　　　　　　　B. 流行
　　C. 大流行　　　　　　　　　　　D. 暴发流行
　　E. 流行过程

14. 从病原体侵入人体起,到开始出现临床症状为止的时期,称为 （   ）
　　A. 潜伏期　　　　　　　　　　　B. 前驱期
　　C. 症状明显期　　　　　　　　　D. 恢复期
　　E. 传染期

15. 从起病至症状明显开始为止的时期称为 （   ）
　　A. 潜伏期　　　　　　　　　　　B. 前驱期
　　C. 症状明显期　　　　　　　　　D. 恢复期
　　E. 极期

16. 当病人进入恢复期后,已稳定退热一段时间,由于体内残存的病原体再度繁殖而使初发病症状再度出现的情形,称为 （   ）
　　A. 初次感染　　　　　　　　　　B. 重复感染
　　C. 再燃　　　　　　　　　　　　D. 复发
　　E. 再感染

17. 多数传染病发病后出疹时间有一定的规律性,第1～6天出疹的传染病依次为 （   ）
　　A. 猩红热、天花、麻疹、水痘、斑疹伤寒、伤寒
　　B. 水痘、天花、猩红热、麻疹、伤寒、斑疹伤寒
　　C. 风疹、猩红热、斑疹伤寒、麻疹、天花、伤寒
　　D. 水痘、猩红热、天花、麻疹、斑疹伤寒、伤寒

E. 风疹、猩红热、天花、麻疹、伤寒、斑疹伤寒
18. 了解潜伏期的主要意义是 （ ）
   A. 协助诊断　　　　　　　　B. 确定检疫期限
   C. 进行流行病学调查　　　　D. 进行预防
   E. 协助治疗
19. 能够使机体获得被动免疫的是 （ ）
   A. 减毒活疫苗　　　　　　　B. 死疫苗
   C. 菌苗　　　　　　　　　　D. 免疫球蛋白
   E. 类毒素

第二章 病毒感染性疾病

第一节 病毒性肝炎

病毒性肝炎(viral hepatitis)是由多种肝炎病毒引起的,以肝损害为主的一组全身性传染性疾病。目前按照病原体分类可分为甲型、乙型、丙型、丁型和戊型病毒性肝炎。各型病毒性肝炎的临床表现相似,以乏力、食欲减退、厌食油腻、腹胀、肝大和肝功能异常为主要临床特征。甲型和戊型肝炎主要表现为急性感染,经粪-口途径传播;乙型、丙型和丁型肝炎多呈慢性感染,主要经血液、体液等途径传播,少数患者可发展为肝硬化或肝细胞癌。病毒性肝炎是全球性疾病,为我国法定乙类传染病。

【病原学】

病毒性肝炎的病原体是肝炎病毒,甲型、乙型、丙型、丁型和戊型肝炎病毒是病毒性肝炎的致病因子。新的病毒如庚型肝炎病毒(HGV)、输血传播病毒(TTV)和Sen病毒(SENV)是否引起病毒性肝炎未有定论,其对肝的致病性尚不明确。

1. 甲型肝炎病毒(hepatitis A virus,HAV)　甲型肝炎病毒是1973年在急性肝炎患者的粪便中发现的,1987年获得HAV全长核苷酸序列,1993年将HAV归类于微小RNA病毒科中的嗜肝RNA病毒属。

(1)形态及生物学特征　HAV呈球形,直径27~32 nm,无包膜,由32个壳粒组成20面对称体颗粒。电镜下可见HAV有实心和空心两种颗粒,实心颗粒为完整的HAV,有传染性;空心颗粒为未成熟的不含RNA的颗粒,具有抗原性,无传染性。

HAV对外界抵抗力较强,耐低温、耐酸碱。在室温下可生存1周,在干粪中25 ℃可生存30 d,在贝壳类动物、淡水、海水、污水、泥土中能存活数月。在甘油-80 ℃可长期保存,在-20~-70 ℃数年后仍有感染力,加热60 ℃ 30 min仍具有传染性,80 ℃ 5 min或100 ℃ 1 min才能使其完全灭活。HAV对有机溶剂较为耐受,在4 ℃ 20%乙醚中放置24 h仍很稳定,但对紫外线、氯、甲醛等敏感,紫外线照射1~5 min,3%甲醛溶液消毒5 min,含氯消毒剂也可将其灭活。

(2)基因及抗原抗体系统　HAV基因组为单股线状RNA,全长由7 478个核苷酸组成。根据核苷酸系列的同源性,可将HAV分为Ⅰ、Ⅱ、Ⅲ、Ⅳ、Ⅴ、Ⅵ、Ⅶ共7个基因型,目前我国已经分离的 HAV 均为 I 型。许多灵长类动物,如猴类、黑猩猩等均对 HAV 易感。在血清型方面,能感染人体的 HAV 只有 1 个血清型和 1 个抗原抗体系统。

2. 乙型肝炎病毒(hepatitis B virus,HBV) 乙型肝炎病毒属嗜肝 DNA 病毒科。1970 年 Dane 等在电镜下发现乙型肝炎病毒完整颗粒,称为 Dane 颗粒;1972 年世界卫生组织将 Dane 颗粒命名为乙型肝炎表面抗原;1979 年完成了 HBV 的全基因组序列测定。

(1)形态及生物学特征 电镜下,HBV 感染者血清中存在三种形式颗粒,分别为大球形颗粒、小球形颗粒和丝状或管状颗粒。大球形颗粒(Dane 颗粒),直径 42 nm,是完整的 HBV 病毒颗粒,由包膜和核心组成。小球形颗粒和丝状或管状颗粒,为过剩的病毒外壳,是空心包膜,由 HBsAg 组成,不含核酸,无感染性。

HBV 对外界的抵抗力很强,对热、低温、干燥、紫外线和常用的化学消毒剂均有耐受性。在 37 ℃可存活 7 d,在血清中 30~32 ℃可保存 6 个月,在-20 ℃可保存 15 年。但煮沸(100 ℃)10 min、65 ℃10 h、高压蒸汽消毒、0.2%苯扎溴铵、0.5%过氧乙酸和含氯消毒剂均可使其灭活。

(2)基因组结构 HBV 基因组由不完全的环状双链 DNA 组成,包含负链(长链)和正链(短链)。长链约含有 3 200 个碱基,有 4 个开放读码框,分别是 S 区、C 区、P 区和 X 区。根据 HBV 基因序列的差异,将 HBV 分为 A、B、C、D、E、F、G、H、I 共 9 个基因型,各基因型又分为不同的基因亚型,我国以 B 型和 C 型为主。HBV 基因组易突变,如 S 基因突变可引起 HBsAg 亚型改变或 HBsAg 阴性乙型肝炎,出现频率最高的是 aa145R 变异株。HBV 基因组变异不仅能够影响血清学指标的检测,也与疫苗接种失败、抗病毒药物耐药、肝炎慢性化、重型肝炎和肝细胞癌等的发生有关。

(3)抗原抗体系统

乙肝表面抗原(HBsAg)与乙肝表面抗体(抗 HBs):HBsAg 是人体 HBV 感染的标志,HBsAg 本身只有抗原性,而无传染性。成人 HBV 感染后最早 1~2 周、最迟 11~12 周在血中首先出现 HBsAg,无症状携带者和慢性患者 HBsAg 可持续存在多年甚至终身。抗 HBs 是一种保护性抗体,抗 HBs 阳性表示人体对 HBV 有免疫力,在急性感染后期,HBsAg 转阴后一段时间开始出现抗 HBs,6~12 个月逐步上升至高峰,可持续多年,但抗体滴度逐渐下降;少数病例 HBsAg 转阴后始终不产生抗 HBs。

乙肝 e 抗原(HBeAg)与乙肝 e 抗体(抗 HBe):HBeAg 是一种可溶性蛋白,作为免疫耐受因子,存在表示患者处于高感染低应答期,持续存在提示病情趋向慢性。急性 HBV 感染时,HBeAg 出现时间略晚于 HBsAg,一般仅见于 HBsAg 阳性血清。抗 HBe 阳性表示病毒复制多处于静止状态,传染性低。HBeAg 消失而抗 HBe 产生称为 e 抗原血清转换,意味着机体由免疫耐受转为免疫激活,病毒复制处于静止状态,但部分患者仍有病毒复制,肝炎活动。

乙肝核心抗原(HBcAg)与乙肝核心抗体(抗 HBc):血液中 HBcAg 主要存在于 Dane 颗粒的核心,是 HBV 复制的标志,因游离的 HBcAg 极少,很少用于临床常规检测。HBcAg 具有很强的免疫原性,HBV 感染者几乎均可检出抗 HBc。抗 HBc IgM 是 HBV 感染后较早出现的抗体,多在发病第 1 周出现,多数在 6 个月内消失。抗 HBc IgG 出现较迟,但持续时间长,可保持多年甚至终身。

3. 丙型肝炎病毒(hepatitis C virus,HCV) 是1989年经分子克隆技术发现的，1991年将其归为黄病毒科丙型肝炎病毒属。

(1)形态及生物学特征 HCV呈球形颗粒，直径30~60 nm，外有脂质外壳、囊膜与棘突结构，内有核衣壳，由核心蛋白和核酸组成。HCV易变异，不易被机体清除，但对热、紫外线及有机溶剂敏感，煮沸(100 ℃)5 min、60 ℃ 10 h、高压蒸汽和紫外线照射等可使其灭活。甲醛(1/1 000)溶液6 h、10%三氯甲烷或甲醛熏蒸均可杀灭HCV。干热80 ℃ 72 h或加入变性剂可使血制品中的HCV灭活。

(2)基因及抗原抗体系统 HCV基因组为单股正链RNA，全长约9 600个碱基，由核心蛋白区、包膜蛋白区和非结构蛋白区组成。HCV 1b和2a基因型在我国较为常见，以1b型为主。HCV的抗原抗体系统有丙肝抗原(HCV Ag)、丙肝抗体(抗HCV)及HCV RNA。HCV Ag在血清中的含量很低，不易检出。抗HCV是HCV感染的标志，不是保护性抗体，分为IgM和IgG两型。抗HCV IgM在发病初期即可检出，一般持续1~3个月，如持续阳性，提示病毒持续复制，易转为慢性。HCV RNA阳性是病毒感染和复制的直接标志，HCV感染后第1周即可用RT-PCR法检出。

4. 丁型肝炎病毒(hepatitis D virus,HDV) 是1977年在HBsAg阳性肝组织标本中发现的，1980年被命名为HDV。

(1)形态及基因组结构 HDV呈球形颗粒，直径35~37 nm，基因组为单股环状闭合负链RNA，长约1 679个碱基，其二级结构有核糖酶活性，能够进行自身切割和连接。HDV是一种缺陷RNA病毒，以HBsAg为病毒外壳，必须依赖HBV才能复制、致病，HDV的复制、表达抗原及引起肝细胞损害都需有HBV的辅佐。HDV多在HBV感染的基础上感染，称为重叠感染，HDV也可与HBV同时感染人体，称为联合感染。当HBV感染结束时，HDV感染也随之结束。

(2)抗原抗体系统 HDV只有一个血清型，一个抗原、抗体系统，唯一的抗原成分是HDV Ag。HDV感染人体后，HDV Ag最早出现，然后出现抗HDV IgM和抗HDV IgG，但抗HDV不是保护性抗体。HDV RNA可在患者血清或肝组织中检测到，是诊断丁型肝炎的最直接依据。

5. 戊型肝炎病毒(hepatitis E virus,HEV) 是1983年在患者的粪便中发现的，1989年通过分子克隆技术获得HEV cDNA。

(1)形态及基因组结构 HEV为圆球形颗粒，直径27~34 nm，无包膜，主要在肝细胞内复制，随胆汁经肠道排出。HEV在碱性环境下比较稳定，但对高热、氯仿及氯化铯敏感。HEV基因组为单股正链RNA，全长7.2~7.6 kB。

(2)抗原抗体系统 HEV Ag主要存在于HEV感染者肝组织标本中，在血液中检测不到。抗HEV IgM阳性是HEV近期感染的标志，在发病初期产生，多数在3个月内转阴。抗HEV IgG持续时间较长，多数于发病6~12个月转阴，亦可持续几年甚至十几年。HEV RNA在HEV感染患者发病早期出现，在粪便和血液中存在，但持续时间不长。

【流行病学】

我国是病毒性肝炎的高发地区，各型病毒性肝炎均高发。我国甲型肝炎人群流行率(抗HAV阳性)约80%；乙型肝炎HBsAg携带者约1亿，慢性HBV感染者约9 300

万;丙型肝炎抗HCV流行率为0.43%(2006年流行病学调查),HCV感染者共约1 000万;丁型肝炎人群流行率约1%;戊型肝炎人群流行率约20%。甲型肝炎全年均可发病,但秋、冬季是发病高峰,隐性感染多见,与人群生活条件、经济状况、卫生水平、饮食习惯等有关。乙、丙、丁型肝炎均以散发为主,无明显季节性。戊型肝炎流行于夏秋季节,多发生于雨水、洪水后,呈地方性流行。

1. 甲型肝炎

(1)传染源 主要是急性期患者和隐性(亚临床)感染者,以后者居多。粪便排毒期具有传染性,从发病前2周至发病后1周,从粪便排出HAV最多,传染性最强,但少数患者粪便排毒期甚至延长至病后30 d。

(2)传播途径 HAV主要由粪-口途径传播。粪便污染饮用水源、蔬菜、食物、玩具等可引起HAV流行,水源和食物污染可引起暴发流行。日常生活接触感染多为散发性,输血后引起的甲型肝炎极为罕见。

(3)易感人群 抗HAV阴性者均为易感人群。在我国,多数人在幼儿、儿童、青少年时期已获得感染,学龄前儿童是主要易感人群。HAV以隐性感染为主,感染后可获得持久免疫力,成人抗HAV IgG检出率高达80%。甲型肝炎的发生与居住条件、卫生习惯及教育程度等有密切关系,发展中国家高于发达国家、农村高于城市。

2. 乙型肝炎

(1)传染源 主要是急性、慢性乙型肝炎患者和病毒携带者。其中最主要的传染源是慢性患者和病毒携带者,其传染性的高低与血液中HBV DNA的含量成正比。急性患者在潜伏期末及急性期有传染性。

(2)传播途径 HBV主要经血液、体液传播,有以下传播途径。①母婴传播,也称垂直传播,是我国最主要的传播途径,包括宫内感染、围生期传播和分娩后传播。宫内感染主要经胎盘获得,约占HBsAg阳性母亲的5%;围生期传播或分娩过程是母婴传播的主要方式,婴儿因破损的皮肤或黏膜接触羊水、母血或阴道分泌物而传染;分娩后传播主要由于母婴间的密切接触。但随着乙型肝炎疫苗联合乙型肝炎免疫球蛋白的应用,母婴传播已明显减少。②血液、体液传播,如输血及血制品、注射、手术、血液透析、器官移植及针刺、共用剃刀和牙具等均可传播。血液中HBV含量很高,微量污染血进入人体即可造成感染,目前经输血、注射传播仍占重要地位。体液传播也不容忽视,现已证实唾液、汗液、精液、阴道分泌物等体液中含有HBV,密切生活接触、性接触传播也是重要的传播途径。

(3)易感人群 抗HBs阴性者均为易感人群,HBV多见于婴幼儿和青少年。婴幼儿是获得HBV感染的最危险时期,新生儿也普遍易感,感染后或疫苗接种后出现抗HBs者才有免疫力。HBV高危人群包括HBsAg阳性母亲的新生儿、HBsAg阳性者家属,反复输血及血制品者、血液透析者、接触血液的医务工作者,以及多个性伴侣者(性生活紊乱)、静脉药瘾者等。

(4)流行特征 我国是乙型肝炎高发地区,HBsAg总阳性率为7.18%(2006年全国流行病学调查),以散发为主,无明显季节性;婴幼儿感染多见,有家族聚集现象,男性略高于女性;乡村高于城市,南方高于北方,西部高于东部。

3. 丙型肝炎

(1)传染源 同乙型肝炎类似,主要是急性、慢性患者和无症状病毒携带者。其中慢性患者和病毒携带者是更重要的传染源。

(2)传播途径　同乙型肝炎类似,主要通过肠道外途径经血液、体液传播。血液传播是最主要的传播途径,但自2015年对献血者筛选严格以来,经输血和血制品传播已明显减少。经破损的皮肤和黏膜传播是目前最主要的传播方式,如注射、针刺、器官移植、血液透析等。通过生活密切接触、性接触和母婴传播等也可发生HCV。体液传播较乙型肝炎局限,因体液中HCV含量较少,外界抵抗力较弱。散发患者约40%没有明确的输血及血制品史,大部分通过生活密切接触而传播,称为社区获得性。

(3)易感人群　各人群对HCV普遍易感,抗HCV不是保护性抗体,感染后无保护性免疫,抗HCV阳性者也无抵抗力。

4.丁型肝炎

(1)传染源　同乙型肝炎类似。

(2)传播途径　同乙型肝炎类似。HDV与HBV以重叠感染或同时感染形式存在,HBsAg阳性者中HDV的感染率超过3%(我国西南地区)。

(3)易感人群　各人群对HDV普遍易感,抗HDV不是保护性抗体。

5.戊型肝炎

(1)传染源　同甲型肝炎类似。

(2)传播途径　同甲型肝炎类似。

(3)易感人群　各人群对HEV普遍易感。抗HEV不是保护性抗体,多在短期内消失。

(4)流行特征　戊型肝炎暴发流行均由于粪便污染水源所引起,散发多由于不洁饮食所引起;发病高峰为冬春季节;隐性感染多见,以青壮年多见,显性感染主要见于成年人;晚期妊娠妇女、老年人及原有慢性HBV感染者,感染HEV后易发生肝衰竭,病死率高。

各型肝炎病毒病原学和流行病学特点见表2-1。

表2-1　各型肝炎病毒病原学和流行病学特点

类型	基因组	传染源	传播途径	易感人群
HAV	RNA	急性患者和隐性感染者	粪-口途径	抗HAV阴性者
HBV	DNA	急慢性患者和病毒携带者	母婴、血液、体液	抗HBs阴性者
HCV	RNA	急慢性患者和病毒携带者	血液、体液、母婴	各人群
HDV	RNA	急慢性患者和病毒携带者	血液、体液	各人群
HEV	RNA	急性患者和隐性感染者	粪-口途径	各人群

【发病机制与病理解剖】

1.甲型肝炎　HAV经口进入人体后,先在肠道黏膜进行增殖,随后由肠道进入血液。约1周后侵入肝细胞,可在肝细胞内复制引起病变发生,2周后随胆汁经肠道排出。HAV引起肝细胞损伤的机制尚未完全清楚,目前认为在感染早期,细胞免疫起重要作用,HAV激活特异性CD_8^+T淋巴细胞使肝细胞变性和坏死;在感染后期,体液免疫也参与反应,抗 HAV 通过免疫复合物机制使肝细胞破坏。

2. 乙型肝炎　HBV 侵入人体后,没有被单核吞噬细胞系统清除的病毒到达肝,病毒包膜与肝细胞膜进行融合,病毒侵入肝细胞内。HBV 进入肝细胞后即开始复杂的复制过程,最后形成完整的 HBV DNA。HBV 感染的自然病程复杂、多变,受到多种因素的影响,如感染的年龄、病毒因素(HBV 基因型、病毒复制水平)、宿主因素(年龄、性别和免疫状态)等。乙型肝炎的发病机制非常复杂,目前尚未完全清楚。

肝细胞的病变主要取决于机体的免疫应答尤其是细胞免疫。免疫应答既可清除病毒,也可导致肝细胞损伤,甚至诱导病毒变异,机体免疫反应不同,临床表现各异。感染 HBV 时的年龄是判断乙型肝炎慢性化的最好指标,感染的年龄越轻,慢性化的可能性越高。初次感染 HBV 的年龄越小,机体处于免疫耐受状态,不发生免疫应答,慢性携带率越高。在围生期、婴幼儿期感染 HBV 者,分别有 90%、25% ~ 30% 发展成慢性,而青少年和成人期感染 HBV 者仅有 5% ~ 10% 发展成慢性。慢性 HBV 感染的自然病程一般分为免疫耐受期、免疫清除期、非活动或低复制期和再活动期。

3. 丙型肝炎　HCV 进入人体后,首先引起病毒血症,第 1 周即可从血液或肝组织中检出 HCV RNA;第 2 周可检出抗 HCV,少部分患者感染 3 个月后才检测出抗 HCV。急性丙型肝炎临床表现一般较轻,很少出现重型肝炎。大多数 HCV 感染者在急性期和慢性感染早期症状隐匿,HCV 感染的自然病程很难评估。肝病理组织学检查是评价丙型肝炎病情发展的金标准,丙氨酸氨基转移酶(ALT)和肝组织炎症坏死程度是提示丙型肝炎慢性化及其预后的良好指标。

4. 丁型肝炎　HDV 的复制效率高,感染的肝细胞内含有大量的 HDV。丁型肝炎的发病机制尚未完全阐明,目前认为 HDV 本身及其表达产物对肝细胞有直接作用。HDV Ag 的抗原性较强,是特异性 CD_8^+T 细胞攻击的靶抗原,机体免疫反应参与了肝细胞的损伤。

5. 戊型肝炎　HEV 经消化道侵入人体后,在肝复制,同时进入血液导致病毒血症。从潜伏期后半段开始,HEV 开始在胆汁中出现,随粪便排出体外,并持续至起病后 1 周左右。戊型肝炎的发病机制尚不完全清楚,可能与甲型肝炎相似。

【临床表现】

各型病毒性肝炎的潜伏期不同,甲型肝炎 2 ~ 6 周(平均 4 周);乙型肝炎 1 ~ 6 个月(平均 3 个月);丙型肝炎 2 周 ~ 6 个月(平均 40 d);丁型肝炎 4 ~ 20 周;戊型肝炎 2 ~ 9 周(平均 6 周)。主要临床类型为急性肝炎、慢性肝炎、重型肝炎、淤胆型肝炎和肝炎肝硬化。

1. 急性肝炎　甲型和戊型肝炎主要表现为急性肝炎,不转为慢性;乙型、丙型和丁型肝炎发病早期及不同阶段表现为急性,随着病情进展分别约有 10%、50% 和 70% 转为慢性。急性肝炎包括急性黄疸型肝炎和急性无黄疸型肝炎。

(1)急性黄疸型肝炎　总病程 2 ~ 4 个月,临床经过阶段性较为明显,分为三期。

黄疸前期:甲型肝炎和戊型肝炎起病较急,多数患者(80%)有畏寒和发热;乙型肝炎、丙型肝炎和丁型肝炎起病较缓,仅少数有发热。主要表现为发热、全身乏力等病毒血症以及食欲减退、恶心、呕吐、厌油腻、肝区隐痛、腹胀和腹泻等消化道症状。部分患者可有皮疹及关节酸痛,尿色黄染加深等。本期持续 1 ~ 21 d,平均 5 ~ 7 d。肝功能检查示丙氨酸氨基转移酶(ALT)和天门冬氨酸氨基转移酶(AST)升高。

黄疸期:患者发热消退,全身乏力及消化道症状稍有减轻,尿黄加深。巩膜和皮肤相继出现黄染是本期的标志,多数患者1～3周内黄疸达到高峰。部分患者伴有一过性粪便颜色变浅、皮肤瘙痒、心动过缓等梗阻性黄疸的表现。体格检查可见肝大,肝肋下1～3 cm,质地软,边缘锐利,有压痛和叩击痛,部分有轻度脾大。本期持续2～6周。肝功能检查示ALT和胆红素升高,尿胆红素阳性。

恢复期:乏力缓解,消化道症状减轻甚至消失,精神食欲好转。上述症状逐渐消失,黄疸消退、肝脾回缩、肝功能逐渐恢复正常。本期持续1～2个月。

(2)急性无黄疸型肝炎　较黄疸型肝炎多见,发病率远高于黄疸型。病程中不出现黄疸,临床表现和病理变化均较黄疸型轻,部分患者甚至无明显症状,起病缓慢,易被误诊或漏诊。主要表现为全身乏力、食欲下降、恶心、腹胀及肝区疼痛等。少数患者出现短暂发热,以及呕吐、腹泻等症状。体格检查可见肝大,质软,轻压痛和叩击痛,脾大少见。病程长短不一,恢复较快,多数在3个月内恢复。

2. 慢性肝炎　急性肝炎迁延不愈病程超过6个月,或原有乙型、丙型、丁型肝炎因同一病原急性发作,再次出现肝炎症状、体征及肝功能异常者称为慢性肝炎。主要表现为乏力、食欲减退、恶心、肝区不适、腹胀等,检查肝大,质地中等硬度,有轻压痛,脾大,甚至出现肝病面容、肝掌、蜘蛛痣等。若血清HBeAg阳性,称为HBeAg阳性慢性乙型肝炎;若血清HBeAg阴性,称为HBeAg阴性慢性乙型肝炎,此分型有助于指导抗病毒药物治疗并判断病情预后。依据病情轻重分为轻、中、重三度。

(1)轻度　临床症状、体征较轻,反复出现乏力、头晕、食欲减退、厌油腻、肝区不适、尿黄等症状,伴有肝病面容、轻度肝脾大。部分可无明显症状和体征。肝功能指标仅1～2项轻度异常。

(2)中度　症状、体征和实验室检查介于轻度和重度之间。

(3)重度　有明显或持续的肝炎症状,如乏力、食欲减退、厌油、腹胀、尿黄、肝区疼痛等,伴有肝病面容、肝脾大、肝掌和蜘蛛痣。甚至出现肝硬化代偿期的早期表现、肝活检病理改变及肝外器官损害表现。肝功能检查示ALT和(或)AST反复或持续升高、白蛋白减低、丙种球蛋白明显升高、A/G比值倒置。重度慢性肝炎的诊断指标有白蛋白≤32 g/L,胆红素>5倍正常值上限,胆碱酯酶<2 500 U/L,凝血酶原活动度(PTA)40%～60%。

3. 重型肝炎　又称肝衰竭,各型肝炎病毒均可引起,发病率0.2%～0.5%,预后差,病死率高。重型肝炎病因复杂,多因素共同参与,主要病因及诱因有过度疲劳、精神刺激、营养不良、嗜酒、重叠感染、妊娠、应用肝损害药物,合并细菌感染、不适时手术,以及并发其他疾病(甲状腺功能亢进症、糖尿病)等。主要表现为一系列肝衰竭症候群,如极度乏力、严重消化道症状、性格改变、烦躁不安、嗜睡甚至昏迷等精神神经症状,有明显出血倾向,可出现中毒性鼓肠、肝臭、肝肾综合征等。黄疸迅速加深,肝浊音界缩小,扑翼样震颤及病理反射阳性,凝血酶原时间延长等。如患者出现极度乏力、厌食、呕吐及腹胀等严重消化道症状;黄疸明显升高,且每日上升≥17.1 μmol/L;有出血倾向,40%<PTA≤50%等肝衰竭前期症状时,应引起高度重视,并积极进行治疗。据病理组织学特征和病情发展将重型肝炎分为四类。

(1)急性重型肝炎　又称急性肝衰竭、暴发型肝炎。起病急骤,以急性黄疸型肝炎起病,病情进展迅速,多有一定诱因。2周内出现极度乏力,严重消化道症状和Ⅱ度以上肝性脑病为特征的肝衰竭症候群。主要表现为:①黄疸迅速加深,呈"酶-胆"分离;②明显出血倾向,PTA<40%;③肝进行性缩小、肝臭;④迅速出现腹水或中毒性鼓肠;⑤肝性脑病,出现神经精神症状;⑥急性肾衰竭,出现少尿、无尿及氮质血症等。病程一般不超过3周,病死率高,常因肝功能衰竭合并消化道出血、脑水肿、感染及急性肾功能衰竭等而死亡。

(2) 亚急性重型肝炎　又称亚急性肝衰竭、亚急性肝坏死。起病较急,以急性黄疸型肝炎起病,发病15 d~26周内出现上述肝衰竭症候群。主要表现为脑病型(首先出现Ⅱ度以上肝性脑病)、腹水型(首先出现腹水及相关症状)。晚期患者可出现脑水肿、消化道大出血、严重感染、肝肾综合征等难治性并发症。病程较长,可超过3周至数月,易发展成慢性肝炎或肝硬化。

(3) 慢加急性(亚急性)重型肝炎　又称慢加急性(亚急性)肝衰竭。主要指在慢性肝病的基础上出现急性或亚急性肝功能失代偿的临床症候群。

(4) 慢性重型肝炎　又称慢性肝衰竭。主要指在肝硬化基础上,肝功能进行性减退导致的慢性肝功能失代偿,以腹水、门脉高压、凝血功能障碍和肝性脑病为主要表现。病程长,预后差,病死率高。

4. 淤胆型肝炎　又称毛细胆管炎型肝炎,以肝内胆汁淤积为突出临床表现。淤胆型肝炎症状常较轻,以较长期的肝内淤胆为突出表现,以梗阻性黄疸为特点。可出现皮肤瘙痒,黄疸深,粪便颜色变浅和肝大,而消化道症状较轻。肝功能检查血清总胆红素明显升高,以直接胆红素为主,而ALT和AST可无明显升高。凝血酶原时间(PT)无明显延长,PTA>60%。大多数患者恢复顺利,极少数可发展为肝硬化。淤胆型肝炎又分为急性淤胆型肝炎和慢性淤胆型肝炎(在慢性肝炎或肝硬化基础上发生)。

5. 肝炎肝硬化　在慢性肝炎基础上,出现肝功能减退和门静脉高压表现。根据肝组织病理改变及临床严重程度分为代偿性肝硬化和失代偿性肝硬化。代偿性肝硬化指早期肝硬化,患者肝功能基本正常,可有门脉高压症,但无腹水、肝性脑病、上消化道出血等并发症,PTA>60%。失代偿性肝硬化指中晚期肝硬化,患者肝功能明显异常,门脉高压症明显,出现腹水、肝性脑病、上消化道出血等并发症,PTA<60%。根据肝炎症情况分为活动性肝硬化和静止性肝硬化。

【并发症】

常见肝内并发症有肝硬化、肝细胞癌等;肝外并发症有胰腺炎、胆道炎症、心肌炎、糖尿病、甲状腺功能亢进、肾小球肾炎、肾小管性酸中毒、溶血性贫血、再生障碍性贫血等。不同病原引起的重型肝炎可发生上消化道出血、肝性脑病、感染、肝肾综合征、肝肺综合征等严重并发症。

【实验室及其他检查】

1. 肝功能检测

(1) 血清酶　丙氨酸转氨酶(ALT)是目前反映肝细胞受损的最常用指标,特异性和敏感性都很高。肝细胞损伤时,ALT释放入血,检测ALT升高。ALT可反映肝细胞的炎症活动程度,ALT<正常值3倍提示轻度;ALT升高3~10倍提示中度;ALT>正常值10倍提示重度。天门冬氨酸氨基转移酶（AST）主要存在于肝细胞线粒体中，AST升高提示线粒体损伤，病情严重且持久，与肝病严重程度呈正相关。急性肝炎时ALT常明显升高，AST/ALT<1；慢性肝炎时ALT可轻至中度持续或反复升高，AST升高更加显著，AST/ALT>1。急性肝炎患者如AST持续升高，提示有可能转为慢性肝炎。重型肝炎时因肝细胞大量坏死，ALT随黄疸迅速加深反而下降，胆红素不断升高，呈"胆-酶分离"现象，提示肝细胞出现大量坏死。

其他血清酶如乳酸脱氢酶（LDH）、γ-谷氨酰转肽酶（γ-GT）及碱性磷酸酶（AKP或ALP）等也可升高。肝病时LDH可显著升高，但其在机体各组织中广泛存在，特异性不高。肝炎及肝癌患者γ-GT可有不同程度升高，但胆管炎症或阻塞时也可显著升高。当肝内外胆汁排泄受阻时，AKP可出现升高。

（2）血清蛋白　主要由白蛋白（A）和γ球蛋白（G）等组成，白蛋白主要在肝由肝细胞合成，球蛋白主要由浆细胞合成。急性肝炎时白蛋白可保持在正常范围内；慢性肝炎（中度和重度）、重型肝炎和肝硬化时出现白蛋白下降，γ球蛋白升高，A/G比值下降或倒置，对临床诊断有一定参考价值。

（3）血清胆红素　包括血清总胆红素（TBil）、直接胆红素（结合胆红素）和间接胆红素（未结合胆红素），血清总胆红素水平是反映肝细胞损伤程度的重要指标。急性或慢性黄疸型肝炎、活动性肝硬化时血清胆红素升高，重型肝炎时血清胆红素常超过171 μmol/L。直接胆红素在总胆红素中的比例还可反映淤胆的程度，如淤胆型肝炎（胆汁淤积或梗阻性黄疸）以直接胆红素升高为主，而黄疸型肝炎（肝细胞性黄疸）时直接与间接胆红素均升高。

（4）凝血功能　肝主要参与Ⅱ、Ⅶ、Ⅸ、Ⅹ等凝血因子的合成，肝功能受损时，凝血因子合成障碍，凝血功能异常。肝炎时PT延长、PTA和国际标准化比率（INR）下降。PTA是反映肝损害严重程度的敏感指标，用于重型肝炎的临床诊断和预后判断。PTA≤40%是诊断重型肝炎或肝衰竭的重要依据，PTA越低，预后越差，PTA<20%提示预后不良。

2.肝炎病毒病原学检测

（1）甲型肝炎

抗HAV IgM：是HAV现症感染的指标，是目前早期确诊甲型肝炎最简便而可靠的血清学标志。抗HAV IgM在发病后数日即可呈现阳性，3~6个月后转为阴性。

抗HAV IgG：是保护性抗体，阳性表示机体对HAV有免疫抵抗力。抗HAV IgG出现稍晚，发病后2~3个月达到高峰，持续多年甚至终身。抗HAV IgG阳性表示机体感染过HAV或接种过甲肝疫苗，主要用于流行病学调查。如急性期和恢复期双份血清滴度增高4倍以上，也是诊断甲型肝炎的依据。

HAV颗粒观察、cDNA-RNA检测、体外细胞培养分离病毒等一般只用于实验研究。

（2）乙型肝炎　主要有以下免疫学标志物。

HBsAg和抗HBs：HBsAg阳性是机体现症HBV感染的标志，HBV感染2周后出现阳性，但阴性不能排除感染。抗HBs是保护性抗体，阳性表示机体对HBV有免疫抵抗力，阴性表示机体对HBV易感。抗HBs阳性见于乙型肝炎恢复期、乙肝疫苗接种后或HBV既往感染者。在乙型肝炎恢复期，HBsAg和抗HBs可同时出现阳性。

HBeAg 和抗 HBe：HBeAg 阳性标志着病毒复制活跃并且传染性强，一般只出现于 HBsAg 阳性的血清中，出现时间略晚于 HBsAg。HBeAg 持续阳性者易转为慢性肝炎。抗 HBe 阳性表示 HBV 复制程度降低或处于静止状态，传染性减弱或消失，但并不代表无传染性，20%~50% 抗 HBe 阳性者 HBV DNA 检测阳性。

HBcAg 和抗 HBc：HBcAg 常规方法不能检出，但 HBcAg 阳性表示 HBV 处于复制状态且有传染性。抗 HBc IgM 在 HBV 感染后较早出现，阳性表示近期感染 HBV 或慢性乙型肝炎急性发作。抗 HBc IgG 在血清中长期存在，阳性表示 HBV 现症感染（高滴度，HBsAg 并存）、HBV 既往感染（低滴度，抗 HBs 并存）或近期低水平病毒复制。

HBV DNA：是 HBV 复制的最直接、最特异指标，是传染性的直接标志。目前常用实时荧光定量 PCR 检测。

肝组织活检：检测肝组织中 HBV 标志物如 HBsAg、HBcAg 和 HBV DNA 的存在及分布，常用免疫组织化学方法。但临床应用受限，对血清 HBV 标志物阴性的患者有很大意义。

(3) 丙型肝炎

抗 HCV：不是保护性抗体，抗 HCV 阳性是 HCV 感染的标志。抗 HCV IgM 阳性是现症感染 HCV 的标志，在丙型肝炎急性期出现，持续 4~12 周，但稳定性不如抗 HCV IgG。抗 HCV IgG 阳性表示现症感染或既往感染 HCV。抗 HCV 阴转与否不能作为抗病毒疗效的指标。

HCV RNA：HCV RNA 阳性是病毒感染和复制的直接标志，也是有效的观察指标，有助于了解病毒复制程度、抗病毒治疗的选择及疗效的评估等。

(4) 丁型肝炎

HDV Ag：HDV Ag 是 HDV 的颗粒成分，阳性是急性 HDV 感染的直接标志，在 HDV 感染后早期出现，但持续时间较短，抗 HDV 产生后 HDV Ag 多为阴性。

抗 HDV：抗 HDV 不是保护性抗体，抗 HDV IgM 阳性是现症感染的标志，急性感染后 HDV Ag 在血中持续 20 余日后出现。慢性 HDV 感染时，抗 HDV IgG 持续升高，抗 HDV IgG 阳性高滴度表示感染持续存在，低滴度表示感染静止或终止。

HDV RNA：HDV RNA 是 HDV 感染和病毒复制的最直接标志。

(5) 戊型肝炎 抗 HEV IgM 和抗 HEV IgG 阳性表示 HEV 感染。抗 HEV IgM 在 HEV 感染初期产生，是近期感染的标志，多在 3 个月内转阴；抗 HEV IgG 在急性期滴度较高，恢复期明显下降；抗 HEV IgM 和 IgG 均可作为近期感染的标志，持续时间不超过 1 年。少数患者始终不产生抗 HEV IgM 和 IgG，两种抗体均阴性也不能完全排除 HEV 感染。

3. 其他实验室检查 如血常规、尿常规、甲胎蛋白 (AFP)、血浆胆固醇、血氨、血糖等。尿胆红素和尿胆原检测有助于确定黄疸的病因。黄疸型肝炎（肝细胞性黄疸）时尿胆原与尿胆红素均为阳性；淤胆型肝炎（梗阻性黄疸）时以尿胆红素升高为主，而尿胆原减少或阴性；溶血性黄疸时以尿胆原升高为主。

4. 影像学检查 可进行肝 B 超、彩色超声、CT、MRI 等影像学检查，能够明确肝的体表形态和内部结构，对肝硬化、重型肝炎等有一定的诊断价值，也有助于鉴别阻塞性黄疸、脂肪肝及肝内占位性病变等。

5. 肝病理活检 在 B 超引导下进行肝穿刺病理活检，可明确疾病诊断，判断炎症活动度,判断纤维化程度及评估疗效等,也可在肝组织中检测出病毒及其标志物,判断病情及病毒复制状态。

【诊断】

1. **甲型肝炎**　询问是否在甲肝流行区,有无进食过未煮熟海产品及饮用污染水等病史。临床表现为急性肝炎且具备下列任一项可诊断:①抗 HAV IgM 阳性;②抗 HAV IgG 急性期阴性,恢复期阳性;③粪便中检测出 HAV 颗粒或 HAV Ag 或 HAV RNA。

2. **乙型肝炎**　询问有无 HBV 感染者接触史,家庭成员尤其婴儿母亲有无 HBV 感染者,是否有输血、输血制品、血液透析、不洁注射等病史。既往有乙型肝炎病史或 HBsAg 阳性超过 6 个月,现 HBsAg 和(或)HBV DNA 仍为阳性者,可诊断为慢性 HBV 感染。慢性 HBV 感染又分为慢性乙型肝炎、隐匿性慢性乙型肝炎和慢性 HBV 携带者等,诊断依据如下。

(1) 慢性乙型肝炎　血清 HBsAg 阳性、HBV DNA 阳性、HBeAg 阳性或持续阴性、抗 HBe 阳性或阴性,血清 ALT 持续或反复升高,或肝组织学检查有肝炎病变。若 HBeAg 阳性称为 HBeAg 阳性慢性乙型肝炎,若 HBeAg 持续阴性称为 HBeAg 阴性慢性乙型肝炎。

(2) 隐匿性慢性乙型肝炎　血清 HBsAg 阴性,而血清和(或)肝组织中 HBV DNA 阳性,并有慢性乙型肝炎的临床表现,且排除其他因素引起的肝损伤可诊断。可伴有血清抗 HBs 阳性、抗 HBe 阳性、和(或)抗 HBc 阳性。

(3) 慢性 HBV 携带者　血清 HBsAg 阳性、HBV DNA 阳性、HBeAg 或抗 HBe 阳性,但无任何临床表现,1 年内连续随访 3 次(每次至少间隔 3 个月)以上,血清 ALT 和 AST 均在正常范围,肝组织学检查无病变或病变轻微。

3. **丙型肝炎**　询问有无输血、血液透析、静脉吸毒、不洁注射及多个性伴侣等病史。慢性丙型肝炎诊断依据为抗 HCV IgM 和(或)IgG 阳性,HCV RNA 阳性。若无任何症状和体征,肝功能和肝组织学检查均正常为无症状携带者。

4. **丁型肝炎**　询问有无输血、不洁注射及与感染者接触等病史。诊断依据为现症 HBV 感染,同时血清 HDVAg 阳性,或 HDV DNA 阳性,或抗 HDV IgM 阳性,或高滴度抗 HDV IgG 阳性,或肝内 HDVAg 阳性或 HDV RNA 阳性。仅血清 HBsAg 和 HDV 血清标志物阳性,而无任何症状和体征为无症状携带者。

5. **戊型肝炎**　询问是否在戊肝流行区,有无饮用污染水等病史。诊断依据为急性肝炎表现,抗 HEV IgG 高滴度,或由低滴度到高滴度,或由高滴度到低滴度甚至转为阴性或由阴性转为阳性,或血清 HEV RNA 阳性,或粪便检出 HEV 颗粒或 HEV RNA 阳性。

【鉴别诊断】

主要与感染中毒性肝病(流行性出血热、伤寒、钩端螺旋体病等)、其他病毒所致肝病(传染性单核细胞增多症、巨细胞病毒感染等)、药物性肝损害、自身免疫性肝病、肝豆状核变性、酒精性肝病、脂肪肝、妊娠急性脂肪肝等进行鉴别。

【治疗】

病毒性肝炎目前仍无特效治疗,不同病原学、不同临床类型、不同组织学损害,治疗原则也不尽相同。各型肝炎的治疗原则均以休息、营养为主,辅以适当药物进行综合性治疗,避免过度劳累、饮酒、使用肝损害药物及精神刺激等。

1. 急性肝炎 多为自限性疾病,一般可完全恢复。

(1) 一般治疗 急性期进行隔离,如无特殊并发症,应以一般治疗和对症支持治疗为主。病情早期如症状明显及有黄疸者应卧床休息,病情恢复后可逐渐增加活动,但应避免过度劳累。给予清淡、易消化的食物,保证足够的热量摄入,适量蛋白质,每日 1~2 g/kg。进食量过少,热量不足者可静脉补充葡萄糖,适当补充维生素。

(2) 药物治疗 避免饮酒及应用肝损害药物,可辅以 1~2 种保肝及对症治疗药物,但不宜过多,以免加重肝负担。一般不需要抗病毒治疗,但急性丙型肝炎易转为慢性,须早期选用干扰素加利巴韦林进行抗病毒治疗。

2. 慢性肝炎 慢性肝炎治疗的目标是最大限度的长期抑制 HBV 复制,减少传染性,减轻肝组织病变、延缓病情进展,减少并发症发生,从而改善患者的生活质量并延长生存期。应根据患者的具体情况采用综合治疗,包括一般支持治疗、抗病毒治疗、保肝治疗、免疫调节治疗、抗纤维化治疗等。

(1) 一般治疗 应适当休息、合理饮食和保持心理平衡。症状明显或病情较重者应卧床休息,卧床可增加肝血流量,有助于肝功能恢复;病情轻者可以适当活动,以不感到疲乏为度。适当高蛋白、高热量、高维生素易消化食物,避免饮酒。保持情绪稳定,避免精神紧张,使患者对治疗有耐心和信心。

(2) 抗病毒治疗 有效抗病毒治疗是治疗慢性肝炎的关键和核心,只要有适应证且条件允许,就应早期进行。一般适应证包括 HBV DNA ≥ 10^5 拷贝/mL(HBeAg 阴性者 ≥ 10^4 拷贝/mL);或 ALT ≥ 正常上限(ULN)的 2 倍,如用干扰素治疗,ALT 应 ≤ ULN 的 10 倍,TBil 应 <ULN 的 2 倍;或丙型肝炎 HCV RNA 阳性等。疗效判断分为完全应答(HBV DNA 或 HCV RNA 阴转,ALT 正常,HBeAg 血清转换);部分应答(介于完全应答和无应答之间);无应答(上述指标均无应答)。目前主要抗病毒药物有 α 干扰素和核苷类似物两类。

◆α 干扰素:主要通过诱导宿主产生细胞因子,在多个环节抑制病毒复制发挥作用。目前应用于临床的主要有普通 α 干扰素(IFN-α)和聚乙二醇化干扰素 α(Peg IFN-α)。

慢性乙型肝炎:应用 IFN-α 3~5 MU/次,每周 3 次,皮下注射,疗程至少半年,可延长至 1 年;或应用 Peg IFN-α 皮下注射,每周 1 次,疗程 1 年。我国已批准 Peg IFNα 用于慢性乙型肝炎的治疗,其比 IFN-α 能取得相对较高的 HBeAg 血清学转换率和 HBV DNA 抑制及生物化学应答率。有抗病毒药物适应证,相对年轻者、初次接受抗病毒治疗者、希望近年内生育者及期望短期完成治疗者,可优先考虑 Peg IFN-α 治疗。

慢性丙型肝炎:应用干扰素联合利巴韦林(RBV)治疗可提高疗效,我国目前标准治疗方案是 Peg IFN-α 联合利巴韦林(PR 治疗),推荐剂量 Peg IFN-α 1.5 μg/kg,每周 1 次,皮下注射,同时联合利巴韦林 800~1 200 mg/d,分次口服。新型抗 HCV 的直接抗病毒药物(DAAs)为丙型肝炎患者的治疗带来了曙光,对于 PR 治疗复发或无应答者应首先考虑 DAAs 治疗,有迫切治疗需求者也可早期进行 DAAs 治疗。DAAs 是针对 HCV 生活周期中病毒蛋白靶向特异性治疗的小分子化合物,目前上市的药物有 NS3/4A 蛋白酶抑制剂 simeprevir、NS5A 抑制剂 daclatasvir 和 NS5B 聚合酶抑制剂 sofosbuvir(索磷布韦)等。我国国家药品监督管理局已批准索磷布韦/维帕他韦(丙通沙)用于基因 1~6 型慢性 HCV 成人感染患者,丙通沙联合利巴韦林可用于丙肝合并失代偿期肝硬化的成年患者。

不良反应:①流感样症候群,多在用药后 2~4 h 发生,表现为畏寒、发热、乏力、头痛和肌肉酸痛等,一般不必停药,可服用解热镇痛药对症治疗。②骨髓抑制,出现外周血中性粒细胞和血小板减少,一般停药后可自行恢复。当中性粒细胞绝对值≤0.75×10^9/L 和(或)血小板≤50×10^9/L 时,应减少干扰素剂量;但当中性粒细胞绝对值≤0.5×10^9/L 和(或)血小板≤25×10^9/L 时应停药。中性粒细胞过低时,可用粒细胞集落刺激因子刺激粒细胞的生长,定期复查血常规,血常规恢复可重新应用干扰素治疗。③精神神经症状:出现兴奋、易怒、焦虑、抑郁甚至精神病等,症状严重,如出现抑郁及精神症状者应停药。④诱发自身免疫性疾病:出现血小板减少性紫癜、溶血性贫血、甲状腺炎、1 型糖尿病、类风湿关节炎、银屑病、系统性红斑狼疮等,严重者应停药。⑤其他少见不良反应如肾病综合征、心血管并发症、间质性肺炎、视网膜病变及癫痫等,应停药观察。

禁忌证:①妊娠女性;②失代偿期肝硬化患者;③血清胆红素高于正常 2 倍者;④治疗前血常规,中性粒细胞<1.0×10^9/L 和(或)血小板<50×10^9/L;⑤伴有严重疾病者,如严重抑郁症等精神病史、甲状腺疾病、未能控制的癫痫及有症状的心脏病等;⑥未能控制的自身免疫性疾病,如血小板减少性紫癜、溶血性贫血、1 型糖尿病、类风湿关节炎等。

◆核苷类似物:目前仅用于慢性乙型肝炎的治疗,主要作用于 HBV 的聚合酶区,通过取代病毒复制过程中延长聚合酶链所需的结构相似的核苷,终止聚合酶链的延长,从而抑制病毒的复制。目前已批准用于临床的药物主要有拉米夫定(LAM)、恩替卡韦(ETV)、替比夫定(LDT)、阿德福韦酯(ADV)和替诺福韦酯(TDF)。

剂量用法及不良反应:①拉米夫定,剂量 100 mg/d,一次顿服;拉米夫定耐受性较好,少数患者出现头痛、疲乏、全身不适、胃痛、腹泻及过敏反应等不良反应。但随着用药时间延长,患者出现病毒耐药变异的比例增加,部分患者出现 YMDD 变异,治疗效果下降,病情加重。②恩替卡韦,成人剂量 0.5 mg/d,口服。能有效抑制 HBV 复制,且耐药发生率低。③替比夫定,剂量 600 mg/d,一次顿服;能迅速降低 HBV DNA 水平,并且提高 HBeAg 血清转换率,为妊娠安全性药物(B 级),无动物致畸性作用。常见不良反应有头晕、头痛、疲劳、恶心、腹泻、皮疹等,极少数患者出现高乳酸血症和肌溶解。④阿德福韦酯,剂量 10 mg/d,一次顿服;对拉米夫定、替比夫定及恩替卡韦耐药变异的肝硬化患者均有治疗效果,尤其适用于需长期药物治疗或已对拉米夫定发生耐药的患者。不良反应主要为肾毒性,较大剂量时会出现,但 10 mg/d 对肾功能影响较小,表现为血肌酐升高、血磷下降,故应定期监测血肌酐和血磷。

治疗疗程:根据患者具体情况而定,对于 HBeAg 阳性的慢性乙型肝炎患者,达到 HBeAg 血清转换、HBV DNA 低于检测下限及 ALT 恢复正常后,继续巩固治疗用药 1 年以上,且总疗程至少达 2 年,可考虑停药;对于 HBeAg 阴性的慢性乙型肝炎患者,达到 HBV DNA 低于检测下限及 ALT 恢复正常后,至少巩固治疗 1 年半,且总疗程至少达两年半,才考虑停药;对于肝硬化患者应长期应用。

其他抗病毒药物:中药提取物苦参素(氧化苦参碱)能够改善肝的生化指标,并有一定抗 HBV 作用,已制成多种制剂,但其确切疗效需进一步临床验证。

(3)改善肝功能 主要进行保肝、降酶及退黄等对症支持治疗。①非特异性保肝药物:如还原型谷胱甘肽、葡醛内酯(肝泰乐)及维生素类等。②降酶药物:如甘草酸、甘草苷、联苯双酯、苦参碱、垂盆草等,药物显效后应逐渐减量再停药,否则有 ALT 反跳现象。③退黄药物:如丹参、茵栀黄、腺苷蛋氨酸、门冬氨酸钾镁、熊去氧胆酸、低分子右旋糖酐及前列腺素 E1 等。糖皮质激素须慎重应用,当患者症状较轻,而肝内淤胆严重,且其他退黄药物均无效,无禁忌证时再选用。

(4)免疫调节治疗 目前尚缺乏特异性的免疫治疗方法。应用胸腺素、特异性免疫核糖核酸及转移因子等药物可调节免疫,提高免疫力。

(5)抗肝纤维化药物 已证实可一定程度逆转肝纤维化,主要有丹参、核仁提取物、冬虫夏草及 γ 干扰素等。丹参主要通过提高肝胶原酶的活性,从而抑制 Ⅰ、Ⅲ、Ⅳ 型胶原的合成,起到抗纤维化的作用。

3. 重型肝炎(肝衰竭) 重型肝炎病情重、进展快、死亡率可达 50%~70%,属临床急重症,应积极抢救治疗,强调早诊断、早治疗。治疗原则以对症支持治疗为主,综合应用促进肝细胞再生、抗病毒和免疫调节等内科治疗方法,积极防治出血、肝性脑病、继发感染及肾功能衰竭等并发症,维持机体内环境的稳定,可采用人工肝支持系统、肝移植等治疗。

(1)一般支持治疗 重型肝炎患者应绝对卧床休息,保持情绪稳定,进行重症监护,监测生命体征,密切观察病情。严格进行消毒与隔离,加强肠道管理及口腔护理,预防院内感染的发生。给予营养丰富、清淡易消化的食物,注意饮食卫生。

(2)抗病毒药物治疗 对于 HBV 复制活跃(HBV DNA ≥ 10^4 拷贝/mL)的乙型重型肝炎(肝衰竭)患者,应尽早予抗病毒药物治疗。建议选用抑制病毒作用强且迅速的核苷类药物,如拉米夫定、恩替卡韦、替比夫定等,不主张用干扰素类治疗。抗病毒治疗对乙型重型肝炎的长期治疗及预后有重要意义,能够改善病情、减少并发症的发生、提高患者生存率,并降低肝移植后乙型肝炎复发的风险。

(3)促进肝细胞再生治疗 目前应用于临床的主要有促肝细胞生长因子(HGF)和前列腺素 E1(PGE1)。HGF 为小分子多肽类物质,临床上用的主要来自动物如猪、牛等的肝脏;剂量为 120~200 mg/d,静脉滴注,疗程为 1 个月或更长。PGE1 主要通过减少肝细胞坏死、保护肝细胞,以及促进肝细胞再生、改善肝血液循环等发挥作用;目前应用其脂质微球载体制剂,剂量为 10~20 μg/d,静脉滴注,部分患者的肝功能有明显改善。

(4)免疫调节治疗 重型肝炎的早期多以免疫亢进为主,对于发病时间较早,ALT 水平较高,没有肝硬化和激素禁忌证的患者,可短程使用糖皮质激素;但糖皮质激素使用必须要慎重,严格掌握适应证。重型肝炎的后期多以免疫抑制为主,故后期可使用免疫增强药物。

(5)微生态调节治疗 重型肝炎患者多存在肠道微生态失衡,表现为肠道益生菌减少,而肠道有害菌增多。应用肠道微生态调节制剂,如拉克替醇、乳果糖等,可降低内毒素血症、减少肠道细菌易位,并减少肝性脑病等并发症的发生,有效改善重型肝炎患者的预后。

(6)并发症的防治　上消化道出血者,可应用H_2受体拮抗剂、质子泵抑制剂,输注凝血酶原复合物、新鲜血浆、血小板等,必要时内镜下止血,甚至外科手术治疗。肝性脑病者,应积极消除诱因,给予低蛋白饮食,热量摄入充足,用乳果糖或弱酸性溶液保留灌肠,保持大便通畅等。积极预防和控制感染,患者应严格消毒隔离、注意饮食卫生、避免受凉感冒等预防感染的发生;一旦发生感染,应广谱抗生素静脉应用,积极控制感染。肝肾综合征者,应避免应用肾毒性药物,可用利尿剂配合前列腺素 E 或多巴胺等治疗。病情严重者,积极行人工肝支持治疗,有条件者行肝移植治疗。

4. 淤胆型肝炎　早期治疗同急性黄疸型肝炎。在保肝护肝的基础上,如黄疸持续不退,可加用糖皮质激素,口服泼尼松(40~60 mg/d)或静脉滴注地塞米松(10~20 mg/d)等降低黄疸。治疗 2 周后,如胆红素明显下降,可逐渐减量,1~2 周后停用;如胆红素无明显下降应停用。

5. 肝炎后肝硬化　参照慢性肝炎和和重型肝炎,进行改善功能、抗病毒、抗纤维化、调节免疫、对症支持等治疗。对于门脉高压明显、脾功能亢进或难治性腹水等患者可进行介入或手术治疗。

6. 慢性病毒携带者　日常生活不受影响,一般可照常工作和学习,但应定期检查和随访观察肝功能、病毒标志物、临床表现等。一旦发生异常,尽可能早期做肝穿刺活检,明确诊断并进行相应治疗。

7. 心理和社会支持治疗　急性肝炎患者因住院隔离并限制活动,担心影响工作、学习,缺乏病毒性肝炎相关知识,害怕疾病传染给家人,感到疾病威胁,易产生焦虑、紧张、恐惧等不良情绪。慢性肝炎患者因病情反复、久治不愈、病程长、经济负担重等对治疗失去耐心和信心,易产生焦虑、抑郁,甚至悲观消极、自责沮丧、怨恨愤怒等不良心理反应。重症肝炎患者病情严重,担心死亡而出现恐惧、绝望等心理。医护人员应随时注意患者的心理状态,使患者保持心理平衡,增强治疗信心,了解病人及其家属对疾病的认知程度及家庭经济情况,争取社会支持。

【预防】

1. 控制传染源　病毒性肝炎的传染源是急、慢性肝炎患者和病毒携带者,病毒复制指标越高传染性越强。对急性肝炎患者应进行隔离治疗直至病毒消失;对慢性肝炎和病毒携带者,应按规定向当地疾病预防控制中心报告。抗病毒治疗是控制传染性的有效措施,符合抗病毒治疗的尽量给予抗病毒治疗。现症感染者不能从事饮食服务、食品加工、托幼保育等工作,不符合献血要求的不得献血等。

2. 切断传播途径

(1)甲型肝炎和戊型肝炎　主要通过粪-口途径经消化道传播,要加强粪便和水源的管理,做好食品卫生、个人卫生和环境卫生。养成良好卫生习惯,防止"病从口入"。

(2)乙型、丙型和丁型肝炎　主要通过血液、体液及母婴垂直传播等,应采取以下措施:①加强血制品管理,用最敏感方法检测 HBV 和 HCV 病毒,不符合要求者不得献血。②严格遵循医院感染管理中的预防原则,严格消毒各种医疗器械,实行"一用一消毒"措施,提倡使用一次性注射器材,实行"一人一针一管"制。③接触患者后用肥皂和流动水洗手,严格消毒处理带血及体液的污染物。④加强理发、洗浴、美容等行业的管理,对用具进行严格消毒处理;加强餐饮、托幼等服务行业的管理,严格执行餐具、食具消毒制度,儿童实行"一人一杯一巾"制;注意个人卫生,杜绝共用牙具和剃须刀等用品。⑤若性伴侣为HBsAg阳性者,应接种乙型肝炎疫苗或采用安全套;采取主动和被动免疫阻断母婴传播。

3. 保护易感人群

(1) 甲型肝炎 主要预防措施是接种甲肝疫苗进行主动免疫,接种对象为血清抗HAV IgG阴性者,婴幼儿和儿童是主要接种对象。目前我国使用的有甲肝纯化灭活疫苗和减毒活疫苗两种。灭活疫苗的成分是灭活后纯化的全病毒颗粒,病毒被充分灭活,安全性有保障,且抗体滴度高,保护期可持续20年以上。减毒活疫苗的成分以减毒的活病毒为主,虽价格低廉,但稳定性差,保护期可达5年以上。接种方法为在上臂三角肌处,0.1 mL皮下注射,灭活疫苗应于第0、6个月接种两针,减毒活疫苗接种一针。对近期与甲型肝炎患者密切接触的易感者,可用人丙种球蛋白预防注射进行被动免疫,免疫期为2~3个月,注射时间越早越好,不易迟于接触后1~2周。

(2) 乙型肝炎 我国预防和控制乙肝流行的最关键措施是接种乙型肝炎疫苗进行主动免疫。主要接种对象是新生儿,其次为婴幼儿,15岁以下未免疫人群及高危人群(医务人员、经常接触血液人员、托幼机构工作人员、接受器官移植的患者、免疫功能低下者、经常接受输血或血制品者、HBsAg阳性者的家庭成员、有多个性伴侣者、静脉注射毒品者)也应接种乙肝疫苗。新生儿进行普种,在新生儿出生后第0、1、6个月接种乙肝疫苗,每次注射10~20 μg,抗HBs阳性率可达到90%以上。接种后一段时间,应复查抗HBs,如抗HBs水平<10 mIU/mL,应加强免疫注射。接种乙肝疫苗后有抗体应答者,保护期一般至少可持续12年。对HBV感染母亲的新生儿和暴露于HBV的易感者,应及早注射乙型肝炎免疫球蛋白(HBIG)。乙型肝炎免疫球蛋白从人血液中制备,属于被动免疫,保护期为3个月。HBV慢性感染母亲的新生儿出生后应立即注射HBIG 100~200 IU,3 d后接种乙肝疫苗,1个月再重复注射一次,6个月再注射乙肝疫苗。

(3) 丙型和丁型肝炎 目前尚缺乏特异性免疫预防措施,有待进一步研究。

(4) 戊型肝炎 预防研究已经成熟,"重组戊型肝炎疫苗"由我国著名专家于2012年研制成功,成为世界上第一个用于预防戊型肝炎的疫苗,大规模的Ⅲ期临床试验研究证实,戊肝疫苗的保护率可达100%,接种了疫苗的志愿者没有感染戊型肝炎。

(河南医学高等专科学校 张凤娟)

问题分析与能力提升

患者,女,20岁,因"发热、乏力、食欲减退1周,尿黄2 d"入院。

患者1周前受凉后出现发热,体温达38 ℃,伴乏力、食欲减退、恶心,休息后乏力不能缓解,无呕吐、腹痛及腹泻。2 d前发热好转,但尿色加深,呈茶水色,无皮肤瘙痒,无尿频、尿急等。曾有一过性白色大便史,为进一步治疗就诊。既往体健,否认"肝炎"等相关疾病病史,无饮酒史。父母体健,否认传染病家族史。

查体:T 37.2 ℃,神志清,精神可。皮肤巩膜轻度黄染,未见肝掌、蜘蛛痣。心肺未见异常。肝肋下 2 cm,质软,无明显压痛,脾未触及。腹软,移动性浊音阴性,双下肢无明显水肿。四肢及神经系统检查未见异常。检查肝功能示 ALT 260 U/L、AST 205 U/L。

问题与思考:①根据病史,该患者最可能的诊断是什么?②对该患者如何进行治疗?③对于该疾病如何进行预防和控制?

同步练习题(选择题)

1. 关于乙型肝炎病毒的特性,下列哪项不符合 ( )
   A. 血清中存在三种形式的病毒颗粒　　B. 基因组为不完全的环状双链 DNA
   C. HBV 对外界的抵抗力很强　　D. HBV 基因组稳定,不易突变
   E. 对 HBV 易感的动物很局限

2. 肝炎病毒学检查 HBsAg 和 HBeAg 均为阳性,说明该患者 ( )
   A. 乙型肝炎恢复期　　B. 病毒复制活跃,且有传染性
   C. 乙肝病毒携带者　　D. 具有一定免疫抵抗力
   E. 病毒复制停止,无传染性

3. 急性乙型肝炎患者,血清中最早出现的病毒学指标是 ( )
   A. HBsAg　　B. HBeAg
   C. 抗 HBs　　D. HBcAg
   E. 抗 Hbe

4. 乙型肝炎患者,病毒学检查血清抗 HBc IgM 高滴度阳性,提示 ( )
   A. 是乙型肝炎恢复期抗体,病情预后良好　　B. 为急性乙型肝炎,或慢性乙肝急性发作
   C. 患者过去曾感染过乙型肝炎病毒　　D. 由急性乙型肝炎转为慢性乙型肝炎
   E. 患者病情恶化,预后不良

5. 关于各型肝炎病毒的基因组结构,下述哪项是错误的 ( )
   A. HAV 基因组为单股线状 RNA
   B. HBV 由不完全的环状双链 DNA 组成
   C. HCV 基因组为单股正链 RNA
   D. HDV 是一种缺陷病毒,基因组为单股负链 DNA
   E. HEV 基因组为单股正链 RNA

6. 关于乙型肝炎的预防,可用下列哪种生物制品进行人工被动免疫 ( )
   A. 乙型肝炎疫苗　　B. 抗病毒药物
   C. 丙种免疫球蛋白　　D. α干扰素
   E. 乙型肝炎免疫球蛋白(HBIG)

7. 戊型肝炎的主要传播途径是 ( )
   A. 经血液-体液传播　　B. 经输血-注射传播

C. 经粪-口途径传播 D. 经飞沫呼吸道传播
E. 经母婴垂直传播

8. 关于戊型肝炎病毒的特性,下列哪项不符合 （ ）
   A. HEV 直径 27~34 nm B. 猴类对 HEV 不敏感
   C. HEV 基因组为单股正链 RNA D. HEV 随胆汁进入肠道经粪便排出
   E. HEV 主要在肝细胞内进行复制

9. 有关病毒性肝炎的描述,下列哪项是错误的 （ ）
   A. 甲型肝炎多呈急性经过 B. 乙型肝炎可演变为慢性
   C. 丙型肝炎易演变为慢性 D. 丁型肝炎一般不演变为慢性
   E. 戊型肝炎多呈急性经过

10. 关于乙型肝炎的治疗,下列哪种类型需要积极抗病毒治疗 （ ）
    A. 急性乙型肝炎恢复期 B. 重症肝炎(肝衰竭)
    C. 病毒复制活跃的慢性肝炎 D. 乙肝病毒表面抗原携带者
    E. 乙肝后肝硬化

11. 淤胆型肝炎,黄疸发生的主要原因是 （ ）
    A. 肝细胞出现大片坏死 B. 肝小叶出现碎屑样和桥样坏死
    C. 毛细胆管内胆栓形成 D. 肝管及胆总管周围梗阻
    E. 肝管内出现结石梗阻

12. 急性病毒性肝炎患者,肝功能检查最早出现的改变是 （ ）
    A. AST 升高 B. ALT 升高
    C. γ-GT 升高 D. A/G 比例倒置
    E. 凝血酶原时间延长

13. 对人体有保护作用的乙型肝炎病毒标记物是 （ ）
    A. HBsAg B. 抗 HBs
    C. 抗 HBe D. 抗 HBc
    E. HBV DNA

14. α 干扰素主要用于下列哪种肝炎的治疗 （ ）
    A. 甲型病毒性肝炎 B. 丙型病毒性肝炎
    C. 戊型病毒性肝炎 D. 自身免疫性肝炎
    E. 酒精性肝炎

15. 某医生为一乙型肝炎肝硬化患者做脾切除手术时,不慎被沾有患者血液的针刺破手指,最应采取下列哪种措施 （ ）
    A. 立即注射高效价乙肝免疫球蛋白 B. 立即注射胎盘球蛋白
    C. 注射乙肝疫苗 D. 立即应用金刚烷胺抗病毒治疗
    E. 服用中草药进行预防

16. 患者,女性,29 岁,因"发热、乏力 7 d"入院。患者 7 d 前出现发热、乏力,伴有食欲不振、恶心、呕吐、尿黄。近 2 d 来热退,但出现黄疸并迅速加重,出现嗜睡。检查 ALT 586 U/L,AST 465 U/L,总胆红素 248 μmol/L。下列检查中,哪项对进一步明确诊断最有价值 （ ）
    A. 乙肝表面抗原(HBsAg) B. HCV-RNA
    C. 抗戊肝抗体(抗 HEV) D. 凝血酶原活动度(PTA)
    E. 抗 HAV-IgM

17. 患者,男性,42 岁,10 年前检查发现 HBsAg(+),近 3 年来多次复查 ALT 增高,经抗病毒等治疗后恢复。3 个月前患者出现乏力、食欲不振、厌食油腻。体检:巩膜无黄染,浅表淋巴结无肿大,未见肝掌、蜘蛛痣,肝肋下 2 cm,脾肋下未及。该患者的初步诊断是 （ ）

A. 慢性乙型肝炎肝硬化 B. 急性重型肝炎
C. 急性非黄疸型肝炎 D. 慢性丙型肝炎
E. 慢性乙型肝炎

18. 患者,女性,25岁。因"乏力5 d,神志不清1 d"入院。患者5 d前出现乏力,食欲减退,无恶心、呕吐、腹痛等。3 d前尿少,1 d前黄疸进行性加深,出现神志不清。体检皮肤黏膜黄染,肝区压痛,肝脾肋下未及,嗜睡,计算力下降,扑翼样震颤阳性。检查血常规 WBC 11×10⁹/L,N 82%,L 18%;肝功能 ALT 102 U/L,T-BIL 425 μmol/L,D-BIL 216 μmol/L。该患者的初步诊断为 （ ）

A. 亚急性重型肝炎 B. 慢性重型肝炎
C. 淤胆型肝炎 D. 急性黄疸型肝炎
E. 急性重型肝炎

19. 患者,男性,12岁。因"发热、乏力7 d"入院。患者7 d前无明显诱因出现畏寒,发热,体温高达39.2 ℃,伴有全身乏力,食欲减退,厌油腻,无胸闷、气急、咳嗽、咳痰、腹痛、腹泻等。体检皮肤黏膜轻度黄染,肝右肋下1.5 cm,质软,肝区叩击痛阳性。检查肝功能 ALT 1 280 U/L,D-BIL 42 μmol/L。既往体健,无肝炎等病史。该患者初步诊断为 （ ）

A. 淤胆型肝炎 B. 急性重型肝炎
C. 慢性重型肝炎 D. 药物中毒性肝炎
E. 急性黄疸型肝炎

20. 患者,男性,32岁,因"乏力、食欲减退2年,再发伴加重7 d"入院。患者2年前无明显原因出现乏力、食欲减退、尿色黄染,反复出现。7 d前上述症状再次出现,并伴有频繁呕吐、腹胀、黄疸加重而入院治疗。体检神志清、精神较差。皮肤黏膜深度黄染,肝脾肋下未触及。腹部移动性浊音阳性,可见肝掌。检查肝功能:ALT 352 U/L,AST 235 U/L,T-BIL 482 μmol/L,D-BIL 234 μmol/L 该患者最可能的诊断是 （ ）

A. 肝硬化失代偿期 B. 慢性重型肝炎
C. 急性重型肝炎 D. 亚急性重型肝炎
E. 自身免疫性肝炎

第二节 轮状病毒感染

轮状病毒(rotavirus,RV)感染引起病毒感染性腹泻,又称为病毒性胃肠炎,是一种急性肠道传染病。引起人类感染的轮状病毒称为人类轮状病毒(HRV),最常见的是A组病毒,是引起婴幼儿腹泻的主要病因。临床特征是呕吐和水样便腹泻,伴有恶心、厌食、发热等感染中毒症状。其他病毒感染也可引起胃肠炎,常见的有诺罗病毒、肠腺病毒,少见的有星状病毒、嵌杯病毒、冠状病毒和柯萨奇病毒等。本节主要介绍轮状病毒感染引起的病毒感染性腹泻。轮状病毒感染是全球性疾病,为我国法定丙类传染病。

【病原学】

1. 形态及生物学特征 人类轮状病毒属于呼肠病毒科,球形,直径70~75 nm,有双层衣壳。内壳呈放射状排列,电镜下观察完整病毒颗粒如车轮状,故称轮状病毒。婴幼儿轮状病毒在外界环境中较稳定,对外界环境有很强的抵抗力,在粪便中可存活数天甚至数周,在室温下可存活7个月。轮状病毒耐酸、耐碱、耐乙醚,用胰酶处理可增强其感染性,高温56 ℃ 30 min可使其灭活,氯、酚及甲醛等也可使其灭活。成人轮状病毒很不稳定,极易降解。

2. 基因组结构　人类轮状病毒为双股RNA病毒,基因组由11个双链RNA节段组成,每个节段含有一个开放读码框,分别编码6个结构蛋白和5个非结构蛋白。根据基因结构和特异性,可将轮状病毒分为A~G 7个组和2个亚群。其中感染人类的主要为A组、B组和C组。A组轮状病毒主要感染婴幼儿,引起婴幼儿腹泻;B组轮状病毒主要感染成人,称为成人腹泻轮状病毒;C组仅在个别人中发现,主要感染猪;D~G组仅与动物疾病有关。

【流行病学】

A组轮状病毒感染全年均可发病,呈世界性分布,以发展中国家为主,也是发达国家住院婴幼儿急性感染性腹泻的主要原因。A组轮状病毒感染是我国婴幼儿秋冬腹泻的主要原因,占婴幼儿秋季腹泻的50%~80%,秋季和春末夏初为发病高峰。B组轮状病毒感染主要发生在中国,有明显季节性,主要发生在4~7月份。C组轮状病毒感染多为散发性。轮状病毒性腹泻的传染源是被感染的人和动物,传播途径以粪-口传播和人-人接触传播为主。人群普遍易感,是引起各年龄段病毒性肠炎的主要原因。

1. 传染源　传染源为被感染的人和动物,主要为患者或隐性感染者。轮状病毒感染患者急性期粪便中有大量的病毒颗粒,症状出现前1 d即可从粪便中检出病毒,腹泻第3~4天为排毒高峰期,患病后持续排毒4~8 d,极少数甚至长达18~42 d。患病婴儿的母亲带病毒率可达到70%。

2. 传播途径　传播途径主要为粪-口途径传播,也可通过水源污染和呼吸道传播,家庭生活亲密接触也可传播。轮状病毒是造成医院内感染的重要病原体,10个轮状病毒即可引起易感者感染。

3. 易感人群　A组轮状病毒主要易感人群是婴幼儿,尤其高发于6~24个月龄婴儿。6个月龄以下婴儿有来自母亲的抗体而较少感染。成人也可感染,但多无明显症状或症状轻微。B组轮状病毒主要感染20~40岁青壮年,成人对其普遍易感,健康人群轮状病毒抗体阳性率为20%~30%。C组轮状病毒在猪中流行,在人类主要感染儿童,成人偶有发病。轮状病毒感染后可产生特异性IgG抗体,持续较长时间,但尚未确定其保护性。

【发病机制与病理解剖】

轮状病毒侵入人体后主要侵犯小肠,通过其外壳的吸附蛋白与肠黏膜绒毛上皮细胞上的受体结合后进入上皮细胞,在上皮细胞内增殖,从而使小肠绒毛上皮细胞受到破坏、脱落。上皮细胞破坏后使乳糖酶合成减少、乳糖酶的浓度下降,降低了乳糖向其他单糖的转化,导致乳糖在肠腔内积聚造成肠腔内高渗透压,水分移入到肠腔,引起腹泻和呕吐的发生。A组轮状病毒编码的蛋白具有细菌内毒素样作用,可引起细胞内钙离子水平的升高导致腹泻的发生。另外,乳糖进入结肠被细菌分解后,肠腔内渗透压进一步提高,症状进一步加重。大量的呕吐与腹泻,导致水和电解质的丢失,引起水、电解质和酸碱平衡的紊乱。

【临床表现】

轮状病毒感染引起的腹泻潜伏期一般2~3 d,临床表现多样,病情轻重不一,可表现为亚临床腹泻或轻型腹泻,也可表现为重型腹泻,发生严重的脱水,导致多器官功能衰竭,甚至死亡。较大儿童和成人多表现为亚临床或轻型感染,而6~24个月龄婴儿症状严重,半数患儿在腹泻出现前有咳嗽、流涕等上呼吸道感染症状,甚至出现支气管炎或肺炎的表现。

婴幼儿A组轮状病毒感染腹泻的特征性表现为急性起病,主要症状为发热和腹泻,伴有恶心、呕吐,多数为先吐后泻,腹部不适或厌食等症状,可伴有发冷、头痛和肌痛等。大便量多,多为黄色水样便或黄绿色稀便,成人出现米汤样便,无黏液和脓血,无里急后重。腹泻每日5~10次,严重者可达数十次,肠鸣音亢进,甚至发生脱水、电解质紊乱和酸中毒。患儿精神差,出现不同程度脱水的表现,如眼球下陷、皮肤弹性差、泪液减少等。极少数患儿病情严重者,发生严重脱水,出现表情淡漠、精神萎靡、嗜睡、面色苍白、口腔黏膜干燥、前囟及眼窝下陷,皮肤松弛弹性差,尿量减少等,若不及时纠正脱水,可导致患儿死亡。多数普通患者症状轻微,一般呕吐和发热持续2 d左右消失,腹泻持续3~5 d,自然病程1周左右。少数患者病程持续可达2周,个别甚至长达数月。免疫缺陷者、接受免疫抑制剂治疗者、婴幼儿及年老体弱者症状较重。严重脱水患者若未及时治疗会导致循环衰竭和多脏器功能衰竭,是轮状病毒感染腹泻的主要死亡原因。

【实验室及其他检查】

1. 血常规 白细胞总数多正常,少数也可稍升高,淋巴细胞可增多。
2. 粪便常规 粪便外观多为黄色水样,可见少量白细胞,无脓细胞和红细胞,镜检多无明显异常。
3. 病原学检查 病原学检查是主要的诊断方法,从粪便中检测出病原体的病毒颗粒、病毒抗原、病毒DNA或RNA可明确诊断。可根据病毒的生物学特征用电镜或免疫电镜从粪便提取液中检出轮状病毒颗粒;可用补体结合、免疫荧光等方法检测粪便中特异性轮状病毒抗原;也可用PCR等分子生物学检测出轮状病毒DNA或RNA。粪便培养无致病菌生长。
4. 血清抗体检测 采集患者发病初期和恢复期双份血清,应用病毒特异性抗原检测血清的特异性抗体,以IgA抗体检测价值大,若抗体效价呈4倍以上升高有临床诊断意义。抗体水平一般在感染后第3周达到高峰,持续至第6周,随后下降。

【诊断】

主要依据流行病学特点、临床症状和实验室检查进行临床诊断。在流行季节,我国主要在秋、冬季节;起病急,突然出现发热、恶心、呕吐、腹泻、腹痛、黄色水样便等或住院患者突然发生原因不明的腹泻,病程短暂;实验室检查血常规白细胞基本正常,粪便常规发现少量白细胞,粪便中检测出病毒颗粒或特异性抗原,或血清中检测出特异性抗体呈4倍以上增高可诊断本病。

【鉴别诊断】

主要与不同病原菌引起的腹泻进行鉴别,实验室特异性病原学检测,检测出相应病原体对确定诊断及鉴别不同病因有重要意义。要鉴别的有其他病毒性腹泻,如诺罗病毒、肠腺病毒等;细菌感染性腹泻,如大肠埃希菌、沙门菌等;隐孢子虫等寄生虫性腹泻。

【治疗】

多数患者表现为亚临床或轻型感染,病情轻,病程短且有自限性,一般无须住院,可在门诊接受治疗。少数婴幼儿患者病情严重,腹泻次数多,因严重的脱水而需住院治疗。本病无特效抗病毒治疗药物,主要针对腹泻和脱水症状进行对症支持治疗,纠正水、电解质及酸碱平衡紊乱等。

1. 补液治疗 是首选的主要治疗措施。轻度脱水及电解质紊乱者可口服等渗液或补液盐(ORS),ORS 成分为氯化钠 3.5 g、氯化钾 1.5 g、碳酸氢钠 2.5 g、葡萄糖 20 g 或蔗糖 40 g,加水至 1 000 mL。婴儿可用 ORS 加米汤纠正脱水,但对于高渗性脱水应稀释 1 倍后应用,脱水纠正后立即停服 ORS。对于有意识障碍的婴幼儿,为防止液体误吸入气道,不宜口服补液,应尽快静脉补液以纠正脱水。严重脱水及电解质紊乱应立即静脉补液,低钾血症时补充钾离子,酸中毒时补充碳酸氢钠,病情改善后改为口服。静脉补液原则为早期、迅速、足量,先快后慢、先盐后糖,见尿补钾、纠酸补钙。静脉补液与口服补液相结合,可取得更好效果。

2. 止泻治疗 主要治疗药物为蒙脱石散,其主要用于病毒性腹泻和分泌性腹泻,治疗轮状病毒感染腹泻效果显著,且不良反应小。蒙脱石散剂量,1 岁以下患儿,每日 1 袋分 3 次口服;1~2 岁儿童,每日 1~2 袋分 3 次口服;2 岁以上儿童,每日 2~3 袋分 3 次口服;成人 1 袋/次,每日 3 次。50 mL 温开水冲服,首剂加倍,疗程一般 3 d。

3. 其他治疗 患者饮食应清淡,多饮水;对吐泻频繁者应禁食 8~12 h,减轻后逐渐恢复正常饮食。对于严重呕吐和腹泻的患者,可给予止吐药物及镇静药物;对于有明显痉挛性腹痛的患者,可给予山莨菪碱(654-2)或次水杨酸铋制剂。可应用肠黏膜保护剂保护肠黏膜。应用微生态制剂如双歧杆菌、乳酸杆菌等有一定疗效。抗病毒药物干扰素、利巴韦林早期应用,可缩短病程,减轻症状,但疗效尚没有肯定。

【预防】

1. 控制传染源 对轮状病毒感染性腹泻患者应早期发现,早期诊断,严格消毒隔离,积极治疗;对密切接触者及疑诊者应进行严密观察。

2. 切断传播途径 是轮状病毒腹泻最主要的预防措施。要重视个人、食品及饮水卫生,加强粪便的管理,防止水源和食物被含有病毒的粪便污染。个人养成良好的卫生习惯,勤洗手,不吃生冷变质的食物,保证海鲜食品的加工及食用符合卫生要求,是预防的重要而有效措施。保护好水源,防止饮用水源污染,可有效阻断病毒性胃肠炎的流行或暴发。

3. 保护易感人群 轮状病毒疫苗已在临床上得到广泛应用,在秋、冬等轮状病毒流行季节,婴幼儿等易感人群可口服多价重配疫苗接种,预防轮状病毒感染性腹泻,有效率可达80%以上。最佳接种方式是在第2、4、6月龄时口服3次,最迟12月龄内完成免疫接种。人乳在一定程度对严重轮状病毒性腹泻患儿有保护作用,经牛轮状病毒免疫后的牛奶中含有IgA和IgG抗体,对婴儿也有保护作用。

(河南医学高等专科学校　张凤娟)

问题分析与能力提升

患儿,男,12月龄,因"发热伴腹泻3 d"入院。

患儿3 d前,无明显诱因出现发热,体温38.5 ℃左右,伴有腹泻,为黄色稀水样便,量多,无脓血及黏液,病初呕吐一次。病情逐渐加重,体温升高达39.8 ℃,腹泻每日可达10次左右。无咳嗽、咳痰、发热、气急、喘憋等症状,口服思密达等止泻药物,治疗效果不佳,为进一步治疗就诊。患病以来,患儿进食明显减少,小便量少,睡眠欠佳。患儿既往体健,按计划预防接种,母乳喂养,生长发育基本正常,否认家族遗传性疾病等病史。

查体:T 39.5 ℃,急性病容,神志清楚,精神极差。哭时少泪,眼窝凹陷,皮肤弹性差,无皮疹、黄染等,浅表淋巴结未触及肿大。口唇干燥,咽部稍充血,扁桃体不肿大,双肺呼吸音清,未闻及明显干、湿啰音。心脏未见异常。腹部凹陷,无压痛,肝脾肋下未及,肠鸣音活跃。双下肢无水肿,神经系统检查阴性。粪便常规可见少量白细胞,无脓细胞和红细胞。

问题与思考:①根据病史,该患儿最可能的诊断是什么?②对该患儿如何进行治疗?③对于该疾病如何进行预防和控制?

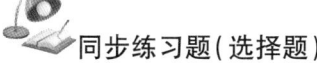

同步练习题(选择题)

1. 引起婴幼儿病毒感染性腹泻,最常见的病毒是　　　　　　　　　　　　　( )
   A.巨细胞病毒　　　　　　　　B.单纯疱疹病毒
   C.柯萨奇B组病毒　　　　　　D.A组轮状病毒
   E.诺罗病毒

2. A组轮状病毒感染性腹泻,最主要的易感人群是　　　　　　　　　　　　( )
   A.0～5岁儿童　　　　　　　　B.6～24月龄婴儿
   C.6月龄以下婴儿　　　　　　 D.青壮年
   E.免疫抵抗力低下者

3. 关于轮状病毒感染的流行病学特点,下列说法错误的是　　　　　　　　( )
   A.A组轮状病毒感染呈世界性分布,是我国婴幼儿腹泻的主要原因
   B.A组轮状病毒感染好发于秋季及夏初

C. 轮状病毒感染以粪-口传播为主要传播途径

D. 主要传染源是患者和隐性感染者

E. B组轮状病毒主要感染婴幼儿

4. 关于婴幼儿轮状病毒感染性腹泻的临床特点,下列说法错误的是　　　　　　　　(　)

A. 主要症状是发热和腹泻　　　　　　B. 多数患者表现为先吐后泻

C. 大便量多,呈黄色水样或黄绿色稀便　　D. 出现黏液和脓血便,伴里急后重

E. 病情严重者,可发生严重脱水甚至死亡

5. 轮状病毒感染,确诊的主要依据是　　　　　　　　　　　　　　　　　　　　(　)

A. 在秋、冬流行季节发病　　　　　　B. 出现特征性临床表现

C. 粪便检查见少量白细胞　　　　　　D. 血常规白细胞总数减少

E. 血清轮状病毒特异性抗体呈4倍以上升高

6. 轮状病毒感染性腹泻,首选的主要治疗措施是　　　　　　　　　　　　　　　(　)

A. 干扰素抗病毒治疗　　　　　　　　B. 蒙脱石散止泻治疗

C. 山莨菪碱解痉止痛治疗　　　　　　D. 口服等渗盐或补液盐补液治疗

E. 双歧杆菌调节肠道微生态环境

第三节　脊髓灰质炎

脊髓灰质炎(poliomyelitis)又称"小儿麻痹症",是由脊髓灰质炎病毒感染引起的急性传染病,多见于儿童。脊髓灰质炎病毒主要损害脊髓前角运动神经元,引起肢体迟缓性瘫痪。临床上以发热、上呼吸道症状、肢体疼痛,部分患者出现肢体瘫痪为特征。脊髓灰质炎是全球性传染病,为我国法定乙类传染病。

【病原学】

脊髓灰质炎病毒属于微小核糖核酸(RNA)病毒科的肠道病毒属,形态呈球形,直径20～30 nm,有一个致密核心,无包膜,含有单股正链RNA。根据其抗原的不同可分为Ⅰ、Ⅱ、Ⅲ型,各型之间很少有交叉免疫。我国的发病和流行多以Ⅰ型为主,Ⅰ型病毒也易引起瘫痪。

脊髓灰质炎病毒对外界因素的抵抗力较强,在粪便、污水和牛奶中能存活数月,低温环境中能长期存活。不易被胃酸和胆汁灭活,在酸性环境下比较稳定。但不耐热,对干燥、热、紫外线敏感,56 ℃ 30 min可使之灭活,煮沸和紫外线照射可迅速将其灭活。对一般浓度的化学消毒剂能够耐受,如70%乙醇及5%煤酚皂液等,但对各种氧化剂敏感,如高锰酸钾、过氧化氢、漂白粉,2%碘酊、甲醛等可迅速使之灭活。

【流行病学】

脊髓灰质炎遍及全世界,多见于温带地区,呈散发或流行,全年都可发生,夏秋季节发病率最高。我国过去脊髓灰质炎发病率较高,但自20世纪50年代末脊髓灰质炎疫苗普遍应用以来,已成功阻断了本土脊髓灰质炎野病毒的传播。但2011年,我国首次发现脊髓灰质炎野病毒疫情,为输入性病毒引起,应保持足够警惕,继续做好常规免疫、监测及应急准备工作。脊髓灰质炎病毒的流行,依赖于传染源、传播途径和易感

人群。

1. 传染源　人是脊髓灰质炎病毒唯一的自然宿主,由于无症状感染者远多于有症状者,因而隐性感染和无症状病毒携带者是最重要的传染源,占90%以上。脊髓灰质炎病毒感染后,患者自潜伏期末3~5 d开始从鼻咽分泌物中排毒,持续至病后7 d,粪便的排毒期较长,自发病前10 d至发病后4周,少数可达4个月。排病毒率最高的时间是病后7~10 d,传染性最强。

2. 传播途径　脊髓灰质炎以粪-口传播为主要传播途径,主要通过日常生活接触方式传播。患者在整个病程中甚至病后数周都可经粪便排出病毒,病毒通过被污染的手、用品、玩具、食物、衣物等进行传播。另外,苍蝇、蟑螂也可作为传播媒介,传播本病。

3. 易感人群　人群普遍易感,感染后可获得持久免疫力。主要易感人群为0~5岁婴幼儿,4个月以下婴儿有来自母体的免疫力而很少发病,5岁以上儿童和成人可通过隐性感染而获得持久免疫。近年来,婴幼儿普遍应用接种疫苗,发病年龄有增高趋势。

【发病机制与病理解剖】

脊髓灰质炎病毒经口咽部及肠道黏膜侵入人体,并且在咽部扁桃体及肠道淋巴组织内进行繁殖,同时向外排出病毒。脊髓灰质炎病毒为嗜神经病毒,其在神经细胞内生长,引起中枢神经广泛病变发生。病变以脊髓损害为主,尤以脊髓前角的运动神经元损害最为显著。脊髓损害又以颈髓和腰髓最为严重,故患者出现四肢瘫痪,尤以下肢瘫痪更为常见。脊髓灰质炎病毒感染后,是否致病一方面取决于感染病毒的量和毒力,另一方面取决于机体的免疫抵抗力。多数人不出现症状,少数形成病毒血症,甚至侵入中枢神经,引起脊髓灰质炎,病情严重者引起瘫痪。

1. 隐性感染　多数患者病毒局限于肠道而不出现症状,病毒随粪便排出时间较长,同时引起机体的免疫应答。如机体的免疫反应强,产生足够多的特异性抗体,病毒可被清除,形成隐性感染。

2. 病毒血症　如机体的免疫应答没有将肠道的病毒完全清除,病毒可经过淋巴进入血液循环,则形成第一次病毒血症。病毒进而扩散到全身的淋巴组织中增殖,可通过血液循环侵犯呼吸道、消化道、心脏及肾等组织,引起发热等前驱症状。

3. 脊髓灰质炎　病毒血症形成后,如机体产生的特异性抗体能够将病毒中和,清除病毒,则形成顿挫型,患者不出现中枢神经系统症状,疾病到此停止。但如果感染的病毒量多且毒力大,机体免疫反应不够强,则病毒大量繁殖后可再次入血,形成第2次毒血症,并可通过血-脑屏障侵入中枢神经系统,引起脊髓灰质炎的发生,也可出现脑炎或脑膜炎。约有1%的患者出现典型临床表现,其中病情轻的患者不引起瘫痪,称为无瘫痪型;病情严重的患者可引起瘫痪,称为瘫痪型。一些高危因素如感染、受凉、过度疲劳、剧烈运动、外伤、妊娠、扁桃体摘除术、预防接种和遗传因素等可促进瘫痪的发生。

【临床表现】

脊髓灰质炎一般潜伏期为9~12 d,最短3 d,最长可达35 d。病情严重程度不同,临床表现不等,根据病情可分为无症状型、顿挫型、无瘫痪型和瘫痪型。

1. **无症状型** 也称为隐性感染、轻型,是最常见的类型,占90%以上。临床上无明显症状,但进行实验室检查,从咽部分泌物或粪便中可分离出脊髓灰质炎病毒,2~4周后检测到特异性抗体4倍或以上增高可明确诊断。

2. **顿挫型** 该型占4%~8%,病情轻,病程短,无神经系统表现。可有发热、乏力、头痛等流感样症状,咽喉肿痛等呼吸道炎症,恶心呕吐、食欲减退、腹部不适等胃肠道功能紊乱症状。多数患者1~4d后退热,症状消失而达到痊愈。

3. **无瘫痪型** 前驱表现同顿挫型,全身症状比顿挫型重,体温较高,婴幼儿拒抱。主要出现脑膜刺激征,表现为头痛、呕吐、颈项强直和背痛,凯尔尼格征和布鲁津斯基征阳性。脑脊液检查呈现病毒性脑膜炎改变。

4. **瘫痪型** 瘫痪型仅占1%~2%。根据发病过程可分为以下五期。

(1) 前驱期 主要表现为发热、多汗、乏力、头痛等全身症状;食欲不振、恶心、呕吐、弥漫性腹痛、腹泻等胃肠道症状;咽痛、咳嗽、鼻炎、咽渗出物等呼吸道症状。此期持续1~4d,若病情不进展,即为顿挫型。

(2) 瘫痪前期 前驱期症状消失后1~6d,体温再次升高,多数呈现双峰热,出现头痛、恶心、呕吐、烦躁或嗜睡,颈后肌群、躯干及四肢强直灼痛,感觉过敏,动之即哭,婴儿拒抱等。体检出现颈部抵抗、颈项强直、凯尔尼格征和布鲁津斯基征阳性。可伴有多汗、面色潮红、尿失禁、尿潴留、便秘等括约肌功能障碍和交感神经功能紊乱的表现。可出现以下特殊体征。①三脚架征:患者坐起时因颈项强直不能屈曲,需用两手后撑在床上以支持体位,呈"三脚架"样。②吻膝试验阳性:患者坐起、弯颈时下颌不能抵触到膝部。③头下垂征:将手置于患者肩下,抬起其躯干时,正常者头与躯干平行,患者因颈肌及背肌受累而出现头向下垂。

此期若病情不再进展,3~5d后热退,即为无瘫痪型;若病情继续发展,则常在瘫痪前12~24h出现腱反射减弱或消失,由浅反射到深腱反射进展,因此早期发现腱反射改变有重要临床诊断价值。此期脑脊液检查多有异常改变。

(3) 瘫痪期 一般于发病后的3~10d,大多于体温开始下降时出现肢体瘫痪,并逐渐加重;当体温降至正常后,瘫痪停止发展;早期可伴有发热和肌痛,无感觉障碍。90%以上患者在10d内从瘫痪前期到出现瘫痪,少数患者可突发瘫痪。瘫痪的性质为下运动神经元性瘫痪,表现为迟缓性瘫痪,其特点为患者自主活动和肌张力减弱或消失,无感觉障碍;瘫痪部位腱反射减弱或消失,肌肉萎缩。临床上可分为以下几型。①脊髓型:最为常见。临床表现为弛缓性瘫痪,不对称,分布不规则,腱反射消失,肌张力减退。因病变多发生在颈髓和腰髓,故多表现为四肢瘫痪,尤其下肢瘫更为多见。下肢较上肢更易受累,近端大肌群较远端小肌群更易受累,且受累重、出现早。躯干肌群瘫痪时,患者表现为颈背无力,竖头困难,不能翻身和坐起。累及膈肌和肋间肌时,出现呼吸运动障碍,表现为呼吸困难、呼吸浅快、咳嗽无力、讲话断续等。②延髓型:又称球麻痹型,占瘫痪型的6%~25%,是由于延髓和脑桥被侵犯所致。常与脊髓型麻痹同时存在,病情严重。延髓的呼吸中枢受损时,出现呼吸不规则、呼吸浅弱、叹息样呼吸,甚至呼吸暂停,严重者出现呼吸衰竭。延髓的血管运动中枢受损时,可发生血压和脉率的变化,出现心动过缓或心动过速、面颊潮红,之后脉细速不齐、血压下降、四肢湿冷、皮肤发绀,甚至循环衰竭、昏迷。呼吸衰竭和循环衰竭均为致命性病变,可危及患者的生命。脑桥的脑神经受损时,出现相应的神经麻痹的症状和体征,最常见的是第Ⅶ对面神经及第Ⅹ对脑神经损伤。面神经受损引起面瘫,表现为口角歪斜、眼睑下垂等;第Ⅹ对脑神经受损引起声音嘶哑、吞咽困难、饮水呛咳及咽反射消失等。③脑型:少见,表现为高热、头痛、烦躁不安、失眠、惊厥或嗜睡等,可伴有神志改变。也可出现大脑局灶定位症状,疾病恢复期可出现癫痫大发作、阵挛及阅读不能症等。④混合型:以上脊髓型、延髓型及脑型同时存在或存在两型以上。

(4)恢复期　急性期后1～2周瘫痪开始恢复,瘫痪从肢体远端开始恢复,腱反射也逐渐恢复正常,持续数周至数月。最初1～2个月恢复较快,6个月后则恢复变慢。病情轻者1～3个月可完全恢复,病情严重者需6～18个月或更长时间才能恢复。

(5)后遗症期　瘫痪发生1～2年后仍不能恢复为后遗症期。若不及时治疗,长期瘫痪的肢体出现肌肉萎缩,神经功能不能恢复,发生肢体畸形,如足内翻或外翻,脊柱畸形等。部分瘫痪型患者在感染后数十年甚至更长时间,发生进行性神经肌肉软弱,瘫痪肌群极度疲劳、疼痛、肌肉萎缩,运动时肌肉耐力下降,受累肢体瘫痪加重等,称为"脊髓灰质炎后综合征",其发病原因不明,目前尚无特效治疗方法。

【并发症】

呼吸系统并发症是脊髓灰质炎最主要的并发症,如出现肺炎、肺不张和急性肺水肿等。消化系统并发症如肠麻痹、消化道出血、胃溃疡和急性胃扩张等。泌尿系统并发症如尿潴留、尿路感染、尿路结石,甚至肾功能衰竭等。心肌病变见于10%～20%的患者,多由病毒直接感染、侵犯心肌引起。长期卧床可引起压疮、骨质疏松等。

【实验室及其他检查】

1. 脑脊液检查　无瘫痪型和瘫痪型脑脊液改变类似于其他病毒性脑膜炎表现。瘫痪前期,颅内压略增高,外观稍混浊,细胞数稍高,细胞数$(0.05～0.5)\times10^6/L$之间,偶可达到$1\times10^6/L$,早期以中性粒细胞为主,后期以淋巴细胞为主。瘫痪出现后第2周,热退后细胞数迅速降低至正常,蛋白量则继续升高,形成蛋白-细胞分离现象。糖和氯化物均在正常范围。但少数患者脑脊液检查可始终正常。

2. 血常规　白细胞总数及中性粒细胞百分比多正常,早期或继发感染时白细胞可增高,以中性粒细胞为主。急性期红细胞沉降率可增快。

3. 病毒分离　起病1周内可从鼻咽部分泌物和粪便内分离出病毒,可用咽拭子及肛门拭子采集标本,也可从血液或脑脊液中分离出病毒,多次送检可增加阳性率,提高诊断价值。

4. 血清学检查　可用中和试验、补体结合试验等方法检测特异性抗体。中和试验敏感性和特异性均较高,临床较常用。中和抗体在起病时开始出现,持续时间长,并可保持终身。特异性抗体第1周末可达高峰,尤以特异性IgM上升为快,阳性者可做出早期诊断。如患者发病前6周及发病后未服用过脊髓灰质炎减毒疫苗,或未接触过疫苗病毒,麻痹后1个月内从血液或脑脊液中,检测到脊髓灰质炎特异性IgM或IgG双份血清效价4倍及以上升高可明确诊断。

【诊断】

1. 流行病学　根据当地流行病学资料,未服用疫苗者,有脊髓灰质炎病毒接触史。

2.临床表现　出现发热、多汗、烦躁、颈背疼痛、强直、感觉过敏等症状,体格检查腱反射减弱甚至消失,出现弛缓性瘫痪。

3.实验室检查　分离出病毒、血清特异性抗体阳性可确诊。

【鉴别诊断】

前驱期主要与流行性感冒、呼吸道感染及胃肠炎等进行鉴别。瘫痪前期主要与脑炎和脑膜炎进行鉴别。瘫痪期主要与感染性多发性神经根炎、急性脊髓炎、假性瘫痪和家族性周期性瘫痪等进行鉴别。

【治疗】

目前脊髓灰质炎前尚无特效治疗药物,无法完全治愈。治疗原则主要以一般对症支持治疗,并发症和康复治疗为主,以达到降低死亡率,提高生命质量,减少瘫痪发生为目的。

1.前驱期及瘫痪前期治疗

(1)一般治疗　卧床休息至热退后1周,供给充足的热量及补液量,应用免疫球蛋白。避免引起瘫痪发生的各种因素,如过度疲劳、剧烈运动、肌内注射、外科手术等,减少瘫痪的发生。

(2)对症治疗　必要时用退热药物降低体温,用镇静药物缓解肌肉疼痛及痉挛,进行适量的被动运动以减少肌肉萎缩和畸形的发生。

2.瘫痪期治疗

(1)一般治疗　提供营养丰富、清淡易消化的食物,多饮水,维持水、电解质平衡。保持功能体位,患者应躺在舒适的有床垫的硬板床上,保持身体呈一直线,用板或重物使髋部及脊柱挺直,膝部略弯曲,踝关节弯曲呈直角。疼痛消失后积极进行被动运动,争取早期主动运动,以减少肌肉萎缩和肢体畸形的发生。

(2)对症治疗　监测生命体征,观察血压、心率、监测血气、电解质等,及时发现并处理并发症。对于呼吸障碍、循环衰竭、吞咽困难及排尿障碍者给予对症治疗。呼吸暂停、呼吸衰竭者,采用头低位避免误吸,及时机械吸引防止气道阻塞,保持呼吸道通畅。声带麻痹、呼吸肌瘫痪者,及时行气管切开术,必要时呼吸机辅助通气。

(3)药物治疗　应用药物促进功能恢复,使用营养神经细胞的药物如维生素B_1、维生素B_{12};促神经传导药物如地巴唑;急性期后使用增进肌肉张力药物如加兰他敏等。

3.恢复期和后遗症期治疗　应早期进行康复治疗,患者体温恢复正常、肌肉疼痛消失、瘫痪停止进展后应积极进行。可酌情采用运动疗法、中医针灸、推拿及按摩疗法及其他理疗方法等促进功能恢复。畸形较严重者,必要时行外科矫形治疗处理。

4.心理和社会支持　少数严重患者起病急、进展迅速、病情重,甚至有生命危险。重者症状恢复时间长,或遗留下不同程度后遗症等。患者易产生紧张、恐惧,甚至悲观、失望等不良情绪反应。医护人员应加强患者的心理护理,积极给予心理帮助,并争取社会支持,以减轻患者的心理负担。

【预防】

1.控制传染源　应进行详细的流行病学调查,早期发现患者,及时报告疫情。脊髓灰质炎患者起病后应至少隔离40 d,第1周重点进行呼吸道和胃肠道隔离,1周后进行消化道隔离。密切接触者医学观察20 d,病毒携带者也应按患者的要求进行隔离。

2. 切断传播途径　应加强粪便、水源和食品卫生的管理,做好个人卫生和环境卫生。急性期患者粪便应进行消毒处理后再排放,可将粪便用20%含氯石灰乳剂浸泡1~2 h或用含氯消毒剂浸泡。粪便污染的衣裤、尿布也应煮沸消毒,衣服、被褥应日光暴晒。

3. 保护易感人群　主要易感人群有未服用过疫苗的幼儿、免疫力低下者、进行扁桃体摘除等局部手术后、先天性免疫缺陷的儿童或患者,以及孕妇、医务人员等。对易感人群进行积极的主动和被动免疫,保护易感人群是预防的关键。

(1) 主动免疫　是预防本病最重要、最有效的措施。目前我国最常用的是口服脊髓灰质炎减毒活疫苗(oral polio vaccine,OPV),普遍采用混合多价糖丸,由我国政府免费提供,所有儿童按照常规免疫规划程序进行疫苗接种。OPV免疫程序一般为2、3、4月龄各服一次,至4岁时再加强一次。急性发热、活动性结核病、严重佝偻病、胃肠道感染、重要脏器急慢性疾病等为暂时禁忌证,不宜服用。OPV一般无明显不良反应,偶有轻度发热、腹泻等。另一种疫苗为灭活脊髓灰质炎疫苗(inactivated polio vaccine,IPV),较为安全,可用于免疫功能缺陷者或接受免疫抑制剂治疗者,但价格昂贵,免疫维持时间短,需要重复注射。

(2) 被动免疫　对与患者密切接触的易感人群尽早肌内注射丙种球蛋白。丙种球蛋白推荐注射剂量为0.3~0.5 mg/kg,每月1次,连用2次,免疫效果可维持2个月。另外,本病流行期间,儿童应尽少去人多拥挤的公共场所,避免过度劳累、受凉感冒等,尽量推迟预防注射和不急需的手术,以免促使病情进展。

(河南医学高等专科学校　张凤娟)

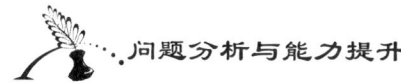

患儿,男,5岁。因"发热1周,肢体疼痛伴无力4 d"入院。

患儿1周前无明显诱因出现发热,体温37.5 ℃左右,伴咽痛、周身不适,无咳嗽、咳痰、气急等,在当地医院给予抗"感冒"药物治疗,病情好转,具体不详。但4 d前出现肢体疼痛,继而出现左侧下肢无力及运动功能障碍,为进一步治疗就诊。患儿既往体质较弱,多次发生过呼吸道感染,未按期进行疫苗预防接种。

体检:T 37.1 ℃,神志清,精神差。咽部无明显充血、扁桃体不肿大,皮肤黏膜无黄染、无出血点。心肺检查未见明显阳性体征。腹平软、肝脾肋下未及,无压痛及反跳痛。左下肢膝腱反射消失,肌力Ⅲ级。

问题与思考:①根据病史,该患儿最可能的诊断是什么?②对该患儿如何进行治疗?③对于该疾病如何进行预防和控制?

同步练习题(选择题)

1. 脊髓灰质炎病毒最常见的感染类型是 （ ）
   A. 潜伏感染　　　　　　　　　　B. 隐性感染(无症状型)
   C. 急性感染　　　　　　　　　　D. 慢性感染
   E. 病毒携带者

2. 脊髓灰质炎病毒最主要的传播途径是 （ ）
   A. 经呼吸道飞沫传播　　　　　　B. 经消化道粪-口途径传播
   C. 经血液-体液途径传播　　　　　D. 经母婴垂直传播
   E. 经泌尿道尿液传播

3. 脊髓灰质炎病毒排出体外,主要是通过 （ ）
   A. 飞沫唾液　　　　　　　　　　B. 鼻咽分泌物
   C. 血液　　　　　　　　　　　　D. 尿液
   E. 粪便

4. 脊髓灰质炎病毒感染,最常见的好发人群是 （ ）
   A. 6个月~5岁婴幼儿　　　　　　 B. 1岁以内婴儿
   C. 青壮年男性　　　　　　　　　D. 晚期妊娠妇女
   E. 老年人

5. 脊髓灰质炎的诊断依据,下列能够确诊的主要依据是 （ ）
   A. 未服用过脊髓灰质炎疫苗　　　B. 有脊髓灰质炎病毒的接触史
   C. 发生于夏秋季节　　　　　　　D. 有典型脊髓灰质炎的临床表现
   E. 脊髓灰质炎病毒血清特异性IgM抗体阳性

6. 脊髓灰质炎病毒感染患者,临床上最常见的死亡原因是 （ ）
   A. 肢体弛缓性瘫痪　　　　　　　B. 脑神经性瘫痪
   C. 循环衰竭　　　　　　　　　　D. 中枢性和外周性呼吸衰竭
   E. 以上都不是

7. 预防脊髓灰质炎病毒感染,最有效、最特异的措施是 （ ）
   A. 对脊髓灰质炎患者进行隔离治疗
   B. 做好水源和饮食卫生
   C. 进行主动免疫,口服脊髓灰质炎减毒活疫苗
   D. 进行被动免疫,肌内注射免疫球蛋白
   E. 口服抗病毒药物

第四节　流感病毒感染

一、流行性感冒

流行性感冒(influenza)简称流感,是由流感病毒引起的急性呼吸道传染病。临床表现为高热、头痛、全身肌肉酸痛、乏力等全身感染中毒症状,而呼吸道症状轻微。本

病具有潜伏期短、传播速度快、传染性强的特点,极易发生流行,甚至大流行。慢性病患者和老年人可能引起较严重的并发症,如支气管炎、肺炎、心肌炎等,病情严重。流行性感冒是全球性疾病,为我国法定丙类传染病。

【病原学】

流感病毒属于正黏病毒科,颗粒呈球形或丝状,直径80~120 nm,是一种有包膜RNA病毒。流感病毒由包膜、核心和基质蛋白组成。流感病毒对外界的抵抗力较弱,不耐热,在室温下传染性很快丧失,在56 ℃ 30 min、65 ℃ 5 min或100 ℃ 1 min即被灭活。但在低温下较稳定,在0~4 ℃能存活数周,在-20 ℃真空干燥条件下可长期保存。流感病毒不耐酸和乙醚,对紫外线、常用化学消毒剂、乙醇及甲醛均敏感。

流感病毒的感染对象有人、猪、马、禽等,其中感染人的称为人类流感病毒。人类流感病毒根据其核蛋白抗原结构的不同,可分为甲、乙、丙三型,三型之间无交叉免疫。流感病毒易发生变异,由于不断发生的抗原变异而导致流感的反复流行,主要抗原变异形式是抗原转变和抗原漂移。抗原转变指血凝素(hemagglutinin,HA)和(或)神经氨酸酶(neuraminidase,NA)的抗原性突然而完全质变,产生一个新的抗原亚型,可引起世界性大流行。抗原漂移指HA和(或)NA内氨基酸序列的点突变,这种变化逐渐累积产生,一般2~3年发生一次。

【流行病学】

1. 传染源　主要传染源是流感患者和隐性感染者。患者从潜伏期至患病后1~7 d均有传染性,以发病初期3 d内传染性最强。甲型流感动物也有可能成为传染源,以猪为主,其他如马、牛及鸟类等。

2. 传播途径　主要通过飞沫经呼吸道传播,病毒存在于患者的呼吸道分泌物中,随咳嗽、喷嚏、说话排出体外。也可通过病毒污染的手、毛巾、食具等间接传播。

3. 易感人群　人群普遍易感,感染后可产生一定免疫力。流感病毒三型之间及各型病毒不同亚型之间无交叉免疫,病毒感染后可获得对同型病毒的免疫力,但免疫维持时间不长,故可多次患病。

4. 流行特点　流行特征为突然发生、迅速蔓延、流行期短和发病率高。四季均可以发生,以秋、冬季节为主。流行的程度和广度与人群密集程度相关,主要发生在学校、工厂及公共娱乐场所等人群聚集的地方。甲型流感主要引起大流行,当甲型流感病毒出现新亚型时,人群普遍易感而发生大流行。一般每10~15年可发生一次世界性大流行,每2~3年可有一次小流行。乙型流感多呈局部流行,一般每5~6年流行一次,也可大流行。丙型流感一般只引起散发。

【发病机制与病理解剖】

流感病毒经呼吸道侵入人体后,借助血凝素进入呼吸道黏膜的柱状上皮细胞,在细胞内进行复制。在NA的协助下,新的病毒颗粒被不断释放并播散继续感染其他细胞,被感染的宿主细胞发生变性、坏死、溶解或脱落,导致黏膜充血水肿、炎症渗出。病毒在增殖的同时,会产生多种细胞因子,引起头痛、发热、肌肉疼痛等全身症状。单纯流感的病理变化主要损害呼吸道上、中部,气管受累显著,很少引起病毒血症,但严重者可发生流感病毒性肺炎,且易并发细菌性肺炎。

【临床表现】

潜伏期为数小时至 4 d,一般为 1~3 d,可分为以下几种类型。

1. **典型流感** 又称单纯流感,临床多见。起病急,以全身中毒症状为主,呼吸道症状较轻。表现为高热、寒战、乏力、头痛、全身肌肉酸痛等,伴或不伴咽痛、鼻塞、流涕、干咳等局部症状。体检可见急性病容,睑结膜充血,肺部可听到干啰音。病程 4~7 d,发热多于 1~2 d 内达高峰,体温可达 40 ℃ 以上,持续 2~3 d 后逐渐下降,但咳嗽和乏力可持续数周。

2. **轻型流感** 多急性起病,类似普通感冒,表现为轻度或中度发热,体温在 39 ℃ 以下,全身中毒症状及呼吸道症状较轻,多于 2~3 d 内自愈。

3. **肺炎型流感** 又称流感病毒性肺炎,主要发生于婴幼儿、老年人、孕妇、原有慢性疾病、长期应用免疫抑制剂及免疫功能低下者。发病初期出现类似典型流感的症状,1~2 d 后病情迅速加重,表现为高热持续不退、剧烈咳嗽、咳血性痰、呼吸困难、发绀,严重者伴有心、肝、肾衰竭。体检两肺呼吸音低,双肺满布干、湿啰音,但无肺实变体征。X 射线检查可见双肺絮状阴影,由肺门向周围扩散。痰细菌培养为阴性。本型病情危重,预后较差,抗菌治疗无效,多于 1~2 周内发生呼吸衰竭或循环衰竭而死亡。

4. **其他特殊类型**

(1)脑膜脑炎型 流感病毒侵入中枢神经系统引起。表现为持续高热、意识障碍、脑膜刺激征,甚至谵妄、抽搐等。

(2)胃肠型 较少见,伴恶心、呕吐、腹泻等消化道症状,2~3 d 可恢复。

(3)心肌炎型和心包型 病变累及心肌或心包,导致心血管系统损害、功能紊乱,发生低血压或休克等。

【并发症】

1. **呼吸系统并发症** 主要为继发性细菌感染,如细菌性上呼吸道感染(急性鼻窦炎、急性化脓性扁桃体炎)、细菌性气管或支气管炎、细菌性肺炎等。细菌性肺炎表现为流感病情加重,体温升高、剧烈咳嗽、咳脓性痰、发绀、气促等。体检肺部湿啰音或肺实变体征。

2. **肺外并发症** 脑病-肝脂肪变综合征,又称瑞氏综合征(Reye's syndrome),为流感引起的肝和神经系统并发症,是由脏器脂肪浸润而引起的,以肝功能障碍和脑水肿为特征的一组临床综合征。发病机制不清楚,一般只发生于儿童,临床表现为肝大,但无黄疸,脑脊液正常,可能与服用阿司匹林有一定关系。其他并发症如中毒性心肌炎、中毒性休克等。

【实验室及其他检查】

1. **血常规** 白细胞总数正常或减少,淋巴细胞比例相对增高,中性粒细胞比例显著降低。继发细菌性感染时,白细胞总数和中性粒细胞比例增高。

2. **病原学检查**

(1)病毒核酸检测 用反转录 PCR(RT-PCR)直接检测患者上呼吸道分泌物中的

病毒RNA。敏感性和特异性最好,并且能区分病毒类型和亚型。

（2）病毒抗原检测　取患者的鼻洗液中的黏膜上皮细胞涂片,用免疫荧光染色法进行抗原检测。为常用、快速、简便的早期诊断方法,灵敏度高,阳性率可达90%以上。

（3）病毒分离培养　起病3 d内取患者的含漱液或咽拭子接种于鸡胚羊膜腔中培养,可分离出病毒;也可从鼻咽部、气管分泌物中直接分离病毒,但阳性率较低。

（4）血清学检测　取急性期(起病3 d内)和恢复期(起病后2～4周)的双份血清,检测流感病毒特异性IgM和IgG抗体水平。如恢复期血清抗体效价升高4倍或以上,有回顾性诊断意义。

3. 影像学检查　并发流感病毒性肺炎者,胸部X射线或CT可见肺内磨玻璃影、斑片状、多叶段渗出性病灶。病情进展迅速者,可出现双肺弥漫渗出性病变或实变。少数患者可见胸腔积液、气胸等。

【诊断】

1. 流感诊断　主要诊断依据为流感接触病史,流感流行期间,短时间内有大量上呼吸道感染患者;典型临床症状,如全身症状重而呼吸道症状轻等可做出临床诊断。实验室检查流感病毒核酸检测阳性或流感病毒分离培养阳性或恢复期血清抗体4倍及以上升高可确诊。

2. 重症病例诊断　符合以下一项可诊断:①持续高热>3 d,伴有剧烈咳嗽、咳血痰、脓痰,或胸痛;②呼吸困难,口唇发绀,呼吸频率增快;③反应迟钝、躁动、嗜睡、惊厥等神志变化;④严重呕吐、腹泻,出现脱水症状;⑤合并肺炎;⑥原有基础疾病明显加重。一旦出现呼吸衰竭或脓毒性休克或急性坏死性脑病或多脏器功能不全,以及其他需进行监护的严重临床情况可诊断为危重病例。

【鉴别诊断】

主要与普通感冒,其他病原体引起的呼吸道感染(支原体、衣原体、呼吸道合胞病毒、腺病毒、肠道病毒等),钩端螺旋体病,流行性脑脊髓膜炎等进行鉴别。

【治疗】

1. 一般治疗　卧床休息,多饮水,加强营养,给予易消化的流质或半流质饮食,保持口腔清洁卫生。密切观察病情,监测并处理并发症。高热者给予解热镇痛药降温及补液治疗,必要时吸氧。儿童避免服用阿司匹林,以免引起瑞氏综合征。根据病情予止咳祛痰、呼吸支持等对症处理。继发细菌性感染时予抗生素控制感染。

2. 抗病毒治疗　应尽可能在48 h内予抗流感病毒治疗,发病超过48 h的重症患者也应抗病毒治疗。

（1）神经氨酸酶抑制剂　能特异性抑制甲型、乙型流感病毒的神经氨酸酶,从而抑制病毒释放,减少病毒传播。常用药物为奥司他韦,成人剂量每次75 mg,2次/d;小儿每日3 mg/kg,分2次口服,疗程为5 d。扎那米韦适用于成人及7岁以上青少年,每次10 mg,分2次吸入。

（2）离子通道阻滞剂　金刚烷胺可抑制病毒复制,只对甲型流感病毒有效,但目前监测资料显示甲型流感病毒也对其耐药,故不建议使用。成人剂量每次100 mg,2次/d,小儿每日4~5 mg/kg,分2次口服,疗程为3~4 d。不良反应大,哺乳期妇女、新生儿和1岁以下婴儿禁用,老年患者及孕妇慎用。

(3) 其他治疗　对肺炎型、脑炎型等重型流感患者,可使用干扰素、白细胞介素等免疫调节剂增强免疫功能。板蓝根、金银花等中药制剂对流感有一定的治疗效果。

【预防】

1. 控制传染源　早期发现疫情,及时掌握疫情动态。尽早对流感患者进行呼吸道隔离和治疗,隔离时间为病后1周,或至退热后2 d。

2. 切断传播途径　流感流行期间应避免大型集体活动,尽量少去公共场所。室内注意通风,保持空气新鲜,公共场所可用漂白粉等进行空气消毒,室内可用简易熏蒸法进行消毒。患者使用过的用具等应煮沸消毒或阳光暴晒2 h。医务人员应戴口罩、勤洗手,防止交叉感染。

3. 保护易感人群　疫苗接种是预防流感的主要基本措施。对全世界流感流行情况进行监测,掌握世界流感的流行动态,以及流感毒株的变异情况,及时采取有效的预防措施。

(1) 流感灭活疫苗　接种反应较轻,效果较好,应在每年流感流行前的秋季进行接种。对象为老年人、婴幼儿、孕妇、慢性心肺疾病者、使用免疫抑制剂者及肿瘤和免疫缺陷者。基础免疫成人每次1 mL皮下注射,间隔6~8周再注射1次。以后每年秋季加强免疫1次。

(2) 流感减毒活疫苗　为单价疫苗,进行鼻腔喷雾接种,双侧鼻腔各喷雾0.25 mL,引起上呼吸道轻度感染而产生免疫力。使用方便,无须注射,成本低,我国应用普遍。接种对象主要为健康成人及少年儿童,禁用于免疫低下者。接种时间根据流行季节而定,一般于流行季前1~3个月进行接种。

(3) 药物预防　只能作为重症流感高危人群的紧急临时预防措施,不能代替疫苗接种。可使用奥司他韦,成人推荐剂量为75 mg,1次/d,连用7 d。

(河南医学高等专科学校　张凤娟)

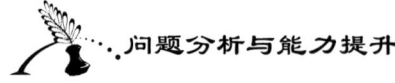

患者,女,19岁,因"发热、肌肉酸痛3 d"入院。

患者3 d前劳累后出现畏寒、发热,体温最高达39.5 ℃,伴全身肌肉酸痛、头晕、头痛、乏力、轻度咽痛不适,无鼻塞、流涕、咳嗽、咳痰、胸痛、气促、心悸等不适。患病以来,精神欠佳,食欲稍下降,睡眠欠佳,大小便正常。既往体健,有同学出现类似症状。

查体:T 38.5 ℃,P 95次/min,R 22次/min,BP 115/80 mmHg。神志清楚,精神稍差,急性病容,浅表淋巴结未触及肿大。咽部充血明显,未见脓性分泌物,扁桃体不肿大。双肺呼吸音粗糙,未闻及干、湿啰音,心脏及腹部未见异常。血常规：WBC $3.6×10^9$/L，N 46%，L 48%。

问题与思考：①根据病史，该患者最可能的诊断是什么？②对该患者如何进行治疗？③对于该疾病如何进行预防和控制？

同步练习题（选择题）

1. 已引起多次世界性流感大流行的主要病原体是 （ ）
    A. 甲型流感病毒　　　　　　　　B. 乙型流感病毒
    C. 丙型流感病毒　　　　　　　　D. 流感嗜血杆菌
    E. 柯萨奇B组病毒
2. 下列对流感病毒抗原转变的描述，错误的是 （ ）
    A. 血凝素（HA）和神经氨酸酶（NA）变异幅度大
    B. 由不同类型流感病毒基因重组造成
    C. 由病毒氨基酸序列的点突变造成
    D. 产生一个新的流感病毒抗原亚型
    E. 可引起世界性大流行
3. 关于流行性感冒的诊断依据，确诊的主要依据是 （ ）
    A. 发病于流感流行季　　　　　　B. 有流感病毒接触史
    C. 呼吸道症状轻微而全身中毒症状重　D. 鼻咽部分泌物中分离出流感病毒
    E. 突起寒战、高热、肌肉酸痛
4. 流行性感冒的典型临床表现，下列不符合的是 （ ）
    A. 呼吸道症状轻而全身中毒症状重
    B. 上呼吸道卡他症状较轻或不明显
    C. 突起寒战、高热、头痛、肌痛
    D. 免疫低下者病情可持续发展，发生肺炎型流感
    E. 多伴有恶心、呕吐、腹痛、腹泻等消化道症状
5. 关于流行性感冒的治疗措施，下列错误的是 （ ）
    A. 进行呼吸道隔离　　　　　　　B. 儿童服用阿司匹林解热镇痛
    C. 早期应用金刚烷胺抗病毒治疗　　D. 早期应用抗生素抗感染治疗
    E. 注射免疫球蛋白提高抵抗力
6. 关于流行性感冒的预防措施，下列错误的是 （ ）
    A. 对流感患者早期进行隔离及治疗　B. 减少公众集会及娱乐活动
    C. 在流感流行前接种流感疫苗　　　D. 所有人都应使用金刚烷胺进行药物预防
    E. 加强锻炼，提高机体抵抗力

二、人感染高致病性禽流感

人感染高致病性禽流感，简称人禽流感（human avian influenza），是由甲型流感病毒某些感染禽类亚型中的一些毒株引起的急性呼吸道传染病。主要临床特征为高热、咳嗽和呼吸急促等。人类对禽流感病毒普遍缺乏免疫力，且病毒可能产生变异，人禽流感对人类健康造成了很大威胁。人感染高致病性禽流感为我国法定乙类传染病。

【病原学】

人禽流感病毒属正黏病毒科甲型流感病毒。甲型流感病毒呈多形性,有囊膜,基因组为单股负链 RNA。目前可分为 15 个 H 亚型和 9 个 N 亚型,其中 H5 和 H7 亚型毒株可引起严重的禽类疾病,称为高致病性禽流感。目前发现感染人的禽流感病毒亚型主要为 H5N1、H9N2 和 H7N7,其中感染 H5N1 的患者病情严重,病死率高。

人禽流感病毒对热比较敏感,65 ℃ 30 min 或煮沸(100 ℃)2 min 可使其灭活,阳光直射 40~48 h 即可灭活,用紫外线直接照射可迅速破坏其传染性。但对低温抵抗力较强,在较低温的粪便中可存活 1 周,在 4 ℃ 水中可存活 1 个月,在有甘油保护的情况下可保持活力 1 年以上,在 pH 值<4.1 的酸性条件下也具有一定的存活能力。禽流感病毒对有机溶剂均敏感,常用消毒剂如稀酸、氧化剂、十二烷基硫酸钠、漂白粉和碘剂等容易将其灭活,迅速破坏其传染性。

【流行病学】

人禽流感四季均可发生,以冬春季节多见,与鸡的禽流感流行地区一致,通常呈散发性。甲型禽流感病毒易发生基因变异,不断产生新亚型,从而导致禽流感的暴发流行。

1. 传染源 主要为患禽流感或携带禽流感病毒的鸡、鸭、鹅等家禽,尤其是鸡,但野禽、其他禽类或猪、猫等也可能成为传染源。患者是否为传染源有待进一步确定。

2. 传播途径 主要经呼吸道传播,也可通过接触感染的禽类及其分泌物、排泄物、病毒污染的水等被感染。粪便中含有高浓度的病毒,是主要的传播媒介,可通过污染的水源由粪-口途径传播。目前尚缺乏人与人之间传播的确切证据。

3. 易感人群 人群普遍易感,但以 12 岁以下的儿童发病率较高、病情较重。高危人群为与不明原因病死家禽接触,或与感染、疑似感染禽流感家禽密切接触人员。

【发病机制与病理解剖】

基本同普通流感一致。人禽流感病毒通过呼吸道进入纤毛柱状上皮细胞,并进行复制、播散,被感染的宿主细胞发生变性、坏死、溶解、脱落,产生炎症反应,引起发热、头痛、肌痛等全身症状。病理解剖显示,肺泡内大量淋巴细胞浸润,支气管黏膜严重坏死,散在出血灶和肺不张,肺透明膜形成。

【临床表现】

潜伏期一般为 2~4 d,通常在 7 d 以内。不同亚型感染,临床表现不同。H9N2 亚型感染者,一般仅有轻微的上呼吸道感染症状,部分甚至没有任何症状。H7N9 亚型感染者,主要表现为结膜炎。重症患者一般为 H5N1 亚型感染。

急性起病,早期类似普通型流感。主要表现为发热,体温大多持续在 39 ℃ 以上,可伴有鼻塞、流涕、咳嗽、咽痛、头痛、肌肉酸痛和全身不适。部分患者可有恶心、腹痛、腹泻、稀水样便等消化道症状。重症患者病情发展迅速,发病 1 周内发生呼吸窘迫,肺部出现实变体征,很快发展为呼吸衰竭,死亡率高。出现急性肺损伤、肺出血、急性呼吸窘迫综合征(ARDS)、胸腔积液、全血细胞减少、肾功能衰竭、感染性休克、败血症及瑞氏综合征等多种并发症。

【实验室及其他检查】

1. 血常规　白细胞总数一般正常或降低。重症患者多有白细胞总数减少,淋巴细胞比例下降,并有血小板降低。伴有细菌感染时白细胞总数升高。

2. 病毒学检测

(1) 病毒抗原及基因检测　取患者呼吸道标本,采用免疫荧光法(或酶联免疫法),检测甲型流感病毒核蛋白抗原(NP)及禽流感病毒 H 亚型抗原。还可用 RT-PCR 法检测禽流感病毒亚型特异性 H 抗原基因。

(2) 病毒分离　从患者呼吸道标本中,如鼻咽分泌物、口腔含漱液、气管吸出物或呼吸道上皮细胞,分离禽流感病毒。

(3) 血清学检查　采集发病初期和恢复期双份血清,检测禽流感病毒抗体,抗体滴度恢复期较发病初期有 4 倍或以上升高是确诊的重要依据,有助于回顾性诊断。

3. 胸部 X 射线　有弥漫性、多灶性或斑片状浸润改变,但缺乏特异性。部分患者有肺段或肺小叶实变表现。重型患者可显示单侧或双侧肺炎,少数伴有胸腔积液等。

【诊断】

根据流行病学史,在禽流感流行期间,发病前一周曾到过疫点,有明确的病因,死禽及其排泄物、分泌物接触史。结合临床表现,实验室检查发现禽流感病毒感染的证据可确诊。目前不排除与禽流感患者有密切接触人员有患病的可能。诊断标准可分为医学观察病例、疑似病例、临床诊断病例及确诊病例。

【鉴别诊断】

主要与流行性感冒、普通感冒、传染性非典型肺炎、细菌性肺炎、传染性单核细胞增多症、巨细胞病毒感染,以及衣原体肺炎、支原体肺炎等进行鉴别。

【治疗】

1. 隔离　对确诊患者、临床诊断患者和疑似病例都应进行隔离治疗。

2. 一般对症治疗　应卧床休息,多饮水,给予营养丰富、易消化的食物。根据病情,应用解热药、止咳祛痰药及缓解鼻黏膜充血药等进行对症治疗。儿童应避免应用阿司匹林及含有水杨酸制剂的药物,以免引起瑞氏综合征。密切观察生命体征,监测并预防并发症,出现呼吸功能障碍者,给予吸氧等呼吸支持治疗。出现其他并发症时应积极采取相应治疗措施。发生继发性细菌感染时使用抗生素抗感染。

3. 抗病毒治疗　应在发病 48 h 内试用抗流感病毒药物,可能改善症状,缩短病程。

(1) 奥司他韦(达菲)　属神经氨酸酶抑制剂,为新型抗流感病毒药物,是目前世界卫生组织推荐的人禽流感预防和治疗药物。对禽流感病毒 H5N1 和 H9N2 亚型有抑制作用,对耐金刚烷胺和金刚乙胺的患者仍有治疗效果,但目前已发现对神经氨酸酶抑制剂耐药的毒株产生。常用剂量成人每日 150 mg,小儿每日 3 mg/kg,分 2 次口服,疗程 5 d。

(2) 金刚烷胺　属离子通道 M_2 拮抗药,可抑制禽流感病毒株的复制,对甲型流感病毒所有亚型均有效,早期应用可减轻病情,缩短病程并改善预后,但长期应用可导致耐药性的发生。常用剂量成人每日 100～200 mg,儿童每日 5 mg/kg,分 2 次口服,疗程 5 d。有中枢神经系统和胃肠道不良反应,肾功能受损者酌情减量,孕妇及有癫痫病史者禁用。金刚乙胺成人剂量 50～100 mg,每日 1 次,神经系统不良反应较金刚烷胺少见。

【预防】

1. 控制传染源　加强禽类疾病的监测,一旦发现禽流感疫情,立即按有关规定封锁疫区。将疫点周围半径 3 km 范围设为疫区,捕杀并掩埋疫区内全部家禽。对疫区 5 km 内的易患家禽进行紧急疫苗接种处理。对接触禽类人员做好防护和检疫工作。

2. 切断传播途径　彻底消毒禽类养殖场等,销毁并深埋死禽及禽类废弃物,彻底消毒患者排泄物、医疗用品及诊室。加强检测标本和实验室禽流感病毒毒株的管理,严格执行操作规范。医护人员做好个人防护,接触患者应戴口罩、戴手套、穿隔离衣,接触后应洗手。注意个人饮食卫生,养成早晚洗鼻的良好卫生习惯,勤洗手,不喝生水,不吃未熟透的肉类及蛋类等。

3. 保护易感人群　防治人禽流感的重要途径是研发疫苗,但禽流感病毒亚型多且易变异,研制疫苗困难重重。我国自 2005 年开始积极进行禽流感疫苗的研制,目前已完成了Ⅱ期临床研究,作为贮备疫苗,在紧急情况下使用。对密切接触者可试用抗流感病毒药物,或按中医药辨证施治。

(河南医学高等专科学校　张凤娟)

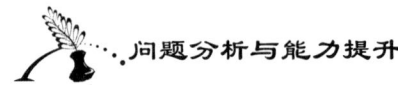

患儿,男,10 岁,因"发热、咳嗽 5 d"入院。

患儿 5 d 前无明显诱因出现发热,体温 38.1 ℃,伴有咳嗽,为轻咳,不伴有咳痰,无头痛、头晕、全身肌肉酸痛,无咽痛、鼻塞、流涕、胸闷、气促、心悸等不适。在当地医院给予抗感冒药物治疗,效果不好,病情逐渐加重,为进一步治疗就诊。患病以来,精神稍差,食欲下降,大小便正常。患儿所居住的村庄正发生 H5N1 流感疫情,附近 2 周内出现鸡死亡事件,患儿发病前有病死家禽接触史。

查体:T 39.8 ℃,神志清楚,精神欠佳。急性病容,浅表淋巴结未触及肿大,皮肤黏膜无黄染。咽部充血发红,未见脓性分泌物,扁桃体Ⅱ度肿大。双肺呼吸音粗糙,可闻及少量细啰音,心脏及腹部未见异常。血常规:WBC $3.6×10^9$/L,N 46%,L 48%。

问题与思考:①根据病史,该患者最可能的诊断是什么?②对该患者如何进行治疗?③对于该疾病如何进行预防和控制?

同步练习题(选择题)

1. 关于禽流感病毒的病原学特征,下列说法不正确的是 ( )
   A. 属正黏病毒科病毒
   B. 基因组为单股负链 RNA
   C. H9N2 亚型感染患者,病情最为严重,病死率高
   D. 人禽流感病毒对热比较敏感
   E. 人禽流感病毒对有机溶剂均敏感

2. 有关禽流感的流行病学特征,下列说法正确的是 ( )
   A. 禽流感患者是主要的传染源
   B. 主要通过粪-口途径传播,不经呼吸道传播
   C. 婴幼儿是主要易感人群,成人不易感染
   D. 四季均可发生,以冬春季节多见
   E. 与禽流感患者接触者为高危人群

3. 人禽流感病毒感染,确诊的金标准是 ( )
   A. 有不明原因的死禽接触史   B. 有人禽流感的典型临床表现
   C. 双份血清特异性抗体升高 4 倍以上   D. 胸部 X 射线呈弥漫性、多灶性改变
   E. 呼吸道分泌物分离出禽流感病毒,抗体滴度恢复期较发病初期升高 4 倍以上

4. 引起禽流感病毒感染最严重、病死率高的病毒亚型是 ( )
   A. H3N2   B. H7N7
   C. H7N9   D. H9N2
   E. H5N1

5. 关于人禽流感病毒的治疗措施,下列错误的是 ( )
   A. 对确诊及疑似者应进行早期隔离
   B. 应早期应用抗病毒药物治疗
   C. 用离子通道抑制剂和神经氨酸酶抑制剂治疗
   D. 奥司他韦是人禽流感预防和治疗的主要药物
   E. 目前尚未发现对神经氨酸酶抑制剂耐药的毒株

第五节　麻疹与风疹

一、麻疹

麻疹(measles)是由麻疹病毒(measles virus)引起的急性呼吸道传染病,在我国法定的传染病中属于乙类传染病。其主要临床表现有发热、咳嗽、流涕等上呼吸道卡他症状及眼结合膜炎,特征性表现为口腔麻疹黏膜斑(Koplik spots)及皮肤斑丘疹。传染性强,主要发生于儿童,冬春季节较多见,病后有持久免疫力。自婴幼儿广泛接种麻疹疫苗以来,该病的发展已基本得到了控制。

【病原学】

麻疹病毒属副黏液病毒科、麻疹病毒属,只有一个血清型。电镜下病毒颗粒呈球形或丝状,直径150～200 nm,核心为单股负链RNA,外有脂蛋白包膜。包膜有3种结构蛋白,是主要的致病物质。其中血凝素是表面主要蛋白,起识别靶细胞受体,促进病毒黏附于宿主细胞的作用;融合蛋白促使病毒细胞和宿主细胞相融合,有利于病毒的扩散;基质蛋白与病毒在体内的繁殖相关。这3种结构蛋白均可刺激机体产生相应的抗体,用于临床诊断。麻疹病毒可在人胚肾、猴肾及人羊膜细胞中增殖,经组织细胞培养连续传代后,逐渐失去致病性,但仍保持抗原性,依此制备减毒活疫苗。

麻疹病毒耐寒、耐干燥、不耐热,-15～-70 ℃可存活数月至数年。对外界抵抗力弱,易被紫外线及一般消毒剂灭活,56 ℃ 30 min即被灭活。在空气飞沫中保持传染性不超过2 h,在空气流通或日光下30 min即失去活力。

【流行病学】

1. 传染源　人是麻疹病毒唯一自然宿主,因此患者是唯一传染源。感染后潜伏期末至出疹后5 d均有传染性。眼结膜、口、鼻、咽、气管的分泌物中均含有病毒,具传染性。恢复期不带病毒。

2. 传播途径　主要经飞沫传播,间接传播者少见。

3. 人群易感性　人群普遍易感,6个月至5岁小儿发病率较高。易感者接触后90%以上发病,病后有较持久的免疫力。6个月内的婴儿体内有来自母体的抗体,很少患病。自麻疹疫苗接种以来,发病率已显著下降,发病年龄有增大趋势。

4. 流行特征　冬春季多见。但全年均可有病例发生。

【发病机制与病理解剖】

1. 发病机制　麻疹病毒经空气飞沫侵入易感者上呼吸道、口咽部和眼结膜上皮细胞,并在上皮细胞内增殖引起感染,1～2 d内从原发病灶入侵局部淋巴组织,病毒迅速大量复制后进入血液,于感染后2～3 d引起第1次病毒血症。病毒进入全身单核吞噬细胞系统,并在其中广泛增殖,于感染后5～7 d,大量复制后的病毒再次侵入血流,形成第2次病毒血症,播散至全身各组织器官,主要部位有呼吸道、眼结合膜、口咽部、皮肤、胃肠道等,患者出现高热和出疹等一系列临床表现,病毒血症持续至出疹后第2日,少数患者可发生麻疹病毒性肺炎。在病程第15天以后,由于机体特异性免疫应答清除病毒,临床进入恢复期。目前认为麻疹发病机制:一是麻疹病毒侵入细胞,在细胞内繁殖,直接引起细胞病变;二是全身迟发型超敏性细胞免疫反应在麻疹的发病机制中起了非常重要的作用。

2. 病理解剖　感染部位即病毒侵袭的组织出现多核巨细胞是麻疹特征性病理变化。可形成两种类型多核巨细胞:一种是广泛存在于全身淋巴组织和肝、脾等脏器中的网状内皮巨细胞;另一种是位于皮肤、眼结合膜、鼻、呼吸道和胃肠道黏膜等处的上皮巨细胞,二者均含多个核,系数个细胞融合而成,核内外含有嗜酸性包涵体。皮疹是因病毒或免疫损伤致使皮肤表浅毛细血管扩张,真皮内毛细血管内皮细胞肿胀、增生、单核细胞浸润,红细胞和血浆渗出,表皮细胞变性、坏死等形成。由于崩解的红细胞和血浆渗出,使皮疹消退后遗留色素沉着,表皮细胞坏死及退行性变形成脱屑。口腔麻疹黏膜斑的病变与皮疹相似。麻疹病程中,呼吸道病变最显著,肠道黏膜也可有呼吸道黏膜同样的病变。麻疹病毒性肺炎有透明膜形成和多核巨细胞浸润,重症者称为麻疹性巨细胞肺炎,见于免疫功能低下者,常伴有细菌性支气管肺炎;并发脑炎时脑组织中出现充血、水肿、点状出血及脱髓鞘病变。

【临床表现】

潜伏期6~21 d,平均约10 d。曾接受被动或主动免疫者,可延长至3~4周。

1. 典型麻疹

(1) 前驱期 从发热到出疹为前驱期,一般持续3~4 d。起病急,主要表现为上呼吸道卡他症状和眼结合膜炎。有发热、咳嗽、流涕、打喷嚏、咽痛、眼睛畏光、流泪、眼结合膜充血、眼睑水肿、全身乏力等。部分年长患者有头痛,可出现食欲减退、呕吐、腹泻,婴幼儿偶有惊厥。一般于发热第2~3日,约90%的患者在口腔两侧,近第二磨牙对面的颊黏膜上出现0.5~1 mm大小灰白色小点,周围绕以红晕,称麻疹黏膜斑(科氏斑)。初起时仅数个,1~2 d内迅速增多融合,可扩散至整个颊黏膜,形成表浅的糜烂,似鹅口疮,一般在2~3 d内消失。此斑具有早期诊断价值,是麻疹前驱期特征性体征。

(2) 出疹期 在病程第3~4日,自耳后发际出现皮疹,渐及前额、面、颈、躯干与四肢,最后达手掌及足底,2~5 d出齐。皮疹初为淡红色斑丘疹,大小不等,直径2~5 mm,呈充血性皮疹,压之褪色,疹间皮肤正常。初发时稀疏,色较淡,以后部分融合成暗红色,少数病例可呈出血性皮疹,疹间皮肤正常,压之不褪色。出疹高峰时全身中毒症状加重,体温高达40 ℃,患者可有精神萎靡、嗜睡或烦躁不安,重者可有谵妄、抽搐。咳嗽加重,咽红、舌干、结膜红肿、畏光,常有全身表浅淋巴结及肝、脾轻度肿大。肺部可闻及干、湿啰音,胸部X射线检查,可见轻重不等弥漫性肺部浸润性病变。病程3~5 d。

(3) 恢复期 皮疹出齐后,中毒症状明显缓解,体温12~24 h降至正常,呼吸道炎症迅速减轻,皮疹按出疹顺序依次消退,并留有浅褐色色素沉着斑,1~2周消失,疹褪时伴糠麸样细小脱屑,2~3周退尽。

无并发症者整个病程为10~14 d。

成人患麻疹上呼吸道症状轻,全身中毒症状多较小儿重,但并发症较少。孕妇患麻疹早期可发生死胎,稍晚可发生流产或死产,如在分娩前不久患麻疹,病毒可经胎盘传给胎儿,新生儿出生时可患麻疹,新生儿麻疹前驱症状往往不明显,但皮疹较多。

麻疹过程中,呼吸道病变最显著,可表现为鼻炎、咽炎、支气管炎及肺炎,还可并发脑炎。此外,麻疹病毒感染过程中机体免疫反应明显降低,可使原有的变态反应性疾病如湿疹、哮喘、肾病综合征得到缓解,但患者易继发细菌感染,结核病灶可复发或恶化。

2. 非典型麻疹 由于麻疹病毒毒力强弱不一,感染者的年龄差异,侵入人体的病毒数量及机体免疫力的状况,是否接种过麻疹疫苗及疫苗种类不同等因素,临床上可出现非典型麻疹,包括以下几种:

(1) 轻型麻疹 潜伏期长,多见于对麻疹具有部分免疫力者,如6个月前的婴儿,婴儿体内有来自母体的抗体,近期接受过被动免疫,或者曾经接种过疫苗者。表现为低热且持续时间短,上呼吸道症状轻,无麻疹黏膜斑或不典型,皮疹稀疏而色淡,一般无并发症,病程3~5 d,一般不超过1周。病后所获免疫力与典型麻疹患者相同。

(2) 重型麻疹　多见于全身情况差、免疫力低下或继发严重感染者。病情较重,病死率较高。

中毒性麻疹:全身感染中毒症状重。起病即高热,体温高达40 ℃以上,皮疹较严重,早期可出现大量紫蓝色融合性皮疹,伴有气促、发绀、心率增快、谵妄、抽搐及昏迷。

休克性麻疹:除具有中毒症状外,出现循环衰竭或心功能衰竭,表现为面色苍白,唇指(趾)发绀,四肢厥冷,脉细弱,心率快,第一心音低钝,血压下降等。皮疹未出齐而骤然隐退,或皮疹稀少、色淡而迟迟不能透发。

出血性麻疹:皮疹为出血性,形成紫斑,压之不褪色,有高热,常伴有黏膜、内脏出血和严重中毒症状。

疱疹性麻疹:疱疹位于真皮内,内含澄清液,周围有红晕,疱疹有时融合成大疱。高热,中毒症状严重。

(3) 异型麻疹　在接种麻疹灭活疫苗后4~6年,再接触麻疹患者时可出现异型麻疹。机制尚不清楚,可能系超敏反应。主要表现为突起高热,头痛、肌痛、腹痛,无麻疹黏膜斑,病后2~3 d出现皮疹,从四肢远端开始,逐渐扩散到躯干。皮疹为多形性,常伴四肢水肿,上呼吸道卡他症状不明显,但肺部可听诊到啰音。肝、脾均可增大。

异型麻疹病情较重,但多为自限性。恢复期检测到麻疹血凝抑制抗体呈现高滴度是其最重要的诊断依据,但麻疹病毒分离阴性。一般认为异型麻疹无传染性。

【并发症】

1. 肺炎　为麻疹最常见的并发症,多见于5岁以下小儿。以出疹1周内最多见,发生率为12%~15%,占麻疹患儿死因的90%以上。麻疹病毒本身引起的肺炎多不严重,主要为继发的肺部感染较为严重,病原体可为细菌或其他病毒,也可以是多种细菌混合感染。表现为病情突然加重,咳嗽、咳脓痰,患儿可出现鼻翼扇动、口唇发绀,肺部出现明显的啰音。

2. 心肌炎　多见于2岁以下婴幼儿,易致心肌病变,心肌缺氧,心力衰竭。表现为气急、烦躁不安、面色苍白、发绀、心音低钝、心率>160次/min,肝大等心力衰竭症状。皮疹不能透发或突然隐退。心电图示T波和ST段改变。

3. 喉炎　2~3岁小儿多见,发生率为1%~4%,因小儿喉腔狭小,并发细菌感染时喉部组织水肿,分泌物增多,极易造成喉梗阻,表现为声嘶、犬吠样咳嗽、呼吸困难、发绀等呼吸道梗阻表现,严重时须及早进行气管切开。

4. 脑炎　多见于儿童,可发生于出疹后2~6 d,也可发生于出疹后3周内,发生率为0.01%~0.5%。与麻疹病情轻重无关,即使无神经系统症状,麻疹患者中50%可有脑电图异常,主要为麻疹病毒直接侵犯脑组织所致。临床表现与其他病毒性脑炎类似。病死率约15%,多数可恢复正常,部分患者留有智力障碍、瘫痪、失明、耳聋及癫痫等后遗症。

5. 亚急性硬化性全脑炎　是麻疹病毒所致的远期并发症,为亚急性进行性脑炎,较罕见,发生率为(1~4)/100万。其机制主要与病毒基因变异有关,病毒变异后机体不能产生对基质蛋白的抗体,导致病毒在脑细胞中长期潜伏而引起。病理变化为脑组织退行性变。患者多患过麻疹,本病常在原发麻疹后2~17年(平均7年)发病。表现为患者出现进行性智力减退,性格改变,语言和视听障碍,运动不协调、肌痉挛、癫痫发作等症状。病情发展,最后因昏迷、强直性瘫痪而死亡。脑组织中可分离出麻疹病毒,麻疹抗原阳性,血清及脑脊液麻疹抗体持续强阳性。多数患者于起病6~9 d后死亡。

【实验室及其他检查】

1. 血常规 白细胞总数减少,淋巴细胞比例相对增多。如果白细胞数增加,尤其是中性粒细胞增加,提示继发细菌感染;若淋巴细胞严重减少,常提示预后不好。

2. 血清学检测 感染麻疹病毒后可产生补体结合抗体、血凝抑制抗体和中和抗体,前者为IgM,表示新近感染,后两者为IgG,表示对麻疹病毒具有免疫力。酶联免疫吸附试验(ELISA)检测血清中特异性IgM和IgG抗体,敏感性和特异性好。其中典型麻疹病例出疹后3 d仅约70%的患者IgM阳性,一般2周时IgM达高峰,4~28 d应为100%阳性(轻型麻疹病例IgM的产生会更晚一些),阳性是诊断麻疹的标准方法。成人麻疹约7.9% IgM抗体可始终阴性。IgG抗体恢复期较早期增高4倍以上,也可诊断麻疹。

3. 病原学检查

(1) 病毒分离 用于病毒分离的标本包括咽拭子和尿液。宜在麻疹病例出疹前5 d至疹后5 d内取上述标本,接种于生长良好的单层传代细胞系如非洲绿猴肾细胞/淋巴细胞信号激活因子转染的非洲绿猴肾细胞,分离麻疹病毒,但不作为常规检查。

(2) 病毒抗原检测 取早期病人的眼结膜分泌物、鼻咽分泌物、血细胞及尿沉渣细胞,用免疫荧光法或免疫酶法检测麻疹病毒抗原,若阳性可早期诊断。

(3) 核酸检测 采用反转录酶聚合酶链反应(RT-PCR)从临床标本中扩增麻疹病毒RNA,是一种非常敏感和特异的诊断方法,对免疫功能低下而不能产生特异性抗体的麻疹患者,尤其有价值。

4. 多核巨细胞检测 取初期病人鼻咽分泌物、痰和尿沉渣涂片,用瑞氏染色查多核巨细胞。多核巨细胞以出疹前2 d至出疹后1 d阳性率最高,有助于早期诊断。

【诊断】

典型麻疹患者的诊断主要根据当地麻疹的流行情况及患者没有接种过麻疹疫苗且在出疹前7~21 d内有麻疹患儿接触史,或在出疹前7~21 d有麻疹流行地区居住或旅行史。

同时出现典型麻疹的临床表现,如急起发热、上呼吸道卡他症状、眼结合膜充血、畏光、口腔麻疹黏膜斑、典型的斑丘疹、色素沉着斑及疹退后糠麸样细微脱屑等即可诊断。非典型患者难以确诊,需依赖于实验室检查。

【鉴别诊断】

1. 风疹 前驱期短,全身症状和呼吸道症状轻,无麻疹黏膜斑,发热1~2 d出疹,皮疹分布以面、颈、躯干为主。1~2 d皮疹消退,无色素沉着和脱屑,常伴耳后、颈部淋巴结肿大。

2. 幼儿急疹　突起高热,持续3~5 d,上呼吸道症状轻,热骤退后出现皮疹,皮疹散在呈玫瑰色,多位于躯干,1~3 d皮疹退尽,热退后出疹为其特点。

3. 猩红热　前驱期发热,咽痛明显,1~2 d后全身出现针尖大小红色丘疹,为充血性,压之褪色,疹间皮肤充血,面部无皮疹,充血潮红,口唇周围皮肤相对苍白,皮疹持续4~5 d随热降而退,出现大量脱皮。外周血白细胞总数及中性粒细胞增高显著。

4. 药物疹　近期有服药史,皮疹多有瘙痒,低热或无热,无黏膜斑及卡他症状,停药后皮疹渐消退。血嗜酸性粒细胞可增多。

麻疹与其他常见出疹性疾病的鉴别见表2-2。

表2-2　麻疹和其他常见出疹性疾病的鉴别

病名	麻疹	风疹	猩红热	幼儿急疹
病原体	麻疹病毒	风疹病毒	β型A组溶血性链球菌	人疱疹病毒6型、7型
潜伏期	7~21 d	14~21 d	2~5 d	5~15 d
全身症状	重,高热,呼吸道症状明显	轻,低热,呼吸道症状轻	明显,高热,咽痛	轻,高热
口腔黏膜	麻疹黏膜斑	软腭、咽部可有黏膜疹	草莓舌、杨梅舌	软腭可见红色小点疹
淋巴结	全身浅表淋巴结肿大	耳后、颈部、枕部淋巴结肿胀	颌下、枕部淋巴结肿大	颈部,尤以枕后及耳后淋巴结肿大为明显
皮疹与发热的关系及特点	多在发热3~4 d出红色斑丘疹	多在发热1~2 d出淡红色斑丘疹,2~3 d消退,无色素沉着	多在发热第2天出疹,普遍充血,皮肤上弥漫密集大头针帽大小丘疹	多在发热3~4 d退热时出疹,为不规则红色斑丘疹,无色素沉着
色素沉着	有	无	无	无
脱屑	糠屑	少数有细糠脱屑或无	脱屑较严重,手掌、足跖大片脱皮,有时像手套、袜套样,重者可有脱发	无
血常规	白细胞减少,出疹期内淋巴细胞相对增多	白细胞大多减少,出疹期内淋巴细胞较多,可出现异型淋巴细胞	早期血常规升高,即白细胞总数与中性白细胞增加,病程第2~3天起常有轻度嗜酸性粒细胞增加	发病第1~2天,白细胞计数可增高,但发疹后白细胞计数下降,淋巴细胞相对增加
病程	10~14 d	2~3 d	1~2周	4~6 d

【治疗】

对麻疹病毒尚无特效抗病毒药物,主要为对症治疗,加强护理,预防和治疗并发症,也可采取中西医结合治疗麻疹。

1. 一般治疗　患者应单病室呼吸道隔离,卧床休息,保持室内环境整洁、安静、空气清新流通、调节适宜的温度和湿度。多饮水,做好眼、鼻、口腔的生活护理,对住院麻疹患儿应补充维生素 A,来降低并发症和病死率。

2. 对症治疗　高热时可用小剂量解热药或物理降温;咳嗽用止咳祛痰药;剧咳和烦躁不安可用镇静剂。体弱病重患儿可早期注射丙种球蛋白;必要时吸氧,保证水、电解质及酸碱平衡。

并发支气管肺炎时,根据药敏结果选用抗菌药物。并发心肌炎有心衰者宜及早静脉注射毒毛旋花子苷 K 或毛花苷 C。重症者可同时用肾上腺皮质激素保护心肌。并发喉炎者应尽量使患儿安静,给予雾化吸入稀释痰液。重症者加用肾上腺皮质激素以缓解喉部水肿。出现喉梗阻者及早行气管切开。

3. 并发症治疗

(1) 肺炎　治疗同一般肺炎,合并细菌感染较为常见,主要为抗菌治疗。常用青霉素 G、氨苄西林、红霉素等,疗程 1～2 周,或体温正常后 5 d 停药。高热、中毒症状严重者,可考虑短期应用氢化可的松或地塞米松,症状好转即减量而停药。进食少者可适当补液,加强支持疗法。

(2) 心肌炎　严重者可应用肾上腺皮质激素治疗保护心肌。出现心力衰竭者应及早静脉注射强心药物如毛花苷 C 或毒毛花苷 K,同时应用利尿药。

(3) 喉炎　给予蒸汽雾化吸入稀释痰液,止咳祛痰剂内服。选用抗菌药物,对于重症者可用泼尼松或地塞米松静脉滴注。呼吸道梗阻缺氧者吸氧,给予镇静剂保持安静,喉阻塞严重者应及早考虑气管切开。

(4) 脑炎　主要为对症及支持治疗。参考流行性乙型脑炎的治疗。

(5) 亚急性硬化性全脑炎　目前无特殊治疗。

【预防】

预防本病采取预防接种为主的综合性预防措施,关键措施是对易感者接种麻疹疫苗,提高其免疫力。

1. 管理传染源　对麻疹患者应做到早诊断、早隔离、早报告、早治疗,患儿一般应隔离至出疹后 5 d,若伴有呼吸道并发症者应延长隔离至出疹后 10 d。对易感的接触者应隔离检疫 3 周,并使用被动免疫制剂。近期进行过被动免疫者应隔离 4 周。流行期间,集体托幼机构的儿童应暂停集中接送,并加强晨间检查,及时发现患者。

2. 切断传播途径　流行期间避免易感儿童去公共场所或人多拥挤处,出入应戴口罩;无并发症的患儿在家中隔离,患儿的病室应每日开窗通风 1～2 h,以减少传播和继发医院感染等。

3. 保护易感人群

(1) 主动免疫　是保护易感人群预防麻疹的最好办法。接种对象为婴幼儿,但未患过麻疹的儿童和成人均可接种麻疹减毒活疫苗。目前发达国家初种麻疹疫苗的年龄大多定在15个月,而发展中国家由于常年仍有麻疹流行,初种年龄定在8个月。第一次皮下注射0.2 mL,儿童和成人剂量相同。易感者在接触麻疹患者2 d内接种疫苗,仍有可能预防发病或减轻病情。接种后12 d左右,血中出现IgM抗体,1个月达高峰,阳性率可达95%~98%,2~6个月逐渐下降;IgG抗体仍维持一定水平。4~6年后部分儿童抗体消失,故需复种。复种年龄应在初种后4~5年。麻疹疫苗应保存在2~8 ℃,液体疫苗有效期为2~3个月,固体疫苗为1年。接种后反应较轻微,少数接种者可出现短时低热。接种禁忌证为妊娠、过敏体质、免疫功能低下者(如肿瘤、白血病、使用免疫抑制剂及放射治疗者等);活动性结核应治疗后再考虑接种;发热及一般急、慢性疾病者应暂缓接种;凡6周内接受过被动免疫制剂者,应推迟3个月接种。

(2)被动免疫　新生儿可从母体获得特异性抗体,免疫的半衰期大约有3周,随后便对麻疹病毒易感。体弱、妊娠妇女及年幼的易感者接触麻疹患者后,应立即采用被动免疫。在接触患者5 d内注射人血丙种球蛋白3 mL可预防发病。若5 d后注射,则只能减轻症状,免疫有效期为3~8周。

二、风疹

风疹(rubella)是由风疹病毒(rubella virus)感染引起的一种急性呼吸道传染病,临床以轻度的上呼吸道炎症、发热、皮疹和耳后、枕部淋巴结肿大为主要特点。全身症状轻,病程短。冬春季较多见。妊娠早期感染风疹病毒,常可严重损害胎儿,引起先天性风疹综合征。自风疹疫苗问世以来,发病率明显下降。

【病原学】

风疹病毒属披膜病毒科,核心为单股正链RNA。只有一个血清型,电镜下呈球形,外有包膜,由脂蛋白等组成,包膜上有向外的突起结构。核心为单股正链RNA。病毒对外界环境抵抗力较弱,能被紫外线、氯仿、乙醚、甲醛等灭活,耐寒、耐干燥,但不耐热,56 ℃ 30 min,37 ℃ 1.5 h均可将其杀死,4 ℃保存不稳定,在-60~-70 ℃可保存活力3个月,干燥冰冻下可保存9个月。

【流行病学】

1. 传染源　人是风疹病毒自然感染的重要宿主,故患者、无症状带病毒者均是传染源。出疹前5 d至出疹后2 d均有传染性,患者口咽、鼻咽部分泌物、血、尿及粪中均含病毒。

2. 传播途径　主要通过空气飞沫经呼吸道传播,人与人之间密切接触也可传染。孕妇,尤其是妊娠早期感染风疹病毒,还可经胎盘发生宫内感染,在胎儿体内不断增殖,导致各种先天畸形或引起流产、死产、早产,也可患先天性风疹。胎内被感染的新生儿,咽部排毒可达数周、数月甚至1年以上,从而可污染生活用品如奶瓶、衣被、尿布等,缺乏抗体的医务人员接触污染物可引起感染。

3. 易感人群　多见于1~5岁儿童,成人多数有抗体,但偶可发病,育龄妇女对风疹较易感,病后有较持久的免疫力。6个月以内幼儿因有来自母体的抗体,故很少患病。

4. 流行特征　人群感染率高,但多为隐性感染。世界性流行,一年四季均可发生,多见于冬春季。

【发病机制与病理解剖】

风疹病毒主要侵犯上呼吸道黏膜、颈淋巴结,引起上呼吸道炎症,继而侵入耳后、枕部、颈部等浅表淋巴结,局部繁殖后释放入血,形成病毒血症,引起低热、上呼吸道感染等,播散致全身淋巴组织导致全身淋巴结肿大;播散至皮肤,损害血管内皮细胞引起皮疹;到达眼结膜引起轻度结膜炎;累及关节引起关节炎;到达脑组织引起风疹脑炎;风疹的发生除病毒直接损伤血管内皮细胞引起外,抗原-抗体复合物沉积亦可引起毛细血管炎症,从而发生皮疹等临床表现。

孕妇在妊娠早期感染风疹病毒时,病毒随血流通过胎盘感染胎儿各个脏器,随着胎儿细胞分裂增殖,病毒侵犯下一代的细胞,由此形成持续的全身性感染,导致多器官缺陷的先天性畸形,如白内障、视网膜病变、心脏及大血管畸形、听力损害等,亦可出现活动性肝炎、紫癜、贫血、脑膜炎等并发症。其长期影响还包括精神发育障碍、糖尿病等严重后果。也可出现流产、早产、死胎等。胚胎器官发育前期受风疹病毒感染发生畸形率,比妊娠后期感染者明显为多且严重。

【临床表现】

潜伏期一般为 14~21 d,平均 18 d。

1. 前驱期 1~2 d,症状轻,可被忽略,有低热或中度发热,伴轻咳、咽痛、流涕等,耳后、颈后部及枕部淋巴结肿大,单个分散伴有轻度压痛,口腔无黏膜斑。

2. 发疹期 发热 1~2 d 出疹,呈淡红色充血性斑丘疹,首先见于面部,24 h 内波及全身,面部和四肢较少,手掌、足底无疹,躯干、背部皮疹较多,直径 2~3 mm,也可呈大片皮肤发红或针尖状猩红热样皮疹。可出现全身淋巴结肿大,耳后、颈后部及枕部淋巴结肿大更显著,脾轻度肿大。皮疹于第 2 日由面部开始退疹,一般经 2~3 d 消退,不遗留色素沉着,出疹期间全身症状轻微。少数患者皮疹呈出血性,同时全身伴有出血倾向。

风疹一般症状多轻。但先天性风疹表现多样,严重可致流产、死胎、先天畸形,如心血管畸形,白内障、小头畸形、智力障碍,骨发育不良等多见。或于出生后表现为肝炎综合征、间质性肺炎、脑炎等。

【并发症】

并发症少。仅少数可并发脑炎、心肌炎、中耳炎、咽炎、支气管炎、急慢性肾炎等。

【实验室及其他检查】

1. 血常规 白细胞总数减少,淋巴细胞增多,并可出现异型淋巴细胞及浆细胞。
2. 血清学检测 采用酶联免疫吸附试验(ELISA),检测患者血清中抗风疹病毒抗体 IgM,该抗体以出疹后 5~14 d 阳性率最高。也可进行血凝抑制试验或补体结合试验,取病程初期和恢复期血清,如滴度显著升高或前后 2 次效价对比升高 4 倍以上,有助于临床诊断。

3.病原学检查

(1)病毒分离 分离到风疹病毒,可确诊。但不作为常规检查。

(2)病毒抗原检测 采用间接免疫荧光法等检测麻疹病毒抗原,阳性可确诊。

(3)核酸检测 采用RT-PCR从临床标本中扩增风疹病毒RNA,也可确诊。

【诊断】

风疹的诊断主要依据流行病学史(重点评估当地是否流行,有无类似病人接触史及是否接种过风疹疫苗等)和临床表现,如前驱期短、上呼吸道炎症、低热、特殊斑丘疹、耳后及枕部淋巴结肿痛等。对于不典型患者和隐性感染者的诊断,做病毒分离或血清抗体测定,特异性IgM抗体有诊断价值。

对于先天性风疹的诊断,不论有无症状、体征,均应做病毒分离或测定IgM抗体,阳性者即可诊断。

【鉴别诊断】

应与麻疹、猩红热等鉴别。

【治疗】

1.一般疗法及对症治疗 风疹患者一般症状轻微,无须特殊治疗。

注意呼吸道隔离,保持室内空气流通,给予易消化、清淡、高热量、营养丰富的流质或半流质饮食,隔离至出疹后5 d。症状较显著者,如高热,可用温水擦浴、头枕冰袋或遵医嘱服用小剂量退热药等,给予对症处理。

2.并发症治疗 并发脑炎者按流行性乙型脑炎的原则治疗;出血倾向严重者,必要时输血。

3.先天性风疹 目前尚无有效的措施,指导患儿及家长加强智力与肢体功能锻炼,克服先天缺陷,必要时手术治疗。

4.抗病毒药物治疗 可用干扰素、利巴韦林等,但疗效不确切。

【预防】

预防风疹的重点应放在预防孕妇风疹,尤其是妊娠3个月内避免风疹病毒感染。

1.隔离检疫 患者应隔离至出疹后5 d。但本病隐性感染者较多,不易做到全部隔离。

2.预防接种

(1)主动免疫 风疹减毒活疫苗安全有效,接种后抗体阳转率在95%以上。儿童是主要接种对象,免疫球蛋白做被动免疫,易感育龄期妇女若接种一定要在接种后至少避孕3个月。目前多用风疹、麻疹、腮腺炎疫苗联合制剂,效果较好。

(2)被动免疫 接触风疹者注射免疫球蛋白做被动免疫,其预防效果与球蛋白中风疹抗体的滴度高低与注射是否及时有关。

(河南医学高等专科学校 曹雪霞)

 问题分析与能力提升

患者,女,6个月,因"发热、咳嗽5 d,加重伴皮肤出疹1 d"入院。5 d前无明显诱因出现发热,体温38.0 ℃伴咳嗽、流涕、乏力及食欲不振,在当地某诊所就诊,按"感冒"给予输液治疗(具体用药不详),疗效欠佳。一天前症状加重,体温高达39.5 ℃,耳后、颈部皮肤出现皮疹,急来医院就诊。查体:T 39.5,P 126次/min,R 38次/min,咽部充血,扁桃体无肿大,耳后、颈部、胸部皮肤可见淡红色斑丘疹,压之褪色,疹间皮肤正常,浅表淋巴结未触及肿大。HR 126次/min,节律整齐,双肺呼吸音粗,未闻及啰音,其余检查未见异常。

问题与思考:①该患儿最可能的诊断是什么?②主要的诊断依据有哪些?③确诊需要做哪些检查?④如何治疗?

 同步练习题(选择题)

1. 麻疹前驱期的特征性表现为 （ ）
   A. 发热　　　　　　　　　　B. 结膜炎
   C. Koplik 斑　　　　　　　　D. 耳后及枕部淋巴结肿大
   E. 咳嗽

2. 通过呼吸道途径传播的传染病是 （ ）
   A. 麻疹　　　　　　　　　　B. 伤寒
   C. 流行性乙型脑炎　　　　　D. 阿米巴病
   E. 乙型病毒性肝炎

3. 下列发疹性传染病按出疹时间的先后次序排列,依次为 （ ）
   A. 猩红热、天花、水痘、麻疹、斑疹伤寒、伤寒
   B. 猩红热、风疹、水痘、麻疹、斑疹伤寒、伤寒
   C. 天花、水痘、猩红热、麻疹、斑疹伤寒、伤寒
   D. 水痘、天花、猩红热、麻疹、斑疹伤寒、伤寒
   E. 水痘、猩红热、天花、麻疹、斑疹伤寒、伤寒

4. 患儿,男,10个月,因"发热、伴咳嗽5 d,皮疹1 d"入院。体检:T 39.6 ℃,P 108次/min,R 25次/min,全身膝关节以上皮肤可见红色斑丘疹,压之褪色,疹间皮肤正常,余正常。该患者最可能的诊断是 （ ）
   A. 麻疹并支气管炎　　　　　B. 幼儿急疹并支气管炎
   C. 猩红热并肺炎　　　　　　D. 麻疹并肺炎
   E. 风疹并上呼吸道感染

5. 患儿,女,10月龄,未按时接种疫苗。发热、伴咳嗽6 d,皮疹3 d,咳嗽加重伴呼吸困难1 d,体检:T 39.0 ℃,R 24次/min,烦躁不安,吸气性呼吸困难,三凹征,耳后、颈部、面部、躯干、手掌及足均有红色斑丘疹,疹间皮肤正常,HR 130次/min,双肺部少量湿啰音。末梢血白细胞正常,最可能的诊断是 （ ）

A. 肺炎 B. 风疹
C. 麻疹 D. 猩红热
E. 幼儿急疹

第六节 水痘与带状疱疹

一、水痘

水痘(varicella,chickenpox)是水痘-带状疱疹病毒所引起的急性传染病。临床上以皮肤黏膜分批出现斑疹、丘疹、疱疹及结痂和全身症状轻微为特征。冬春季多见,传染性很强。原发感染为水痘,多见于儿童,潜伏再发表现为带状疱疹。

【病原学】

水痘-带状疱疹病毒属疱疹病毒科,呈球形,分包膜和核心两部分。为线性双股DNA。仅有一个血清型,人是该病毒唯一已知自然宿主。

本病毒抵抗力较弱,不耐酸,不耐热,不能在痂皮中存活,但在疱疹液中-65 ℃可长期存活。易被消毒剂灭活。

【流行病学】

1. 传染源　病人为唯一传染源,出疹前1 d至皮疹干燥结痂时,均有传染性。易感者接触后90%发病。易感儿童接触带状疱疹患者,也可发生水痘,但少见。

2. 传播途径　主要通过直接接触水痘疱疹液和空气飞沫传播,也可通过污染的用具传播。孕妇分娩前6 d患水痘可感染胎儿,出生后10~13 d内发病。

3. 人群易感性　人群普遍易感。水痘主要见于儿童,20岁以后发病者小于2%。病后获得持久免疫,一般不会再发生水痘,但体内高效价抗体不能清除潜伏的病毒,故多年后仍可发生带状疱疹。

4. 流行特征　全年均可发生,冬春季多见,散发为主。本病传染性很强,易感者接触患者后约90%发病。

【发病机制与病理解剖】

病毒经直接接触或经呼吸道侵入,在局部皮肤黏膜及淋巴结内复制,然后进入血流和淋巴液,在单核吞噬细胞系统内再次增殖后释放入血液,形成短期病毒血症,病毒散布全身各组织器官,引起病变。皮疹分批出现与病毒间歇性播散有关。发病后2~5 d特异性抗体出现,病毒血症消失,症状好转。若免疫缺陷者发生播散型水痘时,病变可累及内脏。

水痘的皮肤病变主要是棘细胞层细胞水肿变性,液化后形成单房性水疱,内含大量病毒,由于疱疹内炎症细胞和组织残片增多,疱液变混浊,病毒数量减少,最后结痂,下层表皮细胞再生。病灶周边和基底部血管扩张,单核细胞和多核巨细胞浸润形成红晕,浸润的多核巨细胞内有嗜酸性病毒包涵体。由于特异性抗体存在,受染细胞表面靶抗原消失,逃避致敏T细胞免疫识别,病毒可潜伏于脊髓后根神经节或脑神经的感觉神经节内,在机体免疫力下降时病毒被激活,复制后沿感觉神经离心传播至该神经支配的皮肤细胞内增殖,引起相应皮肤节段发生带状疱疹。

【临床表现】

潜伏期7~21 d,平均14 d。

1. 前驱期　急性起病,婴幼儿常无前驱期或症状轻微。年长儿及成人常有低、中度发热、头痛、全身不适、乏力、食欲不振、咽痛、咳嗽等症状。本期可在24 h之内或持续1~2 d后出现皮疹。

2. 出疹期　皮疹首先出现于躯干和头部,逐渐延及面部和四肢,以红斑疹、丘疹、疱疹、脓疱、结痂顺序演变。皮疹呈向心性分布,躯干最多,其次为头面部及四肢近端。数目由数个至数百个不等。数目愈多,则全身症状愈重。

皮疹初为红斑疹,迅速发展为丘疹,数小时后又形成疱疹,椭圆形,3~5 mm大小,周围有红晕,壁薄易破,疱液透明,状如露水珠,常伴痒感,数小时后疱液变为混浊,若继发化脓性感染可呈脓疱,常因瘙痒使患者烦躁不安。1~2 d后疱疹从中心开始凹陷,干枯结痂,周围红晕消失,再经数日痂皮脱落,一般不留瘢痕。若继发感染则脱痂时间延长,甚至可能留有瘢痕。皮疹分批出现,同一部位可见斑疹、丘疹、疱疹和结痂同时存在。最后一批皮疹可停留于斑丘疹阶段,停止发展并消退。部分患者口腔、外阴、眼结合膜等处黏膜可发生浅表疱疹,破溃后形成浅表性溃疡,伴有疼痛。

水痘为自限性疾病,一般10 d左右自愈。婴幼儿易并发水痘肺炎,儿童患病后症状及皮疹均较轻,成人患者症状较重,免疫低下者易形成播散型水痘。妊娠早期感染水痘可引起胎儿畸形、早产或死胎。

此外,还有出血型水痘及坏疽型水痘,称之为重型水痘,常伴有高热及严重毒血症表现,病情极严重。可并发细菌感染、水痘肺炎、水痘脑炎、败血症等,一般于出疹后1周左右发生。

【实验室及其他检查】

1. 血常规　白细胞总数正常或稍增高,淋巴细胞可升高。

2. 疱疹刮片　新鲜疱疹基底组织刮片,瑞士染色见多核巨细胞或苏木精-伊红染色见细胞核内包涵体。

3. 血清学检测　酶联免疫吸附试验或补体结合试验检测特异性抗体,双份血清抗体滴度升高4倍以上可协助诊断。血清抗体检查有可能发生与单纯疱疹病毒抗体的交叉反应。

4. 病原学检查

(1) 病毒分离　可取疱疹液分离病毒。

(2) 抗原检查　取疱疹基底组织刮片或疱疹液,直接荧光抗体染色查病毒抗原,阳性可诊断。

(3) 核酸检查　可用PCR方法检测呼吸道上皮细胞或外周血白细胞中的病毒DNA,可用于早期诊断。

【并发症】

1. 皮疹继发细菌感染　如化脓性感染、丹毒等。
2. 肺炎　原发性水痘肺炎多见于成人患者或免疫功能缺陷者。轻者仅 X 射线检查有肺部弥漫性结节性浸润;重症有咳嗽、咯血、胸痛、呼吸困难、发绀等;严重者可于 24~48 h 内死于急性呼吸衰竭。继发性肺炎为继发性细菌感染所致,多见于小儿。
3. 脑炎　发生率低于1%,多见于出疹后1周左右,临床表现和脑脊液改变与一般病毒性脑炎相似,预后较好,重者可遗留神经系统后遗症。
4. 肝炎　多表现为 ALT 升高,少数可出现肝脂肪性变,伴发肝性脑病即瑞氏综合征。

【诊断】

典型水痘根据其皮疹特点不难诊断,但对于非典型水痘须依据病原学检查而确诊。

【鉴别诊断】

1. 带状疱疹　成人多见,疱疹常沿一定的神经走行呈带状分布,不对称,局部灼痛较明显。
2. 脓疱疹　为儿童常见的细菌感染性疾病。皮疹无分批出现特点,无全身症状。
3. 丘疹样荨麻疹　为皮肤过敏性疾病,婴幼儿多见,四肢、躯干皮肤分批出现红色丘疹,顶端有小疱,周围无红晕,不结痂,不累及头部和口腔。

【治疗】

1. 一般治疗　水痘为自限性疾病。患病后应采取呼吸道隔离,隔离至全部疱疹结痂为止。给予易消化及营养丰富的流质或半流质饮食,忌油腻、辣椒等刺激性食物,多饮水。
2. 对症治疗　发热期注意休息和水分、营养的补充。加强皮肤护理,避免抓伤而继发细菌感染。皮肤瘙痒可用炉甘石洗剂局部涂擦,剧烈瘙痒者可口服抗组胺药。破裂可涂抗生素软膏防止继发感染。一般禁用激素,因可使病毒在体内增殖和扩散,使病情恶化。病前已用激素者应尽快减量或停用。
3. 抗病毒治疗　早期应用阿昔洛韦已证明有一定疗效,可减轻病情,促使皮疹很快结痂,缩短病程。是治疗水痘-带状疱疹病毒的首选抗病毒药物。阿昔洛韦 600~800 mg/d,分次口服,疗程 10 d。皮疹出现 24 h 内进行治疗,则能控制皮疹发展,加速病情恢复。对免疫缺陷及免疫抑制的病人,应及早使用抗病毒药物,如干扰素、阿糖腺苷、阿昔洛韦等。
4. 防治并发症　继发细菌感染时及早应用抗菌治疗,合并脑水肿者采取脱水治疗等。

【预防】

1. 管理传染源　患者隔离至疱疹全部结痂或出疹后 7 d。

2. 切断传播途径　避免与水痘患者接触,避免接触水痘和带状疱疹患者的疱疹液,水痘患者呼吸道分泌物、污染物应消毒。

3. 保护易感人群　可接种水痘减毒活疫苗预防此病发生。接触者早期在12 h内应用丙种球蛋白0.4~0.6 mg/kg肌内注射,可减轻症状,也可用水痘-带状疱疹免疫球蛋白2~5 mL肌内注射,可降低发病率或减轻症状。

二、带状疱疹

带状疱疹是由水痘-带状疱疹病毒(varicella-zoster virus,VZV)引起的急性传染病。原发感染为水痘。当潜伏于感觉神经节的水痘-带状疱疹病毒再激活后引起皮肤损害,免疫功能低下时易发带状疱疹。其主要特点为簇集水疱,沿一侧周围神经群集带状分布,常伴有局部明显神经痛。

【流行病学】

1. 传染源　水痘和带状疱疹病人是主要传染源,人是水痘-带状疱疹病毒的唯一宿主,带状疱疹为潜伏于感觉神经节的病毒再激活后所致。带状疱疹患者传染源作用不如水痘患者重要,易感者接触带状疱疹患者可引起水痘而不会发生带状疱疹。

2. 传播途径　病毒可通过呼吸道飞沫和直接接触途径传播。易感者感染水痘-带状疱疹病毒后,先发生水痘,继后才可能出现带状疱疹,罕有初染病毒后直接发生本病者,且在水痘流行期间,并未发现带状疱疹发病率的上升。因此,带状疱疹一般不是通过外源性感染而发病,而是患水痘后潜伏性感染的病毒再激活所致。

3. 易感人群　人群普遍易感,带状疱疹的发生与机体免疫功能关系密切。一般感染后可获得持久性免疫力,愈后很少复发。

4. 流行特征　常年散发,无季节、种族、性别及职业倾向。发病率随年龄增长而增加,50岁以上的人群发病率较高,尤其是免疫功能低下者易患。

【发病机制与病理解剖】

水痘-带状疱疹病毒初次感染人体后发生水痘或潜伏性感染,此后可长期潜伏在脊髓后根神经节或者脑神经感觉神经节内。当机体免疫功能下降时,如使用免疫抑制剂、恶性肿瘤、病毒感染或艾滋病等时,潜伏的病毒被激活并开始繁殖,沿感觉神经轴索下行到达该神经所支配区域的皮肤内繁殖产生水疱,同时受累神经分布区域发生炎症、坏死,产生神经痛。

主要病变在皮肤和神经,皮肤病变同水痘,与皮疹相应的神经节内也有病变,表现为脊髓后柱节段性脊髓灰质炎,神经节和神经后根有剧烈炎症反应。

【临床表现】

出疹前可有轻度乏力、低热、食欲缺乏等全身症状,随后,沿着神经节分布的局部皮肤出现自觉灼热感、瘙痒感、疼痛、感觉异常等。1~3 d后沿周围神经分布区域出现红色斑丘疹,呈簇状分布而不融合,很快发展为水疱,大小不等,各簇水疱群间皮肤正常,分批出现,当水疱干涸、结痂、脱落后留有暂时性淡红斑或色素沉着。皮损沿周围神经呈带状排列,多见于身体一侧。神经痛为本病特征之一,发病前或伴随皮损出现,老年患者常较为剧烈,病程一般2~3周,老年人为3~4周。好发部位依次为肋间神经、颈神经、三叉神经和腰骶神经支配区域。

病毒侵犯三叉神经眼支可致眼带状疱疹,疼痛剧烈,可累及角膜形成角膜炎、结膜炎,重者角膜溃疡可致失明。病毒侵犯面神经及听神经可致耳带状疱疹,表现为外耳道或鼓膜疱疹。膝状神经节受累同时侵犯面神经的运动和感觉神经纤维时,可出现面瘫、耳痛及外耳道疱疹三联征,称为 Ramsay-Hunt 综合征。免疫力低下者还可出现播散性带状疱疹。

【实验室及其他检查】

同水痘,当出现中枢神经系统感染表现时,其脑脊液常规和生化检查示蛋白质轻度增加,糖和氯化物正常。

【诊断】

典型患者根据皮损单侧性、沿周围神经带状分布的疱疹和伴有神经痛,诊断多无困难。非典型患者需依据病原学可确诊。

【鉴别诊断】

带状疱疹出疹前应与胸膜炎、肋软骨炎相鉴别,出疹后需与单纯疱疹、脓疱疮、丘疹样荨麻疹相鉴别。单纯疱疹多反复发生,分布无规律,疼痛也不明显。

【治疗】

本病为自限性疾病,治疗原则为止痛、抗病毒和预防继发感染等。

1. 抗病毒治疗 首选阿昔洛韦,400~800 mg 口服,每4 h 一次,疗程7~10 d。或阿糖腺苷15 mg/(kg·d),静脉滴注,疗程10 d。免疫功能正常者,可无须抗病毒治疗。

如下情况需抗病毒治疗:①患者年龄>50岁;②病变部位在头部,侵犯三叉神经第一支有可能播散至眼球者;③播散性带状疱疹,或躯干或四肢严重的疱疹;④有免疫缺陷者或应用免疫抑制剂者;⑤出现严重的特异性皮炎或严重的湿疹等。

2. 对症治疗 带状疱疹患者应休息,皮损处给予保护,避免摩擦,保持清洁,防止继发感染。疱疹局部早期可用阿昔洛韦乳剂涂抹,缩短病程。瘙痒者可局部应用炉甘石洗剂或5%碳酸氢钠涂擦止痒。神经疼痛剧烈者,给予镇痛药如吲哚美辛、布洛芬等口服,也可试用封闭治疗等对症处理。

3. 防治并发症 眼部带状疱疹除应用抗病毒治疗外,可应用阿昔洛韦眼药水滴眼,并用阿托品扩瞳,以防虹膜粘连。

【预防】

主要是预防水痘,避免与易感者及孕妇接触。也可以接种带状疱疹疫苗,但无完全保护力,有效性不高。

(河南医学高等专科学校 曹雪霞)

问题分析与能力提升

病例 1

患儿,男,5 岁,因"发热 1 d,全身皮疹半天"入院,1 d 前无明显诱因出现食欲差、头痛、乏力,查体温 38.0 ℃,伴咽痛及干咳,无鼻塞及流涕,无腹痛及腹泻。患儿近期曾有"水痘"患儿接触史,未接种"水痘"疫苗。查体:T 38.0 ℃,R 30 次/min,精神可,胸部、背部、腹部、四肢近端皮肤可见淡红色斑疹,丘疹、少数疱疹,伴轻微痒感。全身浅表淋巴结未触及。咽部充血,扁桃体无肿大。心肺听诊未见异常,腹软,肝脾肋下未触及。其余检查未见异常。

问题与思考:①该患儿最可能的诊断是什么?②主要的诊断依据有哪些?③确诊需要做哪些检查?④如何治疗?

病例 2

患者,男,40 岁。因"右侧胸痛 2 d 加重伴皮疹 1 d"就诊,2 d 前无明显诱因出现右侧胸痛,无发热、咳嗽及咯痰,无胸闷及心慌,呈钝痛,可忍受,未介意。1 d 前疼痛加重并出现皮疹,急就诊。查体:T 37.5 ℃,R 17 次/min,精神可,右胸部皮肤沿肋间神经分布有成簇状淡红色斑丘疹及疱疹,直径 1~2 mm 大小,伴瘙痒感,浅表淋巴结未触及肿大,心肺听诊未见异常,腹平软,肝脾不大。实验室检查:血常规及胸片未见异常。

问题与思考:①该患者最可能的诊断是什么?②主要的诊断依据有哪些?③确诊需要做哪些检查?④如何治疗?

同步练习题(选择题)

1. 接种下列制剂可获主动免疫,除外　　　　　　　　　　　　　　　　　　　　　　　　　(　　)
   A. 活疫苗　　　　　　　　　　　B. 灭活疫苗
   C. 抗毒素　　　　　　　　　　　D. 类毒素
   E. 菌苗

2. 患儿,男,1 岁,发热 38.6 ℃,伴咳嗽,皮肤可见斑丘疹及疱疹,面部、耳后、胸背部多,四肢相对较少。该患者最可能的诊断是　　　　　　　　　　　　　　　　　　　　　　(　　)
   A. 带状疱疹　　　　　　　　　　B. 水痘
   C. 丘疹样荨麻疹　　　　　　　　D. 脓疱疹
   E. 疱疹性湿疹

3. 关于水痘-带状疱疹,以下哪项是错误的　　　　　　　　　　　　　　　　　　　(　　)
   A. 疱疹仅限于身体一侧　　　　　B. 可用肾上腺皮质激素治疗
   C. 可仅有神经痛　　　　　　　　D. 水痘结痂脱落后一般不留瘢痕
   E. 可并发脑膜脑炎,死亡率很高

第七节　巨细胞病毒感染

巨细胞病毒感染是由人巨细胞病毒(human cytomegalovirus, HCMV)感染人类引起的传染性疾病。HCMV在我国人群中感染广泛,原发感染多发生于婴幼儿时期。感染后引起中枢神经系统、泌尿生殖系统、肝等全身各组织器官病变。

【病原学】

人巨细胞病毒属β疱疹病毒亚科,是最大的一种人类疱疹病毒,直径200 nm,呈球形。内核由线状双股DNA组成,外壳具有典型的疱疹病毒结构。HCMV不耐热,在56 ℃条件下30 min,或紫外线照射5 min可使其灭活;不耐酸,在20%乙醚中只能存活2 h,pH值<5时可使其灭活。

【流行病学】

巨细胞病毒感染遍布世界各地。多数人在婴幼儿期或青年期获得感染,年龄越小,越容易发生感染,随着年龄增长,抗体阳性率不断增高。一般人群HCMV抗体阳性率为80%~100%,男女无明显差异。

1. 传染源　巨细胞病毒感染患者和急性带毒者是主要传染源。在血液、尿液、粪便、唾液、泪液、精液等中存在HCMV。

2. 传播途径

(1)垂直传播　妊娠期,HCMV可通过胎盘传播给胎儿;分娩时,HCMV可经产道传播给新生儿;新生儿若经抗体阳性母亲母乳喂养,可发生HCMV感染。

(2)水平传播　HCMV在人群中可通过唾液、尿液、精液、子宫颈和阴道分泌物及乳汁等体液进行传播。

(3)医源性感染　可通过输血、体外循环、器官移植及心脏手术等进行传播并发生感染。免疫功能低下者如肿瘤患者、血液病患者、移植受者等可发生严重感染,甚至危及生命。

3. 易感人群　人是HCMV的唯一宿主,机体对HCMV的易感性取决于年龄和免疫功能状态等。宫内胎儿最易感,感染后可导致多种畸形,甚至发生死亡;年长儿童及青壮年多发生隐性感染。艾滋病等免疫功能低下者,HCMV感染患病率高。

【发病机制与病理解剖】

HCMV通过与细胞膜融合或经吞饮作用进入细胞后,可出现于各组织器官,也可在各种体液中发现。在健康人中,HCMV感染后只能获得短暂的免疫力,不能将其清除,HCMV在宿主体内呈潜隐性状态,但当宿主免疫力低下时,潜伏的病毒可活化并复制,导致病变的发生。HCMV感染后,病毒在单核巨噬细胞、T细胞、B细胞中复制,造成多种免疫功能损害,机体的细胞免疫功能下降。机体的体液免疫应答主要通过产生免疫球蛋白完成,HCMV原发感染后可检出IgM、IgA和IgG抗体。

【临床表现】

根据感染来源可分为原发感染和再发感染。原发感染为机体初次感染外源性HCMV;再发感染为内源性潜伏病毒活化或再次感染外源性不同病毒株。根据原发感染时间可分为先天性感染、围生期感染和后天获得性感染。根据临床征象可分为症状性感染和无症状性感染。

1. 先天性感染　先天性感染指出生后14 d内证实有HCMV感染。轻者出生后数月才发现,重者表现为全身性巨细胞病毒感染。最常见的表现为黄疸和肝脾大,其他表现有血小板减少性瘀斑、小头畸形、脉络膜视网膜炎、视神经萎缩、感音神经性耳聋、运动障碍、惊厥、大脑钙化等。合并肺炎引起呼吸衰竭是主要的死亡原因。

2. 围生期感染　围生期感染指出生后14 d内证实无感染,而于生后第3~12周内有感染证据。通常经产道、母乳或输血等途径获得,也可能由母体内潜在病毒激活所引起。大多数无症状,以神经肌肉受损为主。

3. 后天获得性感染　也称生后感染,指出生12周后发生的感染,多经密切接触、输血制品或器官移植等水平传播途径获得。儿童感染后多表现为无症状性感染,正常成人多表现为隐性感染,或表现为单核细胞增多症,偶有持续高热、全身淋巴结肿大或伴有明显的肝炎症状。免疫抑制者HCMV感染可无症状,也可有各种不同的临床表现,如肺炎、肝炎、视网膜炎、胃肠道溃疡、大脑病变等,尤其在艾滋病患者中非常多见。

【并发症】

主要并发症有肝炎、肺炎、心肌炎和心包炎,神经炎和神经根炎、无菌性脑膜炎、脑炎、溶血性贫血性、血小板减少性紫癜、视网膜炎等。HCMV宫内感染是导致死胎、流产、先天性残障儿的重要原因。先天性HCMV感染可累及多脏器,最严重的是中枢神经系统受累,出现先天畸形,甚至遗留下不同程度的听力减退、视力减退、行为异常、智力迟钝及运动失调等发育障碍。

【实验室及其他检查】

1. 血常规检查　白细胞总数升高,淋巴细胞数目增多,出现异型淋巴细胞,占白细胞总数的10%以上。肝功能检查谷丙转氨酶(ALT)升高。

2. 病原学检查

(1) 病毒分离　是诊断HCMV感染最直接的方法,可从体液(尿液、泪液、唾液、精液、阴道或宫颈分泌物及乳汁)、血液和各种病变组织中分离得到病毒。

(2) 抗原检测　应用早期抗原免疫荧光检查快速检测病毒抗原。在外周血白细胞中检测HCMV抗原,如pp65、IEA、EA等;活动性HCMV感染时,HCMV抗原水平高且变化快,HCMV-pp65抗原是HCMV活动性感染的重要标志。

(3) 核酸检测　应用实时荧光定量PCR法检测病毒特异性DNA载量,血液HCMV DNA阳性是活动性感染的证据,HCMV DNA载量与活动性感染呈正相关,无症状潜伏感染者也可检出HCMV DNA。用反转录PCR法检测病毒特异性基因转录产物,阳性表示活动性感染。

3. 抗体检测　是HCMV感染的间接证据,可检测血清中的抗HCMV IgM和IgG。

抗 HCMV IgM 是原发感染的证据,IgM 一般在感染后 10~14 d 检出,6~8 周达到高峰,阳性提示活动性感染。IgG 阳性提示过去有感染,若双份血清抗 HCMV IgG 滴度≥4 倍升高,也提示急性感染。

【诊断】

主要诊断依据为婴幼儿患者的母亲妊娠期有可疑 HCMV 感染病史;具有 HCMV 感染的临床表现,如先天性畸形、肝脾大、新生儿黄疸延迟消退、重度溶血性贫血等;实验室检查白细胞升高伴异常淋巴细胞增多,有活动性感染的病毒学证据;排除其他临床常见疾病。从特殊体液内(肺泡灌洗液、脑脊液)或病变组织活检分离到 HCMV 病毒或检出病毒复制标志物(HCMV DNA 或 pp65 抗原)是确诊 HCMV 的证据。

【鉴别诊断】

先天性 HCMV 感染主要与弓形虫病、单纯疱疹及其他病毒、风疹、新生儿败血症等进行鉴别。后天获得性 HCMV 感染主要与传染性单核细胞增多症、肺炎、肝炎等进行鉴别。

【治疗】

最常用的是抗病毒药物治疗。对于先天性 HCMV 感染或有临床症状者可进行抗病毒治疗;对于免疫抑制者应定期监测 HCMV 激活情况,尽早开始抗病毒治疗;对于无症状感染或轻症疾病的免疫正常个体,无须进行抗病毒治疗。

1. 更昔洛韦(GCV) 是目前抗 HCMV 感染的首选治疗药物,对免疫抑制者有效率可高达 80%。需静脉给药,诱导治疗剂量 5 mg/kg(静脉滴注>1 h),2 次/d,疗程 2~3 周;维持治疗剂量 5 mg/kg,1 次/d,连续 5~7 d,总疗程 3~4 周,免疫缺陷者需更长疗程。主要不良反应有肝功能损害、白细胞和血小板减少、皮疹、局部肿痛、恶心、呕吐、头痛等。

2. 膦甲酸钠(FOS) 能够抑制病毒 DNA 聚合酶活性,临床上常用于更昔洛韦治疗无效或不能耐受更昔洛韦的 HCMV 感染者。需静脉给药,诱导治疗剂量 60 mg/kg,每 8 h 一次,共 2~3 周;维持治疗剂量 90~120 mg/kg,1 次/d,免疫缺陷者需更长疗程。维持治疗期间若疾病进展,需再次诱导治疗或与更昔洛韦联用。主要不良反应有肾毒性、电解质紊乱、恶心、胃肠不适、头痛、乏力和贫血等。

3. 缬更昔洛韦(VGCV) 更昔洛韦前体,口服后转化为活化型更昔洛韦。用于 18 岁以上艾滋病患者的 HCMV 视网膜炎,以及预防高危移植患者的 HCMV 感染。需与食物同服,不宜嚼碎,成人诱导治疗剂量 900 mg,2 次/d,共 21 d;维持治疗剂量 900 mg,1 次/d,每周 2 次。肾功能不全者减量。主要不良反应有胃肠反应、骨髓抑制、头痛、眩晕和失眠等。

4. 阿昔洛韦 是一种广谱抗病毒药物,能够抑制疱疹病毒,对 HCMV 感染无效,但能够减少器官移植后症状性 HCMV 感染的发生。

5. HCMV 特异性免疫球蛋白 应用高效价 HCMV 特异性免疫球蛋白,可中和 HCMV,减轻组织损害,预防高危移植患者的 HCMV 感染。

【预防】

避免暴露是最主要的预防方法,医护人员应按标准预防措施护理 HCMV 感染婴儿,使用 HCMV 抗体阴性血制品。阻断母婴传播,遵守标准预防措施,特别应注意手部卫生,易感孕妇应避免接触已知排毒者的分泌物等。对于骨髓移植或器官抑制者,可采用更昔洛韦、缬更昔洛韦或伐昔洛韦进行移植后预防。

(河南医学高等专科学校 张凤娟)

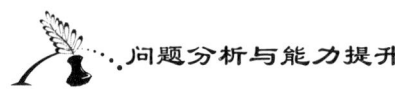

患儿,男,28 d,因"食欲下降,尿黄 8 d"入院。

患儿 8 d 前无明显诱因出现食欲下降,进食少,溢乳,精神欠佳,爱哭闹。家人发现患儿尿色加深,尿黄,并间断出现白陶土样粪便。无发热、咳嗽、咳痰、喘憋、气急、腹痛等症状。为进一步检查就诊。患儿为足月新生儿,出生时体健,母乳喂养至今。患儿母亲妊娠期间曾有发热,检查异常淋巴细胞增多,CMV IgM 抗体呈现阳性。否认遗传性疾病等病史。

查体:T 37.2 ℃,神志清楚,精神稍差,全身皮肤及巩膜中度黄染,浅表淋巴结未触及肿大。咽部无充血,扁桃体不肿大。双肺呼吸音清,未闻及干、湿啰音,心脏检查未见异常。腹软,肝脾可触及肿大,肝右肋下 2 cm,脾左肋下 2 cm,质软,无明显压痛。肝功能:ALT 125 U/L,AST 290 U/L,血清胆红素 125 μmol/L。

问题与思考: ①根据病史,该患儿最可能的诊断是什么?②对该患儿如何进行治疗?③对于该疾病如何进行预防和控制?

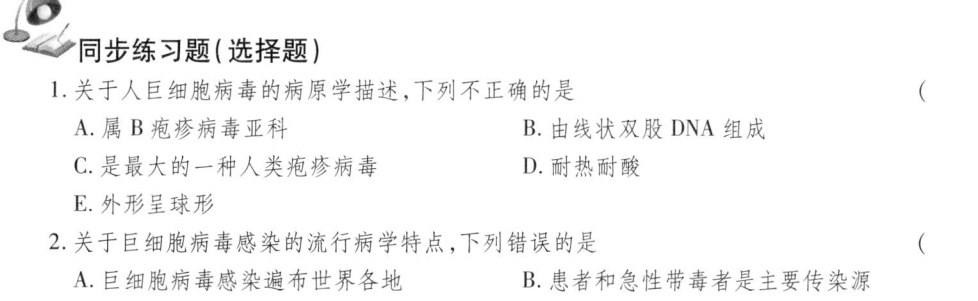

同步练习题(选择题)

1. 关于人巨细胞病毒的病原学描述,下列不正确的是 ( )
   A. 属 B 疱疹病毒亚科　　　　　　B. 由线状双股 DNA 组成
   C. 是最大的一种人类疱疹病毒　　D. 耐热耐酸
   E. 外形呈球形

2. 关于巨细胞病毒感染的流行病学特点,下列错误的是 ( )
   A. 巨细胞病毒感染遍布世界各地　　B. 患者和急性带毒者是主要传染源
   C. 胎儿主要通过垂直传播而感染　　D. 成人感染巨细胞病毒后多呈急性感染
   E. 人是人巨细胞病毒的唯一宿主

3. 关于巨细胞病毒感染,下列哪项是错误的 ( )
   A. 年龄越小,越容易发生感染,且病情越重

B. 孕妇感染后,可感染胎儿,造成胎儿流产或死亡
C. 年长儿童及青壮年感染后多为隐性感染
D. 宫内胎儿感染后易导致多种畸形发生
E. 感染后可获得持久免疫力

4. 下列哪项不是巨细胞病毒感染的诊断依据　　　　　　　　　　　　　　　(　　)
A. 新生儿出现黄疸、肝脾大、溶血性贫血
B. 出现先天性畸形
C. 新生儿母亲妊娠期有可疑巨细胞病毒感染史
D. 血常规检查白细胞升高,以中性粒细胞为主
E. 血常规检查白细胞升高,伴异常淋巴细胞增多

5. 关于巨细胞病毒感染的治疗措施,下列哪项不正确　　　　　　　　　　　　(　　)
A. 妊娠早期感染巨细胞病毒,应终止妊娠
B. 先天性巨细胞病毒感染或有临床症状者,应进行抗病毒治疗
C. 无症状感染的免疫正常者,无须进行抗病毒治疗
D. 目前首选的抗病毒治疗药物是阿昔洛韦
E. 预防巨细胞病毒感染最主要的方法是避免暴露

第八节　手足口病

手足口病(hand-foot-mouth disease,HFMD)是由肠道病毒引起的急性传染病。多发生于学龄前儿童,尤以3岁以下年龄组发病率最高。发病率随年龄增长而下降,病情严重程度(病死率、重症比例和重症死亡比例)随着年龄增长而下降,6月龄以下婴儿病情最重。主要临床表现为手、足、口腔等部位的斑丘疹、疱疹。少数病例可出现脑膜炎、脑炎、脑脊髓膜炎、肺水肿、循环障碍等,个别患儿病情进展快,可发生死亡。手足口病是全球性传染病,为我国法定丙类传染病。

【病原学】

手足口病病原体多样,为单链RNA病毒,肠病毒属。能引起手足口病的病毒有20多种(型),其中以柯萨奇病毒A组16型(CoxA16)、肠道病毒71型(EV71)最为常见。

病毒抵抗力强,适合在湿、热的环境下生存与传播,能抵抗胃酸、蛋白酶和胆汁的作用。对乙醚、去氯胆酸盐等不敏感,75%乙醇和5%甲酚皂溶液亦不能将其灭活,但在紫外线照射和干燥的环境中病毒极易失活。甲醛、碘酒、高锰酸钾、漂白粉能够迅速杀灭病毒。

【流行病学】

1. 传染源　患者和隐性感染者均为本病的传染源。手足口病流行期间,患者为主要传染源,散发期间,隐性感染者为主要传染源。出现症状前数天,患者血液、鼻咽分泌物和粪便中均已存在病毒,因此,患者潜伏末期也具有传染性;通常发病后1周内传染性最强。

2. 传播途径 主要通过消化道、呼吸道和密切接触等途径传播。患者和病毒携带者的粪便、呼吸道分泌物及患者的黏膜疱疹液中含有大量病毒,接触由其污染的手、日常用具、衣物及医疗器具等均可感染。其中,污染的手是传播中的关键媒介。

3. 易感人群 人群对引起手足口病的肠道病毒普遍易感,感染后可产生特异性的中和抗体及肠道局部抗体,各型之间无交叉免疫。因此,机体可先后或同时感染多种不同血清型或亚组病毒。

4. 流行特征 一年四季均可发病,以夏、秋季节最多。多发于4~11月份,常于3~4月份开始增多,6~8月份达到高峰,9月份以后开始减少。可引起本病的肠道病毒型众多,传染性强,感染者排毒期较长,传播途径复杂,传播速度快,故在流行期间,常可发生幼儿园和托儿所集体感染和家庭聚集发病,在短时间内造成较大范围的流行,疫情控制难度大。

【发病机制与病理解剖】

病毒通过呼吸道或消化道进入体内,侵入局部黏膜上皮细胞及周围淋巴细胞增殖。当增殖到一定程度,病毒侵入局部淋巴结,进入血液循环形成第一次病毒血症,此时患者无明显临床症状,但可从各种体液中分离到病毒,具有传染性。病毒经血液循环侵入网状内皮组织、淋巴结、肝、脾、骨髓等处大量繁殖,并再次进入血液循环导致第2次病毒血症,此时机体可出现典型的临床症状和体征。

手足口病特征性组织学病变是皮疹或疱疹。光镜下可见表皮水疱内有中性粒细胞和嗜酸性粒细胞碎片;水疱周围上皮有细胞间及细胞内水肿;水疱下真皮有多种白细胞的混合浸润。电镜下可见上皮细胞内有嗜酸性包涵体。受侵袭的组织器官可发生相应的炎症病变和功能障碍,侵犯到脑膜表现为淋巴细胞软脑膜炎,脑灰质和白质血管周围淋巴细胞和浆细胞浸润、局灶性出血和神经细胞坏死及胶质反应性增生。侵犯到心肌导致心肌发生局灶性心肌细胞坏死,偶见间质淋巴细胞和浆细胞浸润。侵犯到肺导致肺发生弥漫性间质淋巴细胞浸润、肺泡损伤、肺泡内出血和透明膜形成,可见肺细胞脱落和增生,有片状肺不张。

【临床表现】

潜伏期:多为2~10 d,平均3~5 d。

1. 普通病例 急性起病,发热,口腔黏膜出现散在疱疹,手、足和臀部出现斑丘疹、疱疹,疱疹周围可有炎性红晕,疱内液体较少,皮疹往往有"不痛、不痒、不结痂、不留瘢"的特点。可伴有咳嗽、流涕、食欲不振等症状。部分病例仅表现为皮疹或疱疹性咽峡炎。多在1周内痊愈,预后良好。部分病例皮疹表现不典型,如单一部位或仅表现为斑丘疹。

2. 重症病例 少数病例(尤其是<3岁者)病情进展迅速,在发病1~5 d出现脑膜炎、脑炎(以脑干脑炎最为凶险)、脑脊髓炎、肺水肿、循环障碍等,极少数病例病情危重,可致死亡,存活病例可留有后遗症。

(1) 神经系统表现 精神差、嗜睡、易惊、头痛、呕吐、谵妄甚至昏迷;肢体抖动,肌阵挛、眼球震颤、共济失调、眼球运动障碍;无力或急性弛缓性麻痹;惊厥。查体可见脑膜刺激征,腱反射减弱或消失,巴宾斯基征等病理征阳性。

(2)呼吸系统表现 呼吸浅促、呼吸困难或节律改变,口唇发绀,咳嗽,咳白色、粉红色或血性泡沫样痰液;肺部可闻及湿啰音或痰鸣音。

(3)循环系统表现 面色苍灰、皮肤花纹、四肢发凉,指(趾)发绀;出冷汗;毛细血管再充盈时间延长。心率增快或减慢,脉搏浅速或减弱甚至消失;血压升高或下降。

【并发症】

根据受累脏器发生相应的并发症,脑膜脑炎、心肌炎和肺炎是手足口病的三个严重并发症(多由 EV71 感染引起)。

【实验室及其他检查】

1. 血常规 白细胞计数正常或降低,病情危重者白细胞计数可明显升高。

2. 血清学检测 急性期与恢复期血清 CoxA16、EV71 等肠道病毒中和抗体有 4 倍以上的升高。

3. 病原学检查 CoxA16、EV71 等肠道病毒特异性核酸阳性或分离到肠道病毒。咽、气道分泌物、疱疹液、粪便阳性率较高。

4. 血生化检查 部分病例可有轻度谷丙转氨酶(ALT)、谷草转氨酶(AST)、肌酸激酶同工酶(CK-MB)升高,病情危重者可有肌钙蛋白(cTnI)、血糖升高。C 反应蛋白(CRP)一般不升高。乳酸水平升高。

5. 血气分析 呼吸系统受累时可有动脉血氧分压降低、血氧饱和度下降,二氧化碳分压升高,酸中毒。

6. 脑脊液检查 神经系统受累时可表现为:外观清亮,压力增高,白细胞计数增多,多以单核细胞为主,蛋白正常或轻度增多,糖和氯化物正常。

7. 其他检查 胸部 X 射线可表现为双肺纹理增多,网格状、斑片状阴影,部分病例以单侧为著。磁共振表现以脑干、脊髓灰质损害为主。脑电图可表现为弥漫性慢波,少数可出现棘(尖)慢波。心电图无特异性改变,少数病例可见窦性心动过速或过缓,Q-T 间期延长,ST-T 改变。

【诊断】

1. 临床诊断

(1)流行病学史 常见于学龄前儿童,婴幼儿多见。流行季节,当地托幼机构及周围人群有手足口病流行,发病前与手足口病患儿有直接或间接接触史。

(2)临床表现 符合上述临床表现。极少数病例皮疹不典型,部分病例仅表现为脑炎或脑膜炎等,诊断需结合病原学或血清学检查结果。

2. 确定诊断 在临床诊断病例基础上,具有下列之一者即可确诊。

(1)肠道病毒(CoxA16、EV71 等)特异性核酸检查阳性。

(2)分离出肠道病毒,并鉴定为 CoxA16、EV71 或其他可引起手足口病的肠道病毒。

(3)急性期血清相关病毒 IgM 抗体阳性。

(4)恢复期血清相关肠道病毒的中和抗体比急性期有 4 倍及以上升高。

3. 重症病例的早期识别 及时准确地识别重症病例。年龄 3 岁以下、病程 3 d

以内和 EV-A71 感染为重症高危因素,下列指标提示患儿可能发展为重症病例危重型。

(1) 持续高热　体温>39 ℃,常规退热效果不佳。

(2) 神经系统表现　出现精神萎靡、头痛、眼球震颤或上翻、呕吐、易惊、肢体抖动、吸吮无力、站立或坐立不稳等。

(3) 呼吸异常　呼吸增快、减慢或节律不整,安静状态下呼吸频率超过30～40次/min。

(4) 循环功能障碍　心率增快(>160次/min)、出冷汗、四肢末梢发凉、皮肤发花、血压升高、毛细血管再充盈时间延长(>2 s)。

(5) 外周血白细胞计数升高　外周血白细胞计数≥$15×10^9$/L,除外其他感染因素。

(6) 血糖升高　出现应激性高血糖,血糖>8.3 mmol/L。

(7) 血乳酸升高　出现循环功能障碍时,通常血乳酸≥2.0 mmol/L,其升高程度可作为判断预后的参考指标。

【鉴别诊断】

1. 其他儿童出疹性疾病　手足口病普通病例需与儿童出疹性疾病,如丘疹性荨麻疹、沙土皮疹、水痘、不典型麻疹、幼儿急疹、带状疱疹、风疹及川崎病等鉴别;CV-A6或CV-A10所致大疱性皮疹须与水痘鉴别;口周出现皮疹时须与单纯疱疹鉴别。可依据病原学检查和血清学检查进行鉴别。

2. 其他病毒所致脑炎或脑膜炎　由其他病毒引起的脑炎或脑膜炎如单纯疱疹病毒、巨细胞病毒、EB病毒等,临床表现与手足口病合并中枢神经系统损害的重症病例表现相似。对皮疹不典型者,应当结合流行病学史并尽快留取标本,进行肠道病毒尤其是EV-A71的病毒学检查,结合病原学或血清学检查结果做出诊断。

3. 脊髓灰质炎　重症病例合并急性弛缓性瘫痪时须与脊髓灰质炎鉴别,后者主要表现为双峰热,病程第2周退热前或退热过程中出现弛缓性瘫痪,病情多在热退后到达顶点,无皮疹。

4. 肺炎　重症病例可发生神经源性肺水肿,应与肺炎鉴别。肺炎患儿一般无皮疹,胸片可见肺实变病灶、肺不张及胸腔积液等,病情加重或减轻呈逐渐演变的过程。普通病例须与其他儿童发疹性疾病如丘疹性荨麻疹、水痘、不典型麻疹、幼儿急疹、带状疱疹及风疹等鉴别。重症病例需与相应的系统性疾病相鉴别。最终可依据病原学和血清学检测进行鉴别。

【治疗】

手足口病无特殊治疗方法,采用一般治疗和对症支持治疗。

1. 一般治疗　普通病例门诊治疗。注意隔离,避免交叉感染;清淡饮食;做好口腔和皮肤护理。积极控制高热。体温超过38.5 ℃者,采用物理降温(温水擦浴、使用退热贴等)或应用退热药物治疗。常用药物有:布洛芬口服,5～10 mg/(kg·次);对乙酰氨基酚口服,10～15 mg/(kg·次);两次用药的最短间隔时间为6 h。保持患儿安静。惊厥病例需要及时止惊,常用药物有:如无静脉通路可首选咪达唑仑肌内注射,

0.1~0.3 mg/(kg·次),体重<40 kg者,最大剂量不超过 5 mg/次,体重>40 kg者,最大剂量不超过 10 mg/次;地西泮缓慢静脉注射,0.3~0.5 mg/(kg·次),最大剂量不超过10 mg/次,注射速度 1~2 mg/min。需严密监测生命体征,做好呼吸支持准备;也可使用水合氯醛灌肠抗惊厥;保持呼吸道通畅,必要时吸氧;注意营养支持,维持水、电解质平衡。

2. 病因治疗　目前尚无特效抗肠道病毒药物。研究显示,α干扰素喷雾或雾化、利巴韦林静脉滴注早期使用可有一定疗效,若使用利巴韦林应关注其不良反应和生殖毒性。不应使用阿昔洛韦、更昔洛韦、单磷酸阿糖腺苷等药物治疗。

3. 对症治疗

(1)神经系统受累　①控制颅内压:限制液体入量,给予甘露醇降颅压治疗,每次 0.5~1.0 g/kg,每 4~8 h 一次,20~30 min 快速静脉注射。根据病情调整给药间隔时间及剂量。必要时加用呋塞米。②酌情应用糖皮质激素治疗,参考剂量:甲基泼尼松龙 1~2 mg/(kg·d);氢化可的松 3~5 mg/(kg·d);地塞米松 0.2~0.5 mg/(kg·d),病情稳定后,尽早减量或停用。个别病例进展快、病情凶险可考虑加大剂量,如在 2~3 d 内给予甲基泼尼松龙 10~20 mg/(kg·d)(单次最大剂量不超过 1 g)或地塞米松 0.5~1.0 mg/(kg·d)。③酌情应用静脉注射免疫球蛋白,总量 2 g/kg,分 2~5 d 给予。④其他对症治疗:降温、镇静、止惊。⑤严密观察病情变化,密切监护。

(2)呼吸、循环衰竭　①保持呼吸道通畅,吸氧。呼吸功能障碍时,及时气管插管使用正压机械通气。②确保两条静脉通道通畅,监测呼吸、心率、血压和血氧饱和度。③在维持血压稳定的情况下,限制液体入量(有条件者根据中心静脉压、心功能、有创动脉压监测调整液量)。④头肩抬高 15°~30°,保持中立位;留置胃管、导尿管。⑤药物应用:根据血压、循环的变化可选用米力农、多巴胺、多巴酚丁胺等药物;酌情应用利尿药物治疗。监测血糖变化,严重高血糖时可应用胰岛素。应用胃黏膜保护剂及抑酸剂等抑制胃酸分泌。继发感染时给予抗生素治疗。⑥保护重要脏器功能,维持内环境的稳定。

(3)恢复期　①促进各脏器功能恢复;②功能康复治疗;③中西医结合治疗。

【预防】

手足口病传播途径多,婴幼儿和儿童普遍易感。做好儿童个人、家庭和托幼机构的卫生是预防本病的关键。

1. 一般预防措施　保持良好的个人卫生习惯是预防手足口病的关键。勤洗手,不要让儿童喝生水,吃生冷食物。儿童玩具和常接触到的物品应当定期进行清洁消毒。避免儿童与患手足口病儿童密切接触。

2. 接种疫苗　EV-A71型灭活疫苗可用于 6 月龄~5 岁儿童预防 EV-A71 感染所致的手足口病,基础免疫程序为 2 剂次,间隔 1 个月,鼓励在 12 月龄前完成接种。

3. 加强医院感染控制　医疗机构应当积极做好医院感染预防和控制工作。各级各类医疗机构要加强预检分诊,应当有专门诊室(台)接诊手足口病疑似病例;接诊手足口病病例时,采取标准预防措施,严格执行手卫生,加强诊疗区域环境和物品的消毒,选择中效或高效消毒剂如含氯(溴)消毒剂等进行消毒,75% 乙醇和 5% 来苏对肠道病毒无效。

（河南医学高等专科学校 李 平）

问题分析与能力提升

患儿,男,2岁。以"发热伴皮疹1 d"入院就诊。患儿于1 d前出现发热(测体温37.9 ℃)伴哭闹、拒食,手、足、臀部有红色皮疹。入院查体:T 38 ℃,P 102次/min,R 23次/min,BP 96/70mmHg,神志清,精神差,生长发育良好;浅表淋巴结未触及肿大;口腔黏膜可见数个疱疹并溃疡,双侧手、足、臀部散在红色丘疹与小水疱;HR 102次/min,律齐;两肺呼吸音清,未闻及干、湿啰音;腹平软,肝肋下1 cm,脾肋下未及;颈软,神经系统体征阴性。

问题与思考: ①根据病史,该患儿最可能的诊断是什么？②对该患儿如何进行治疗？③对于该疾病如何进行预防和控制？

同步练习题(选择题)

1. 下列有关手足口病流行病学特征错误的是 （ ）
   A. 一年四季均可发病　　　　　　B. 有严格的地区性
   C. 暴发流行后散在发生　　　　　D. 流行期间,托幼机构易发生集体感染
   E. 夏秋季多见

2. 重症EV71感染在哪个年龄组发生率最高 （ ）
   A. <3岁　　　　　　　　　　　　B. 5～7岁
   C. 3～5岁　　　　　　　　　　　D. 7～12岁
   E. 12～15岁

3. 手足口病患者核酸检测阳性率最高的标本是 （ ）
   A. 脑脊液　　　　　　　　　　　B. 咽分泌物
   C. 血液　　　　　　　　　　　　D. 尿液
   E. 粪便

4. 关于手足口病皮疹描述错误的是 （ ）
   A. 以斑丘疹和疱疹为主　　　　　B. 皮疹有疼痛瘙痒
   C. 皮疹出现在手、足、口、臀　　D. 皮疹不留瘢痕
   E. 皮疹一般1周内消退

5. 下面不能引起手足口病的病毒是 （ ）
   A. 埃可病毒　　　　　　　　　　B. 轮状病毒
   C. 肠道病毒71型　　　　　　　　D. 肠道病毒属的柯萨奇病毒
   E. 小RNA病毒科

第九节 流行性腮腺炎

流行性腮腺炎(mumps)是由腮腺炎病毒引起的急性呼吸道传染病。儿童居多,好发于冬春季。主要临床表现为发热及腮腺非化脓性肿胀和疼痛。腮腺炎病毒除侵犯腮腺、颌下腺、舌下腺等唾液腺外,也可以引起睾丸炎、卵巢炎和胰腺炎、脑膜脑炎等。儿童病人易并发脑膜脑炎,成年病人易并发睾丸炎、卵巢炎。流行性腮腺炎呈世界性分布,为我国法定丙类传染病。

【病原学】

腮腺炎病毒属副黏液病毒科,为单链RNA病毒。腮腺炎病毒具有2种抗原。即可溶性抗原(S抗原)和病毒抗原(V抗原),在人体内可诱生相应的抗体。S抗体于起病后第7天即出现,维持时间6~12个月,不具有保护性;V抗体起病2~3周时可测得,存在时间长,具有保护作用。

腮腺炎病毒对理化因素很敏感,室温中仅存活2 d左右,加热至55~60 ℃时10~20 min即失去活力,煮沸则立即死亡;暴露于紫外线下可迅速死亡;1%来苏水、70%乙醇、0.2%甲醛等可于2~5 min内将其灭活。但在4 ℃时其活力可保持2个月。

【流行病学】

1.传染源 病人和隐性感染者为传染源,后者无症状,因此传播的意义更大。发病2周内具有高度传染性。无腮腺肿大的其他器官感染者亦能从唾液和尿中排出病毒。

2.传播途径 主要通过飞沫经呼吸道传播,接触病人的唾液及其污染物亦可感染。

3.易感人群 人群对本病普遍易感,感染后可获得持久免疫力。

4.流行特征 全年均可发病,但以冬、春季为主。多为散发,儿童机构可以出现暴发。1岁以内婴儿有来自于母体的特异性抗体,很少发病,主要发病年龄为1~15岁,特别是5~9岁,近年来成人病例有增多趋势。

【发病机制与病理解剖】

病毒从呼吸道侵入人体后,在局部黏膜上皮细胞和局部淋巴结增殖,然后进入血液,形成第1次病毒血症,播散至唾液腺(如腮腺)、非唾液腺(如性腺)及其他组织(如中枢神经系统)增殖后,侵入血流,形成第2次病毒血症,并侵犯第1次未累及的器官,尤其是除腮腺以外的其他腺体如睾丸、卵巢、甲状腺、胸腺、胰腺等,因此临床上可出现不同器官相继发生病变。

本病毒对腮腺有特别的亲和力,因此主要病变为腮腺的非化脓性炎症,腮腺导管壁细胞肿胀,管腔内充满坏死细胞及渗出物,周围炎症细胞浸润,间质组织水肿等可造成腮腺导管阻塞,使淀粉酶排出受阻,经淋巴管进入血液,使血和尿中淀粉酶增高。腮腺炎病毒易侵犯成熟的睾丸,故幼年患者较少出现睾丸炎。睾丸、卵巢和胰腺等受累时亦可出现淋巴细胞浸润和水肿等病变。

【临床表现】

潜伏期 14～25 d,平均 18 d。

大多数起病较急,畏寒、发热、体温可达 39 ℃以上,伴咽痛、头痛、肌肉酸痛、食欲减退、恶心、呕吐等,起病后 1～2 d 出现腮腺逐渐肿大,通常一侧先肿大,2～4 d 后累及对侧,亦有双侧同时肿大者。腮腺以耳垂为中心肿大,向前、后、下发展呈梨形,边缘不清;局部皮肤紧张发亮,有灼热但不发红,触之有弹性及疼痛,张口、咀嚼或进酸性饮食疼痛加剧,腮腺管口(位于上颌第二磨牙对面的颊黏膜上)有红肿,挤压无脓性分泌物。重者腮腺周围组织高度水肿,使容貌变形,并可出现吞咽困难。腮腺肿胀大多于 1～3 d 达高峰,持续 4～5 d 逐渐消退。全程 10～14 d。

颌下腺和舌下腺也可受累肿大。不典型病例可始终无腮腺肿大,仅表现为睾丸炎、卵巢炎、脑炎、脑膜炎、胰腺炎、心肌炎、乳腺炎、甲状腺炎等。妊娠前 3 个月感染流行性腮腺炎,常引起胎儿死亡及流产。

【并发症】

1. 脑膜脑炎　常发生腮腺炎高峰时,临床表现为高热伴剧烈头痛、呕吐、嗜睡或意识障碍、脑膜刺激征阳性等,脑脊液检查均呈病毒性脑炎或脑膜炎的改变。大多 2 周内恢复正常,预后良好。

2. 睾丸炎　多累及成熟生殖腺,常为单侧。表现为突发寒战、高热,睾丸迅速肿胀、触痛明显,常有阴囊水肿、鞘膜积液等,症状持续 3～6 d。1/3～1/2 的病例发生睾丸萎缩,由于病变常为单侧,一般不影响生育。

3. 卵巢炎　少见,主要表现为发热、下腹痛、月经失调等,有压痛,不影响生育。

4. 胰腺炎　常发生于腮腺肿胀后 1 周左右,表现为中上腹剧痛和触痛,伴发热、呕吐、腹胀、便秘。血清淀粉酶升高,特别是脂肪酶有助于诊断。

【实验室及其他检查】

1. 血常规　白细胞计数正常或稍低,淋巴细胞相对增多。有并发症时白细胞计数可增高。

2. 血清学检测

(1) 补体结合试验　早期及恢复期双份血清的效价 4 倍及以上者可确诊,或一次血清效价达 1∶64 者有诊断意义。必要时可同时测定 S 抗体和 V 抗体。S 抗体增高提示新近感染,V 抗体增高而 S 抗体不增高时提示以往曾受过感染。

(2) 其他　ELISA 可检测到特异性 IgM 抗体阳性;PCR 检测特异性核酸阳性。

3. 病原学检查　唾液、尿液、脑脊液等体液中分离到腮腺炎病毒。

4. 血生化检查　血清淀粉酶和尿淀粉酶有明显增高,增高程度与腮腺肿胀程度成正比,有助诊断。并发胰腺炎时检测血清脂肪酶有助于明确诊断。

5. 其他检查　根据受累部位脑脊液、超声检查可出现相应的异常结果。

【诊断】

流行病学史:发病前14～28 d有与流行性腮腺炎患者接触史或当地有流行性腮腺炎流行。在蚊虫孳生季节曾去过流行性乙型脑炎流行地区。

1. 临床诊断

(1)单侧或双侧腮腺和(或)其他唾液腺肿胀、疼痛,张口、咀嚼或进酸性饮食疼痛加剧;伴以下一条(发热、头痛、乏力、食欲减退等;伴脑膜脑炎;伴睾丸炎;伴胰腺炎)。

(2)流行病学史,伴发热、头痛、乏力、食欲减退等,伴以下一条(白细胞计数和尿常规正常,有睾丸炎者白细胞可增高;血清和尿淀粉酶增高;病毒性脑炎的脑脊液改变)。

2. 确定诊断 临床诊断病例具有下列之一者即可确诊:①1个月内未接种过腮腺炎减毒活疫苗,血清中特异性IgM抗体阳性;②双份血清(间隔2～4周)IgG抗体滴度升高4倍以上(含抗体阳转);③唾液、尿液、脑脊液等体液中分离到腮腺炎病毒。

【鉴别诊断】

1. 其他病毒所引起的腮腺炎 如单纯疱疹病毒、流感病毒、副流感病毒、柯萨奇病毒等均可引起腮腺炎,根据流行病学史和临床伴随症状进行鉴别,确诊须借助于血清学及病原学检查。

2. 化脓性腮腺炎 主要为单侧腮腺肿大,局部红、肿、热、痛及压痛明显,挤压腮腺时有脓液自腮腺管溢出,不伴睾丸炎或卵巢炎。血白细胞总数和中性粒细胞明显增高。

3. 颈部及耳前淋巴结炎 肿大不以耳垂为中心,质硬,边界清楚,压痛明显。相关组织常有炎症,如咽喉炎、耳部疖疮等。白细胞总数及中性粒细胞明显增高。

4. 症状性腮腺肿大 糖尿病、慢性肝病等也可引起腮腺肿大,多呈对称性,无肿痛,无发热。另外,腮腺导管阻塞、药物也可引起腮腺肿大。

【治疗】

1. 一般治疗 卧床休息;呼吸道隔离至腮腺肿胀完全消退;注意口腔卫生,饭后用生理盐水漱口;饮食以流质、软食为宜,避免刺激性食物;保证液体摄入量。

2. 对症治疗 发热以物理降温为主,必要时可给予解热镇痛药;头痛和腮腺痛应用镇痛药;睾丸胀痛可用棉花垫和丁字带托住肿大的睾丸,局部间歇进行冷敷;重症或并发脑膜脑炎、心肌炎病人,可应用地塞米松每日5～10 mg,静脉滴注,疗程5～7 d。

3. 抗病毒治疗 本病为自限性疾病,无特效药,可使用利巴韦林、干扰素等抗病毒药物。

【预防】

1. 控制传染源 隔离病人至腮腺肿大完全消退为止。接触者可不检疫,但在集体儿童机构、部队等应留验3周,对可疑病人,应立即隔离。

2. 切断传播途径 避免与病人接触,保持室内通风良好,紫外线灯照射消毒,被污染的用品需煮沸或暴晒。

3. 保护易感人群 注射流行性腮腺炎减毒活疫苗诱生的抗体至少可维持20年。麻疹-腮腺炎-风疹(MMR)三联疫苗抗体阳转率可达95%以上,推荐1岁以上小儿、青春期和成年无自然感染史者普遍接种。

注:孕妇、严重发热性疾病、过敏、近期接受过免疫球蛋白和免疫抑制患者不能接种疫苗。

(河南医学高等专科学校 李 平
达州职业技术学院 王 可)

问题分析与能力提升

患者,男,31岁。以"发热3 d,右侧腮腺肿大伴左侧睾丸胀痛1 d"来院就诊。患者于3 d前出现发热(测体温39.6 ℃),自服消炎药、退热药不缓解,1 d前自觉右侧耳垂下方肿胀、疼痛,进食酸性食物后疼痛加剧,同时伴左侧睾丸肿胀、疼痛。入院查体:T 40 ℃,P 108次/min,R 24次/min,BP 105/79 mmHg,神志清,精神差,浅表淋巴结未触及肿大;右侧腮腺肿大,咽红,扁桃体无肿大,HR 108次/min,律齐;两肺呼吸音粗,未闻及干、湿啰音;腹平软,肝脾未触及;左侧睾丸肿大,有触痛;颈软,神经系统体征阴性。

问题与思考:①根据病史,该患者最可能的诊断是什么?②对该患者如何进行治疗?③对于该疾病如何进行预防和控制?

同步练习题(选择题)

1. 下列有关流行性腮腺炎流行病学特征错误的是 ( )
   A. 一年四季均可发病　　　　　B. 全球性
   C. 飞沫传播　　　　　　　　　D. 夏秋季多见
   E. 1岁以内不会感染
2. 流行性腮腺炎的临床特点为 ( )
   A. 单侧腮腺肿大　　　　　　　B. 腮腺局部红、肿、热、痛明显
   C. 耳前肿大　　　　　　　　　D. 腮腺管口红肿,可见大量分泌物
   E. 腮腺持续肿大4~5 d
3. 关于流行性腮腺炎,下列哪项是错误的 ( )
   A. 发病过程中仅有一次病毒血症　　B. 可累及多个器官
   C. 发热　　　　　　　　　　　D. 呼吸道传染病
   E. 腮腺可不肿大
4. 流行性腮腺炎的临床特点是 ( )
   A. 易发生不育症　　　　　　　B. 进食酸性食物时疼痛明显
   C. 局部疼痛不明显　　　　　　D. 多数合并胰腺炎

E. 多数合并脑膜炎

5. 关于流行性腮腺炎的实验室检查,下列哪项是正确的 （　　）
   A. 外周血中白细胞计数明显增加　　B. 尿常规异常
   C. 脑脊液中不能检出病毒　　　　　D. 特异性抗体出现
   E. 血、尿淀粉酶无异常

6. 关于流行性腮腺炎的治疗,下列哪项不正确 （　　）
   A. 抗病毒治疗　　　　　　　　　　B. 可常规应用糖皮质激素
   C. 对症治疗为主　　　　　　　　　D. 抗病毒可选用利巴韦林
   E. 无常规应用抗生素的必要

第十节　流行性乙型脑炎

流行性乙型脑炎(epidemic encephalitis type B)是由乙型脑炎病毒引起的,主要侵犯中枢神经系统的急性传染病,也称日本脑炎(Japanese encephalitis,JE),简称乙脑,属自然疫源性疾病,主要经蚊媒传播,流行于夏秋季。病毒主要侵犯脑实质,临床主要表现为高热、意识障碍、惊厥、病理反射及脑膜刺激征等。严重者可有中枢性呼吸衰竭,病死率较高,可遗留后遗症。乙脑主要分布在亚洲,为我国法定乙类传染病。

【病原学】

乙型脑炎病毒属黄病毒科,黄病毒属,病毒核心为单股RNA,外有脂蛋白包膜,有明显的嗜神经特性。病毒的抗原性稳定,人体感染乙脑病毒后,可产生补体结合抗体,中和抗体和血凝抑制抗体,这些特异性抗体检测有助于临床诊断和流行病学调查。

病毒不耐热,加热至56 ℃经30 min、100 ℃经2 min即可被灭活。对常用消毒剂敏感,如3%～5%来苏水、5%苯酚、乙醇、甲醛等均可将其灭活。对酸和脂溶剂如乙醚、丙酮均很敏感,易被杀灭。但能耐受低温干燥,如在4 ℃的冰冻干燥环境可生存数年。

【流行病学】

1. 传染源　乙脑属人畜共患传染病。主要传染源为家畜,其中,猪导致人感染的最重要的传染源。猪感染乙脑病毒后3～5 d有病毒血症,此时,蚊虫吸血后可带毒,人被携带病毒的蚊虫叮咬而感染。人感染后病毒血症期短,病毒含量低,故病人不是主要传染源。

2. 传播途径　蚊虫是乙脑的主要传播媒介,我国主要是三带喙库蚊。蚊虫既是乙脑病毒的主要传播媒介,也是病毒的储存宿主;野生动物和野鸟是自然疫源地的储存宿主。

3. 易感人群　人群对乙脑普遍易感,人被感染后,绝大部分为隐性或亚临床感染,仅有少数出现典型乙脑症状,感染后获得持久免疫力。

4. 流行特征　乙脑发病以儿童为主,由于儿童预防接种的普及,近年来,发病年龄有上升趋势。我国绝大部分省、自治区、直辖市均有乙脑的流行,流行主要集中在蚊虫叮咬季节。

【发病机制与病理解剖】

病毒经蚊虫叮咬进入人体后,首先在单核巨噬细胞内增殖,随后进入血液循环引起病毒血症。如机体免疫功能正常、病毒量少、毒力弱,病毒可被迅速清除,仅引起隐性感染或轻型病变,并通过特异性免疫获得持久免疫力;如机体免疫力低下、病毒量大、毒力强,乙脑病毒可通过血-脑屏障侵入中枢神经系统并大量增殖,引起神经细胞病变的发生。

病变可广泛累及脑和脊髓,以大脑皮质、间脑和中脑病变最为严重。脑实质和脑膜发生充血、水肿、出血,形成大小不等的坏死软化灶。镜下可见:神经细胞水肿、变性及坏死,核溶解;脑实质血管周围有淋巴细胞和单核细胞浸润,形成血管套;胶质细胞增生,聚集在坏死神经细胞周围形成胶质细胞结节;脑实质及脑膜血管充血扩张,血管内皮细胞肿胀、坏死、脱落,产生附壁血栓,局部有淤血和出血、渗出。

【临床表现】

一般为10~14 d,可短至4 d,长至21 d。

1. 临床分期

(1) 初期 起病后1~3 d,起病急,高热,体温可达39~40 ℃,伴头痛、恶心、呕吐,多有嗜睡或精神倦怠。

(2) 极期 病程第4~10天,此期病情最严重,脑实质损害明显,有以下表现。①高热:体温持续可达40 ℃以上,一般持续4~10 d,重者可达3周。②意识障碍:为主要症状,多见于第3~8天,可出现不同程度意识障碍。③惊厥或抽搐:可由于高热,脑实质炎症及脑水肿所致。轻者出现面部、手、足抽搐,严重者出现肢体甚至全身强直性抽搐。④呼吸衰竭:多见于重症患者,是本病主要的死亡原因。主要为中枢性呼吸衰竭,表现为呼吸节律不规则,如呼吸表浅、双吸气样呼吸、叹息样呼吸、潮式呼吸、呼吸暂停等,最终呼吸停止。⑤颅内压增高:主要表现为剧烈头痛,喷射性呕吐,血压升高,脉搏变慢,四肢肌张力增高,瞳孔改变,视盘水肿等,婴儿常有前囟隆起,重者可发展为脑疝。⑥神经系统症状和体征:多在病程10 d内出现,可出现深、浅反射消失,瘫痪,肌张力增高,常出现病理反射和脑膜刺激征。自主神经受累可引起膀胱和直肠麻痹,出现尿潴留或大小便失禁。

(3) 恢复期 多数病人于第10天体温开始下降,逐渐进入恢复期,通常于2周左右完全恢复。精神、症状好转,重症患者可有迟钝、痴呆、吞咽困难、失语、多汗、颜面瘫痪、四肢强直性瘫痪等症状,经治疗后大多于6个月内恢复。

(4) 后遗症期 起病6个月后如仍遗留有精神神经症状者则称为后遗症,部分可持续终生。

2. 临床分型

(1) 轻型 发热,体温一般不超过39 ℃;头痛、呕吐、精神萎靡,神志清楚,无抽搐,病程7~14 d。

(2) 普通型 发热,体温39~40 ℃;剧烈头痛、喷射性呕吐、烦躁、嗜睡、昏睡或浅昏迷,局部肌肉小抽搐,病程约2周。

(3) 重型 发热,体温40 ℃以上;剧烈头痛、喷射性呕吐,很快进入昏迷,反复抽搐,病程约3周,愈后可留有后遗症。

(4)极重型　起病急骤,体温在1~2 d内上升至40 ℃以上,反复或持续性强烈抽搐,伴深昏迷,迅速出现脑病及呼吸衰竭,病死率高,幸存者发生后遗症概率较高。

【并发症】

最常见的并发症为支气管肺炎,多发生于重型及深昏迷病人。其次是肺不张、败血症、尿路感染、压疮、口腔炎、角膜炎、皮肤脓疖等。

【实验室及其他检查】

1. 血常规　白细胞总数多在$(10~20)×10^9/L$,中性粒细胞可达80%以上。
2. 血清学检测　检测特异性IgM抗体,有利于早期诊断,该抗体一般在病后3~4 d出现,脑脊液中最早在病程第2天可测到,2周达高峰。或双份血抗乙脑病毒IgG抗体4倍或4倍以上升高可以判定为阳性。对脑炎患者的标本进行乙脑病毒特异性核酸检测。阳性结果可以判定为乙脑病毒感染。该方法比病毒分离更加敏感、快速,可直接做出诊断。
3. 病原学检查　血清、脑脊液标本中检测乙脑病毒特异性核酸阳性或分离到乙脑病毒。
4. 脑脊液检查　压力增高,外观清亮,白细胞计数增高,多在$(50~500)×10^6/L$,早期以多核细胞增高为主,后期以单核细胞增高为主,蛋白轻度增高,糖和氯化物正常。

【诊断】

1. 流行病学史　居住在乙脑流行地区且在蚊虫孳生季节发病,或发病前25 d内在蚊虫孳生季节曾去过乙脑流行地区。
2. 临床特点　急性起病,发热、头痛、喷射性呕吐,发热2~3 d后出现不同程度的意识障碍,神经系统检查有浅反射消失、深反射亢进。脑膜刺激征和病理反射阳性、痉挛性瘫痪或去大脑强直。可伴有瞳孔大小改变、血压升高、心率减慢等颅内压升高体征。
3. 实验室检查　血白细胞总数增高,中性粒细胞增高。脑脊液检查呈病毒性脑炎的脑脊液改变。从脑炎患者标本中分离乙脑病毒是乙脑诊断的金标准。如果患者急性期和恢复期血清的中和抗体出现4倍或4倍以上升高可以诊断为乙脑病毒感染。

【鉴别诊断】

1. 流行性脑脊髓膜炎　多见于冬、春季,皮肤、黏膜有瘀点,病情发展迅速,发病1~2 d内可发生昏迷。脑膜刺激征显著。脑脊液呈化脓性改变。瘀点及脑脊液涂片可检测到脑膜炎球菌。
2. 结核性脑膜炎　无季节性,多有结核病史。起病慢,病程长。脑实质病变轻,脑膜刺激征明显,脑脊液呈结核性脑膜炎改变,涂片或培养可找到结核杆菌。胸片可发现结核病灶。
3. 其他病毒性脑炎　如腮腺炎病毒、单纯疱疹病毒、柯萨奇病毒等均可引起脑炎,可通过血清学及病原学检测鉴别。

4. 中毒型菌痢　发病季节相同,起病急,多在数小时内出现高热、抽搐及昏迷,并出现中毒性休克。一般无脑膜刺激征,脑脊液正常,脓血便,镜检和粪便培养可明确诊断。

【治疗】

无特效治疗方法,以对症治疗为主,重点处理好高热、抽搐和呼吸衰竭等危重症状,降低病死率,减少后遗症。

1. 一般治疗　患者需住院隔离,病室内防蚊、灭蚊,室温控制在30 ℃以下。密切监测生命体征,注意水及电解质平衡,及时补充营养,昏迷者可予鼻饲。有意识障碍者按照相应的治疗原则进行处理。注意输液量和速度,防止脑水肿。

2. 对症治疗　高热、惊厥或抽搐及呼吸衰竭是危及患者生命的三大主要症状,且可互为因果,形成恶性循环。必须及时给予处理。

(1) 高热　物理降温为主,辅以药物降温,控制体温在38 ℃左右。可采用冰袋、冰帽,酒精擦浴,冷盐水灌肠等方法,必要时可用亚冬眠疗法,注意呼吸道通畅,降温不宜过快、过猛,以防止大量出汗引起虚脱。

(2) 惊厥或抽搐　应积极去除病因及镇静治疗。如脑水肿所致者,可用20%甘露醇,视病情可每4~6 h重复应用,可联合应用肾上腺皮质激素、呋塞米、50%葡萄糖注射液静脉注射。保持呼吸道通畅,必要时行气管切开,或行辅助呼吸。因高热所致者则以降温为主。因脑实质病变引起的抽搐,可使用镇静剂,常用地西泮,肌内注射或缓慢静脉注射,或用10%水合氯醛鼻饲或灌肠,也可用亚冬眠疗法。

(3) 呼吸衰竭　根据缺氧程度选择合适的给氧方法,如鼻导管和面罩给氧、呼吸机辅助呼吸等。根据引起呼吸衰竭的原因积极去除病因治疗,脑水肿所致者应积极脱水治疗,减轻脑水肿;呼吸道分泌物致梗阻者,应吸痰、翻身引流、雾化吸入,使用抗生素防治细菌感染,必要时可行气管插管或气管切开建立人工气道便于吸痰和辅助呼吸;中枢性呼吸衰竭可用呼吸兴奋剂;可使用血管扩张剂,改善脑微循环、减轻脑水肿、解除脑血管痉挛和兴奋呼吸中枢。

(4) 恢复期及后遗症处理　可采用理疗、针灸、按摩、高压氧等治疗方法进行康复功能训练。注意隔离,避免交叉感染。适当休息,清淡饮食,做好口腔和皮肤护理。

【预防】

1. 控制传染源　隔离患者至体温正常,加强家畜、家禽的管理,做好饲养场所的环境卫生,流行季节前给幼猪接种疫苗。

2. 切断传播途径　关键是防蚊、灭蚊,应杀灭越冬蚊和早春蚊,消灭蚊虫孳生地。防蚊可用蚊帐、驱蚊剂等。

3. 保护易感人群　注射乙脑疫苗可提高人群的特异性免疫力,我国已列入儿童计划免疫。接种对象为10岁以下儿童和从非流行区进入流行区的人员,一般接种2次,两次间隔1~2周,第2年加强注射1次,连续3次加强后可获得持久免疫力。应在乙脑开始流行前1个月完成。

注:凡过敏体质、严重心肾疾病、中枢神经系统疾患、发热者和慢性酒精中毒者禁

用。不能与伤寒三联菌苗同时注射,以免引起过敏反应。

(河南医学高等专科学校 李 平)

问题分析与能力提升

患儿,男,4岁。以"头痛、发热伴呕吐2 d,意识模糊1 d"入院就诊。患儿于2 d前出现发热(测体温39.6 ℃)、头痛伴呕吐、1 d前出现意识模糊。入院查体:T 40 ℃,P 112次/min,R 25次/min,BP 91/64 mmHg;皮肤、黏膜无黄染及瘀点、瘀斑,浅表淋巴结未扪及肿大;HR 112次/min,律齐;两肺呼吸音清,未闻及干、湿啰音;腹平软,肝肋下1 cm,脾肋下未及;颈项强直,脑膜刺激征(+)。实验室:外周血白细胞 14×10^9/L,中性粒细胞0.88。脑脊液:透明,糖、氯化物正常。

问题与思考:①根据病史,该患儿最可能的诊断是什么?②对该患儿如何进行治疗?③对于该疾病如何进行预防和控制?

同步练习题(选择题)

1. 鉴别流行性乙型脑炎与流行性脑脊髓膜炎最重要的体征是 ( )
   A. 脑膜刺激征   B. 高热抽搐
   C. 病理反射   D. 意识障碍
   E. 皮肤瘀点及瘀斑

2. 流行性乙型脑炎病程中最早出现的抗体是 ( )
   A. 中和抗体   B. 特异性 IgM 抗体
   C. 血凝抑制抗体   D. 补体结合抗体
   E. IgG 抗体

3. 流行性乙型脑炎综合性预防措施中,应以下列哪项为主 ( )
   A. 控制隔离患者   B. 防蚊、灭蚊
   C. 管理动物传染源,如猪等   D. 预防接种
   E. 防蚊、灭蚊与疫苗接种

4. 流行性乙型脑炎的主要死亡原因是 ( )
   A. 高热   B. 抽搐
   C. 循环衰竭   D. 呼吸衰竭
   E. 意识障碍

5. 患儿,6岁,高热2 d,昏迷抽搐1 d。查体:深度昏迷,呼吸节律不齐,瞳孔缩小,颈项强直,脑膜刺激征阳性,外周血白细胞 20×10^9/L,中性粒细胞可达0.80。下列处理哪项是错误的 ( )
   A. 吸氧快速   B. 静脉注射甘露醇
   C. 镇静   D. 降温
   E. 立即腰椎穿刺送脑脊液检查

6. 患儿,女,3岁,因"发热、头痛3 d,病情加重1 d,于8月2日"入院。查体:T 40 ℃,颈项强直,凯尔尼格征(+),脑脊液:透明,糖正常,氯化物正常,外周血白细胞 $14\times10^9/L$,中性粒细胞可达 0.85。追问病史,近1周来同村儿童有十余人先后同样发病住院。本患儿最可能的诊断是 (　　)
   A. 中毒性菌痢　　　　　　　　B. 脑型疟疾
   C. 化脓性脑膜炎　　　　　　　D. 流行性乙型脑炎
   E. 流行性脑脊髓膜炎

第十一节　艾滋病

艾滋病,全称是获得性免疫缺陷综合征(acquired immuno deficiency syndrome, AIDS),是由人类免疫缺陷病毒(human immuno deficiency virus, HIV)感染引起的以 CD_4^+T 淋巴细胞减少为特征的进行性免疫功能缺陷,继发各种机会性感染、恶性肿瘤和中枢神经系统病变综合性疾患。本病传播迅速,病死率高。为我国法定乙类传染病。

【病原学】

HIV属于反转录病毒科慢病毒属中的人类慢病毒组,由核心和包膜两部分组成,核心包括两条单股RNA链、核心结构蛋白和病毒复制所必需的酶类,HIV是一种变异性很强的病毒,发生变异的主要原因包括反转录酶无校对功能导致的随机变异;宿主的免疫选择压力;病毒DNA与宿主DNA之间的基因重组;以及药物选择压力,其中不规范的抗病毒治疗是导致耐药性的重要原因。HIV具有嗜淋巴细胞和神经细胞的特性。

HIV在外界环境中的生存能力较弱,对物理因素和化学因素的抵抗力较低。HIV对热很敏感,对低温耐受性强于高温。56 ℃处理30 min可使HIV在体外对人的T淋巴细胞失去感染性,但不能完全灭活血清中的HIV;100 ℃处理20 min可将HIV完全灭活。75%的乙醇也可灭活HIV,但紫外线或γ射线不能灭活HIV。一般消毒剂如碘酊、过氧乙酸、戊二醛、次氯酸钠等对HIV有良好的灭活作用。

【流行病学】

1. 传染源　患者和无症状病毒携带者为本病主要的传染源。患者传染性最强,无症状病毒携带者危险性更大。病毒主要存在于感染者和患者的血液、精液、阴道分泌物、胸腹水、脑脊液和乳汁。

2. 传播途径　①性接触(包括同性、异性和双性性接触);②血液及血制品(包括共用针具静脉注射毒品、介入性医疗操作、文身等);③母婴传播(包括经胎盘、分娩时和哺乳传播)。握手拥抱、礼节性亲吻、同吃同饮等日常生活接触不会传播HIV。

3. 易感人群　普遍易感,各年龄阶段均可感染,无明显的性别差异。其中,男同性恋者、静脉注射毒品依赖者、与HIV经常有性接触者为本病的高危人群。

4. 流行特征　发病高峰年龄是20~50岁,90%在50岁以下。

【发病机制与病理解剖】

HIV 主要侵犯人体的免疫系统,包括 CD_4^+ T 淋巴细胞、巨噬细胞和树突状细胞等,主要表现为 CD_4^+ T 淋巴细胞数量不断减少,最终导致人体细胞免疫功能缺陷,引起各种机会性感染和肿瘤的发生。人体通过固有免疫和适应性免疫反应对抗 HIV 的感染。HIV 经破损的黏膜进入人体后,随即局部固有免疫细胞,如树突状细胞、NK 细胞等进行识别、内吞并杀伤处理后提呈给适应性免疫系统,HIV 感染数周后产生 HIV 抗体,此抗体不属于保护性抗体。

AIDS 的病理变化呈多样性、非特异性病变,包括免疫器官(如胸腺、淋巴结)病变、中枢神经系统病变、机会性感染和恶性肿瘤等。经抗病毒治疗后,HIV 所引起的免疫异常改变可恢复至正常或接近正常水平,即免疫功能重建,包括 CD_4^+ T 淋巴细胞数量和功能的恢复。

【临床表现】

从 HIV 感染到出现艾滋病症状的潜伏期平均 7~8 年,艾滋病全过程可分为急性期、无症状期和艾滋病期。

1. 急性期　通常发生在初次感染 HIV 后 2~4 周。部分感染者出现 HIV 病毒血症和免疫系统急性损伤所产生的临床症状。大多数患者临床症状轻微,持续 1~3 周后缓解。临床表现以发热最为常见,可伴有咽痛、盗汗、恶心、呕吐、腹泻、皮疹、关节痛、淋巴结肿大及神经系统症状。

此期在血液中可检出 HIV-RNA 和 P24 抗原,而 HIV 抗体则在感染后数周才出现。CD_4^+ T 淋巴细胞计数一过性减少,同时 CD_4/CD_8 比值亦可倒置。部分患者可有轻度白细胞和血小板减少或肝功能异常。

2. 无症状期　可从急性期进入此期,或无明显的急性期症状而直接进入此期。

此期持续时间一般为 6~8 年。其时间长短与感染病毒的数量、型别,感染途径,机体免疫状况的个体差异、营养条件及生活习惯等因素有关。在无症状期,由于 HIV 在感染者体内不断复制,免疫系统受损,CD_4^+ T 淋巴细胞计数逐渐下降,同时具有传染性。

3. 艾滋病期　为感染 HIV 后的最终阶段。患者 CD_4^+ T 淋巴细胞计数明显下降,多<200/mm³,HIV 血浆病毒载量明显升高。此期主要临床表现为 HIV 相关症状、各种机会性感染及肿瘤。

HIV 相关症状:主要表现为持续 1 个月以上的发热、盗汗、腹泻;体重减轻 10% 以上。部分患者表现为神经精神症状,如记忆力减退、精神淡漠、性格改变、头痛、癫痫及痴呆等。另外还可出现持续性全身性淋巴结肿大,其特点为:①除腹股沟以外有两个或两个以上部位的淋巴结肿大;②淋巴结直径≥1 cm,无压痛,无粘连;③持续时间 3 个月以上。

【实验室及其他检查】

HIV/AIDS 的实验室检测主要包括 HIV 抗体、HIV 核酸、CD_4^+ T 淋巴细胞、HIV 基因型耐药检测等。HIV1/HIV2 抗体检测是 HIV 感染诊断的金标准;HIV 核酸定量(病毒载量)检测和 CD_4^+ T 淋巴细胞计数是判断疾病进展、临床用药、疗效和预后的两项重要指标;HIV 基因型耐药检测可为高效抗反转录病毒治疗方案的选择和更换提供科学指导。

1. 血常规　红细胞、白细胞、血小板、血红蛋白均可有减少,淋巴细胞明显减少。
2. 血清学检测

(1)HIV1/HIV2 抗体检测　是 HIV 感染诊断的金标准,包括筛查试验和补充试验。感染者抗体可成阳性。处于窗口期的新近感染者筛查试验也可呈阴性反应。确诊的检测为蛋白免疫印迹实验。对于有明确 HIV 流行病学史且筛查试验阳性,补充试验不确定者可尽早行 HIV 核酸定量检测以帮助确诊。

(2)病毒载量测定　测定病毒载量的常用方法有反转录 PCR(RT-PCR)、核酸序列依赖性扩增(NASBA)技术、分支 DNA 信号放大系统(bDNA)和实时荧光定量 PCR 扩增技术(Real-time PCR)。

3. CD_4^+ T 淋巴细胞检测　T 细胞绝对值下降,CD4$^+$T 淋巴细胞计数下降,正常值为 $(0.8\sim1.2)\times10^9/L$,CD_4^+/CD_8^+ 细胞比值<1.0(正常值为 1.75~2.1)。

4. HIV 基因型耐药检测　推荐进行 HIV 基因型耐药检测的情况:抗病毒治疗病毒载量下降不理想或抗病毒治疗失败需要改变治疗方案时;进行抗病毒治疗前(如条件允许)。

【诊断】

诊断原则:HIV/AIDS 的诊断需结合流行病学史、临床表现和实验室检查等进行综合分析,慎重做出诊断。

1. 流行病学史　高危人群,如吸毒者、同性恋、性乱者、与 HIV 感染者有密切接触史(如其配偶或性伙伴)、输入疑为 HIV 阳性血制品者及 HIV 感染者的婴儿等。

2. 临床特点　高危人群出现原因不明的发热、乏力、长期腹泻、近期体重减轻超过10%,持续性不明原因的全身淋巴结肿大,或反复发生机会性感染,或出现卡波西肉瘤等,应考虑本病。

3. 实验室检查　淋巴细胞总数和 CD_4^+ T 淋巴细胞计数下降,CD_4^+/CD_8^+ 比例倒置等细胞免疫功能明显低下的表现。HIV-1 抗体/抗原检查阳性;HIV-RNA 检测阳性;HIV 分离阳性等均可诊断为艾滋病病毒感染。

成人及 18 个月龄以上儿童,符合下列一项者即可诊断:①HIV 抗体筛查试验阳性和 HIV 补充试验阳性(抗体补充试验阳性或核酸定性检测阳性或核酸定量大于5 000 拷贝/mL);②分离出 HIV。18 个月龄及以下儿童,符合下列一项者即可诊断:①HIV 感染母亲所生和 HIV 分离试验结果阳性;②为 HIV 感染母亲所生和 2 次 HIV 核酸检测均为阳性(第 2 次检测需在出生 4 周后进行)。

【鉴别诊断】

鉴别诊断主要依据病原学检查和血清学检查。另外,注意根据病史、流行病学史资料与原发性 CD_4^+ T 淋巴细胞、继发性 CD_4^+ T 淋巴细胞相鉴别。

【治疗】

目前尚无特效治疗方法,临床强调综合治疗。

1. 一般治疗　采取血液、体液隔离,病人的血液、体液及污染物品应严格消毒。病室及医疗用品亦应严格消毒。病人急性期应卧床休息,病情稳定则适当休息。给营养丰富、足够热量和维生素(特别是维生素 B_{12} 和叶酸)易消化的饮食,注意营养平衡。保持口腔和皮肤清洁。

2. 对症及支持治疗　及时处理机会性感染或恶性肿瘤引起的症状。如发热可采用物理或药物降温,头身痛可给予解热止痛药物口服。根据病情可输血或给予免疫增强剂,如转移因子、胸腺刺激素、淋巴因子、干扰素等。

3. 高效抗反转录病毒治疗

(1) 抗反转录病毒药物　目前国际上共有六大类 30 多种药物(包括复合制剂),分为核苷类反转录酶抑制剂(NRTIs)、非核苷类反转录酶抑制剂(NNRTIs)、蛋白酶抑制剂(PIs)、整合酶抑制剂、融合抑制剂(FIs)及 CCR5 抑制剂。国内的抗反转录病毒治疗(ARV)药物有 NRTIs、NNRTIs、PIs 和整合酶抑制剂四类,共有以下 18 种(包含复合制剂)。

核苷类反转录酶抑制剂(NRTIs):齐多夫定(AZT),300 mg/次,2 次/d;拉米夫定(3TC),150 mg/次,2 次/d 或 300 mg/次,1 次/d;阿巴卡韦(ABC),300 mg/次,2 次/d;替诺福韦(TDF),300 mg/次,1 次/d;恩曲他滨(FTC),0.2 g/次,2 次/d;齐多夫定/拉米夫定(AZT+3TC),1 片/次,2 次/d;齐多夫定/拉米夫定/阿巴卡韦(AZT+3TC+ABC),1 片/次,2 次/d;恩曲他滨替诺福韦片(FTC/TDF)1 片/次,1 次/d。

非核苷类反转录酶抑制剂(NNRTIs):奈韦拉平(NVP),200 mg/次,2 次/d;依非韦伦(EFV),600 mg/次,1 次/d;依曲韦林(ETV),200 mg/次,2 次/d;利匹韦林(RPV)25 mg/次,1 次/d。

蛋白酶抑制剂(PIs):利托那韦(RTV),口服,第 1~2 天,300 mg/次,2 次/d,第 3~5 天 400 mg/次,2 次/d,第 6~13 天 500 mg/次,2 次/d;洛匹那韦/利托那韦(LPV/r),2 片/次,2 次/d;替拉那韦(TPV),500 mg/次,2 次/d;阿扎那韦(ATV),400 mg/次,1 次/d;达茹那韦(DRV),600 mg/次,2 次/d。

整合酶抑制剂:拉替拉韦(RAL),400 mg/次,2 次/d。

(2) 成人及青少年初始抗反转录病毒治疗时机及方案　时机:在开始高效抗反转录病毒治疗(HAART)前,一定要取得患者的配合和同意,教育好患者服药的依从性;如患者存在严重的机会性感染和既往慢性疾病急性发作期,应控制病情稳定后开始治疗。

方案:初治患者推荐方案为 2 种 NRTIs+1 种 NNRTIs 或 2 种 NRTIs+1 种增强型 PIs(含利托那韦)。对于基线 CD_4^+T 淋巴细胞> 250 个/μL 尽量避免使用含 NVP 的治疗方案,合并 HCV 感染的避免使用含 NVP 的方案。RPV 仅用于病毒载量小于 10^5 拷贝/mL 的患者。

4. 机会性感染及肿瘤的治疗

(1) 肺孢子菌肺炎(PCP)　首选复方磺胺甲噁唑(SMZ-TMP),轻至中度患者口服 TMP 15~20 mg/(kg·d),SMZ 75~100 mg/(kg·d),分 3~4 次用,疗程 21 d,必要时

可延长疗程。重症患者给予静脉用药,剂量同口服。通常在抗 PCP 治疗的 2 周内尽早启动高效抗反转录病毒治疗(highly active anti-retroviral therapy,HAART)。

(2)结核病　对于艾滋病合并结核病患者均建议先给予抗结核治疗,使用异烟肼+利福平(或利福布汀)+乙胺丁醇+吡嗪酰胺进行 2 个月的强化期治疗,然后使用异烟肼+利福平(或利福布汀)进行 4 个月的巩固期治疗。对抗结核治疗的反应延迟(即在抗结核治疗 2 个月后仍有结核病相关临床表现或者结核分枝杆菌培养仍为阳性)、骨和关节结核病患者,抗结核治疗疗程应延长至 9 个月。中枢神经系统结核患者,疗程应延长到 9~12 个月。之后尽早启动 HAART。

(3)非结核分枝杆菌感染　主要为鸟分枝杆菌(MAC)感染。首选方案:克拉霉素 500 mg/次,2 次/d(或阿奇霉素 500 mg/d)+乙胺丁醇 15 mg/(kg·d),同时联合应用利福布汀(300~600 mg/d)可提高生存率和降低耐药。严重感染及严重免疫抑制(CD_4^+T 淋巴细胞计数<50 个/μL)患者可加用阿米卡星[10 mg/(kg·d),肌内注射,1 次/d]或喹诺酮类抗菌药物,如左氧氟沙星或莫西沙星,疗程 9~12 个月。在抗 MAC 治疗开始 2 周后尽快启动 HAART。

(4)巨细胞病毒感染　巨细胞病毒(CMV)感染是艾滋病患者最常见的疱疹病毒感染。CMV 可侵犯患者多个器官系统,包括眼、肺、消化系统、中枢神经系统等,其中巨细胞病毒视网膜脉络膜炎是艾滋病患者最常见的 CMV 感染。更昔洛韦 5~7.5 mg/kg,静脉滴注,每 12 h 一次,疗程 14~21 d;然后 5 mg/(kg·d)序贯维持治疗。CMV 视网膜炎可球后注射更昔洛韦。在抗 CMV 治疗开始 2 周内尽快启动 HAART。

(5)弓形虫脑病　第一次乙胺嘧啶 100 mg,2 次/d,口服。此后剂量根据体重而变化:体重≤60 kg,乙胺嘧啶 50 mg,口服,1 次/d+磺胺嘧啶 1 000 mg,口服,每 6 h 一次+甲酰四氢叶酸 10~25 mg,口服,1 次/d;体重>60 kg,乙胺嘧啶 75 mg,口服,1 次/d+磺胺嘧啶 1 500 mg,口服,每 6 h 一次+甲酰四氢叶酸 10~25 mg,口服,1 次/d。疗程至少 6 周。在抗弓形虫治疗开始的同时尽快启动 HAART。

(6)相关肿瘤　主要有淋巴瘤和卡波西肉瘤。确诊依赖病理活检。治疗需根据患者的免疫状态给予个体化综合性治疗,包括手术、化疗和放疗等联合治疗。

5. HIV 职业暴露后的处理

(1)处理原则　①用肥皂液和流动的清水清洗被污染局部,污染眼部等黏膜时,应用大量等渗氯化钠溶液反复对黏膜进行冲洗;②存在伤口时,应轻柔挤压伤处,尽可能挤出损伤处的血液,再用肥皂液和流动的清水冲洗伤口;③用 75% 的乙醇或 0.5% 碘伏对伤口局部进行消毒、包扎处理。

(2)预防性抗反转录病毒治疗　①推荐方案为:TDF+FTC(3TC)+LPV/r 或 RAL。②开始治疗的时间及疗程:在发生 HIV 暴露后尽可能在最短的时间内(尽可能在 2 h 内)进行预防性用药,最好不超过 24 h,但即使超过 24 h,也建议实施预防性用药。用药方案的疗程为连续服用 28 d。③HIV 暴露后的监测:发生 HIV 暴露后立即、4 周、8 周、12 周和 6 个月后检测 HIV 抗体。一般不推荐进行 HIV P24 抗原和 HIV RNA 测定。

【预防】

树立健康的性观念,正确使用安全套,采取安全性行为;不吸毒,不共用针具;普及无偿献血,对献血员进行HIV筛查;加强医院管理,严格执行消毒制度,控制医院交叉感染,预防职业暴露感染;控制母婴传播。对HIV/AIDS患者的配偶、性接触者,与HIV/AIDS患者共用注射器的静脉药物依赖者及HIV/AIDS患者所生的子女,进行医学检查和HIV检测,为其提供相应的咨询服务。

(河南医学高等专科学校 李 平)

患者,男,33岁。以"低热、乏力1年,呼吸困难2个月"来院就诊。患者近1年来反复发生低热、乏力,2个月前无诱因出现高热(测体温39.6 ℃)、伴胸闷、憋气,咳黏痰,关节疼痛,于当地医院治疗效果欠佳。查体:T 39 ℃,P 92次/min,R 28次/min,BP 91/64 mmHg;皮肤、黏膜无黄染及瘀点、瘀斑,浅表淋巴结未扪及肿大;HR 92次/min,律齐;两肺呼吸音粗,未闻及干、湿啰音;腹平软,肝、脾未触及;神经系统检查(-)。实验室:外周血白细胞$13×10^9$/L,中性粒细胞0.84,血红蛋白149 g/L,PLT $156×10^9$/L。肺部CT示双肺弥漫性病变,SpO_2 90%。追问病史曾到泰国及马来西亚旅游,承认有冶游史。HIV抗体初筛阳性,后确诊试验证实。

问题与思考:①该患者最可能的诊断是什么?②对该患者如何进行治疗?③对于该疾病如何进行预防和控制?

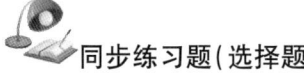

1. HIV主要感染的细胞是 ( )
   A. $CD4^+$淋巴细胞   B. B淋巴细胞
   C. 单核细胞   D. 神经胶质细胞
   E. 皮肤上皮细胞
2. 下述哪项不是艾滋病的主要传播途径 ( )
   A. 性接触传   B. 注射及输血和血制品传播
   C. 母婴传播   D. 器官移植传播
   E. 消化道传播
3. 引起艾滋病患者肺部感染的最常见的病原体是 ( )
   A. 肺炎双球菌   B. 葡萄球菌
   C. 链球菌   D. 肺孢子虫
   E. 肺囊虫
4. 艾滋病患者常见的继发肿瘤是 ( )
   A. 卡波西肉瘤   B. 肺癌

C. 肝癌　　　　　　　　　　　D. 结肠癌

E. 鼻咽癌

5. 用于艾滋病特异性抗体检测,作为确诊的试验是　　　　　　　　　　　　　　　　( )

A. 酶联免疫吸附试验　　　　　B. 放射免疫测定

C. 间接免疫荧光检查　　　　　D. 免疫印迹法

E. 补体结合试验

6. 确诊艾滋病首选的检查是　　　　　　　　　　　　　　　　　　　　　　　　( )

A. 血培养　　　　　　　　　　B. CD_4^+ 细胞计数

C. 抗 HIV-1 检测　　　　　　　D. 痰涂片找抗酸杆菌

E. 粪便培养

7. 如抗 HIV 阳性,下述哪项检测有利于评估疾病的预后　　　　　　　　　　　　( )

A. 血培养　　　　　　　　　　B. T 细胞和 CD_4^+ 细胞计数

C. 骨髓细胞学检查　　　　　　D. 痰涂片找抗酸杆菌

E. HIV P24 抗原检测

8. 国内的抗反转录病毒治疗的药物不包括　　　　　　　　　　　　　　　　　　( )

A. 核苷类反转录酶抑制剂(NRTIs)　　B. 非核苷类反转录酶抑制剂(NNRTIs)

C. 蛋白酶抑制剂(PIs)　　　　　　　　D. 整合酶抑制剂

E. 融合抑制剂

第十二节　狂犬病

狂犬病(rabies)是由狂犬病病毒(rabies virus)感染引起的一种动物源性传染病。狂犬病病毒主要通过破损的皮肤或黏膜侵入人体,临床大多表现为特异性恐风、恐水、咽肌痉挛、进行性瘫痪等。主要侵犯中枢神经系统。全球每年约有 60 000 人死于狂犬病,是致死人数最多的动物源性传染病。99% 的人狂犬病发生在发展中国家,为我国法定乙类传染病。

【病原学】

狂犬病病毒属于单负病毒目弹状病毒科,狂犬病毒属,病毒基因组为不分节段的单股负链 RNA,编码 5 种结构蛋白,分别为核蛋白 N、磷蛋白 P、基质蛋白 M、糖蛋白 G 和依赖 RNA 的 RNA 多聚酶 L。病毒颗粒由囊膜和核衣壳两部分组成,基因组 RNA 及外层紧密盘绕的 N、P、L 蛋白共同构成具有转录、翻译功能的核衣壳;颗粒外层脂质膜表面镶嵌着 G 蛋白以三聚体构成的纤突,为病毒中和抗原及与宿主受体结合的部位,M 蛋白位于外壳内侧和核衣壳之间,连接内外两部分。

狂犬病病毒不耐高温,悬液中的病毒经 56 ℃ 30~60 min 或 100 ℃ 2 min 即失去感染力。脑组织内的狂犬病病毒在常温、自溶条件下,可保持活力 7~10 d,4 ℃ 可保存 2~3 周。狂犬病病毒在 pH 值 7.2~8.0 较为稳定,超过 pH 值 8 易被灭活。狂犬病病毒对脂溶剂(肥皂水、氯仿、丙酮等)、乙醇、过氧化氢、高锰酸钾、碘制剂及季铵类化合物(如苯扎溴铵)等敏感。1:500 稀释的季铵类消毒剂、45%~70% 乙醇、1% 肥皂水及 5%~7% 碘溶液均可在 1 min 内灭活病毒,但不易被来苏水溶液灭活。

【流行病学】

1. 传染源 90%是由犬引起,病犬唾液中可携带病毒并能传播,其次为猫和野生动物如蝙蝠、狼、狐狸等。目前尚无人传播人的报道。

2. 传播途径 人被病犬或携带病毒的犬咬伤或抓伤后,唾液中病毒经皮肤破损处侵入人体而被感染。

3. 易感人群 人群普遍易感。人被病兽咬伤后是否发病与咬伤部位、咬伤程度、衣着厚薄、伤口处理、疫苗注射和免疫状态等有关。咬伤头面颈手指处、创口深而大、被咬者免疫功能低下或有免疫缺陷者,发病率更高,衣着较厚、伤口迅速彻底清洗、及时全程足量注射狂犬疫苗者发病机会减少。

4. 流行特征 全世界流行,发病率与犬的管理和疫苗注射密切相关。

【发病机制与病理解剖】

病毒自破损皮肤或黏膜处感染人体,病毒最初进入伤口时,不进入血液循环(通常在血液中检测不到狂犬病病毒),而是在被咬伤的肌肉组织中复制,然后通过运动神经元的终板和轴突侵入外周神经系统,然后呈"向心性"扩展,侵入脊髓和整个中枢神经系统,侵入各器官组织,尤以唾液腺、舌部味蕾、嗅神经上皮等处病毒量较多。由于迷走、舌咽及舌下脑神经核受损,致吞咽肌和呼吸肌痉挛,出现恐水、吞咽和呼吸困难等症状。嗜神经性是狂犬病病毒自然感染的主要特征,病毒的复制几乎只限于神经元内。病理变化主要为急性弥漫性脑脊髓炎,脑实质充血、水肿、微小出血,镜下有非特异的神经细胞变性与炎症细胞浸润。特征性的病变是嗜酸性包涵体,称内氏小体(Negri's body),为狂犬病病毒的集落,位于细胞质内,呈圆形或椭圆形,染色呈樱红色,具有诊断意义。

【临床表现】

狂犬病潜伏期从5 d至数年(通常2~3个月,极少超过1年),最长可达19年或更长,潜伏期长短与病毒的毒力、侵入部位的神经分布等因素相关。病毒数量越多、毒力越强、侵入部位神经越丰富、越靠近中枢神经系统,潜伏期就越短。咬伤部位靠近头面部或被野生动物如狼、狐咬伤者潜伏期较短。典型临床经过分为3期。全病程一般不超过6 d。死因通常为咽肌痉挛而窒息或呼吸循环衰竭。

1. 前驱期 可表现为低热、头痛、乏力、倦怠、全身不适、恶心、呕吐等。继而烦躁失眠,恐惧不安,对声、光、风等刺激敏感,并有喉头紧缩感。已愈合的伤口及其附近区域感觉异常,表现为痒、痛、麻及蚁走感等。本期持续2~4 d。

2. 兴奋期 主要表现有:①高度兴奋,狂躁不安,极度恐怖,有大难临头的感觉,恐水、怕风。恐水为本病临床特征,典型病例虽渴极而不敢饮,饮后也无法下咽,见水、闻流水声、饮水甚至提及饮水均可引起咽喉肌严重痉挛,病人感到极大的痛苦和恐惧。外界刺激如风、光、声的刺激亦可引起咽喉肌痉挛。严重时可出现全身肌肉阵发性抽搐,呼吸肌痉挛而出现呼吸困难和发绀。②体温升高(可达38~40 ℃)。③交感神经功能亢进,表现为大量流涎、大汗淋漓、排尿和排便困难、心率加快、血压上升等。病人神志多清楚,少数出现精神失常或谵妄、幻觉等。本期1~3 d。

3. 麻痹期　病人逐渐安静,肌肉痉挛停止,进入全身弛缓性瘫痪,最后因呼吸、循环衰竭而死亡。临终前多进入昏迷状态。本期6~18 h。除上述典型经过外,尚有"麻痹型(静型)",占狂犬病病例的2%~20%,病人无兴奋及恐水表现,以高热、头痛、呕吐、伤口疼痛开始,随后肢体瘫痪,腱反射消失,大小便失禁等,最终因呼吸衰竭死亡。

【实验室及其他检查】

1. 血常规　白细胞总数轻至中度增多,中性粒细胞占80%以上。
2. 免疫学检测　用RT-PCR检测狂犬病病毒核酸;取患者脑脊液或唾液涂片、角膜印片、咬伤处皮肤组织或脑组织用免疫荧光法检测病毒抗原。用ELISA检测血清中特异性抗体,主要用于流行病学调查。
3. 病原学检查　取患者唾液、脑脊液、泪液或脑组织接种鼠脑分离病毒。
4. 脑脊液检查　压力正常或偏高,细胞数稍增高,以淋巴细胞为主,蛋白质轻度增多,糖和氯化物正常。
5. 组织学检查　取动物或死者脑组织做切片染色,镜检找到内氏小体可诊断。

【诊断】

1. 流行病学史　有被病犬或病兽咬伤或抓伤史,或被可疑动物咬伤史,且咬人动物证实有狂犬病。
2. 临床特点　患者有恐水、怕风、兴奋、狂躁、多汗、流涎、咽喉痉挛、肌肉瘫痪等典型表现可初步诊断。
3. 实验室检查　若检出内氏小体;病毒分离阳性;病毒RNA阳性;或病毒抗原阳性,均可确立诊断。

诊断标准:根据患者的流行病学、临床表现和实验室检查结果进行综合判断,病例确诊需要实验室证据。

(1) 临床诊断病例　符合下列任一项即可诊断:典型的狂躁型狂犬病临床表现;明确的动物致伤史 + 典型的麻痹型狂犬病临床表现。

(2) 确诊病例　临床诊断病例加下列任一项,即可确诊:直接荧光抗体法(或ELISA法),检测患者唾液、脑脊液或颈后带毛囊的皮肤组织标本中狂犬病病毒抗原阳性,或用RT-PCR检测狂犬病病毒核酸阳性,或细胞培养方法分离出狂犬病病毒。

【鉴别诊断】

1. 破伤风　有外伤史,潜伏期较短,有苦笑面容,牙关紧闭,全身肌肉痉挛,角弓反张等表现,但无恐水、怕风、兴奋、狂躁等症状。
2. 类狂犬病性癔症　有被狗或其他动物咬伤、抓伤史,出现兴奋、恐惧感及喉头紧缩感,甚至出现动作夸张的假性恐水等症状,但无怕风、流涎、发热、无痉挛或瘫痪等表现,观察数日,病情无恶化,经暗示、说服及对症治疗可缓解。
3. 其他　尚须与脊髓灰质炎、病毒性脑炎、感染多发性神经根炎相鉴别。

【治疗】

本病无特效治疗方法,以综合对症治疗为主。

1. 一般治疗

(1) 隔离、消毒　单间病房严密隔离,房间光线宜暗,环境安静,避免一切不必要的刺激如声、光、风等。病人的分泌物、排泄物及污染物品须严格消毒。医务人员接触病人时必须穿隔离服,戴口罩及乳胶手套,注意防止皮肤、黏膜被病人的唾液污染。

(2) 休息、营养　尽量让病人安静卧床休息。补充足够的营养。若不能进食可鼻饲流质饮食,如插管困难采用静脉输注,输液器具应包裹,避免病人看到液体诱发咽喉肌痉挛。注意水、电解质和酸碱平衡。

2. 对症治疗

(1) 镇静、降颅压　有兴奋、狂躁及痉挛时,应用地西泮、氯丙嗪、巴比妥类、水合氯醛等镇静剂。有脑水肿则给予甘露醇等脱水剂。

(2) 维持心肺功能　有缺氧及时给氧。有脱水、酸中毒相应纠正。有心动过速、心律失常、高血压等可用 β 受体阻滞剂或强心剂。若呼吸肌痉挛影响呼吸,可用肌肉松弛剂,并行气管切开,间歇正压吸氧。

【预防】

1. 管理传染源　以犬的管理为主。采取捕杀野犬,管理和免疫家犬,对进口动物检疫等措施,可取得很好效果。病死动物应予深埋或焚毁。

2. 暴露后预防

(1) 伤口处理　①冲洗:尽快用肥皂水(或其他弱碱性清洗剂)和一定压力的流动清水交替清洗咬伤和抓伤的每处伤口至少 15 min。如条件允许,建议使用狂犬病专业清洗设备和专用清洗剂对伤口内部进行冲洗。最后用生理盐水冲洗伤口以避免肥皂液或其他清洗剂残留。②消毒:彻底冲洗后用稀碘伏(0.025% ~ 0.05%)、苯扎氯铵(0.005% ~ 0.01%)或其他具有病毒灭活效力的皮肤黏膜消毒剂消毒涂擦或消毒伤口内部。③免疫:尽早使用狂犬病被动免疫制剂(狂犬病人免疫球蛋白、抗狂犬病血清)。

(2) 预防接种　5 针法程序:第 0、3、7、14 和 28 天各接种 1 剂,共接种 5 剂;2-1-1 程序:第 0 天接种 2 剂(左、右上臂三角肌各接种 1 剂),第 7 天和第 21 天各接种 1 剂,共接种 4 剂。

3. 暴露前预防　所有持续、频繁暴露于狂犬病病毒危险环境下的个体均推荐进行暴露前预防性狂犬病疫苗接种,如接触狂犬病病毒的实验室工作人员、可能涉及狂犬病病人管理的医护人员、狂犬病病人的密切接触者、兽医、动物驯养师及经常接触动物的农学院学生等。此外,建议到高危地区旅游的游客、居住在狂犬病流行地区的儿童或到狂犬病高发地区旅游的儿童进行暴露前免疫。

免疫程序:第 0 天、第 7 天和第 21 天(或第 28 天)分别接种 1 剂,共接种 3 剂。

接种途径、部位和剂量:肌内注射。2 岁及以上儿童和成人于上臂三角肌内注射;2 岁以下儿童于大腿前外侧肌内注射。禁止在臀部肌内注射。每剂 0.5 mL 或 1.0 mL(具体参照产品规格或产品说明书)。

(河南医学高等专科学校　李　平)

问题分析与能力提升

男性,32岁,3 d前感全身不适,发热,头痛,按"感冒"处理效果不佳,伴皮肤瘙痒,喝水呛咳,3 d后言语增多,有紧张、恐惧感,怕光,怕风,随后出现全身肌肉阵发性抽搐,下肢无力,不能站立。

入院查体:T 37 ℃,P 82次/min,R 23次/min,BP 97/65 mmHg,神志清楚,精神欠佳,闻水声、饮水后出现咽肌痉挛,口唇无发绀,两肺呼吸音清,心界不大,HR 82次/min,律齐;腹平软,肝、脾肋下未及;脑膜刺激征(-),左下肢有刺痛及蚁走感,肌力正常,病理征(-)。实验室:外周血白细胞$12.3×10^9/L$,中性粒细胞0.82。

问题与思考:①该患者最可能的诊断是什么?②对该患者如何进行治疗?③对于该疾病如何进行预防和控制?

同步练习题(选择题)

1. 人狂犬病的预后是 ( )
   A. 轻症病例预后良好　　　　　　B. 多数患者留有后遗症
   C. 患者多因呼吸循环衰竭而死亡　　D. 积极抢救,大多数患者可治愈
   E. 病程迁延不愈,病死率高

2. 男,24岁,不幸被家犬咬伤右腿,家犬外观健康,下列处理错误的是 ( )
   A. 立即彻底冲洗伤口、消毒　　　B. 立即击毙家犬,烧毁或深埋
   C. 捕捉家犬,隔离观察2周　　　　D. 患者注射抗狂犬病病毒免疫血清
   E. 患者注射狂犬疫苗

3. 女,5岁,11 d前被邻村的狗咬伤上肢和嘴唇,6 d后患儿出现发热,哭闹不止,特别是在饮水和进食时明显。到医院就诊,诊断为狂犬病,收入院治疗,病情进行性加重,最终昏迷,因呼吸衰竭死亡。对于狂犬病最主要的治疗措施是 ( )
   A. 严格隔离和对症处理　　　　　B. 使用抗病毒药物
   C. 使用免疫增强剂　　　　　　　D. 使用免疫抑制剂
   E. 使用抗狂犬病病毒免疫血清

4. 狂犬病毒感染机体后,侵犯的主要器官是 ( )
   A. 唾液腺　　　　　　　　　　　B. 血管内皮
   C. 肌肉　　　　　　　　　　　　D. 中枢神经系统
   E. 肝

5. 狂犬病患者神经纤维突触可找到 ( )
   A. 内氏小体　　　　　　　　　　B. HBsAg
   C. 嗜异性凝集试验　　　　　　　D. 抗-HIV抗体
   E. 病毒分离

6. 被犬咬伤后应立即做的处理是 ( )
   A. 消毒伤口　　　　　　　　　　B. 冲洗伤口

C. 注射免疫制剂　　　　　　　　　　D. 注射狂犬疫苗
E. 隔离观察

第十三节　传染性非典型肺炎

传染性非典型肺炎(infectious atypical pneumonia, IAP)又称严重急性呼吸综合征(severe acute respiratory syndrome, SARS),是由 SARS 冠状病毒引起的急性呼吸系统传染病。主要通过近距离飞沫、接触患者呼吸道分泌物及密切接触传播。临床表现以发热、头痛、肌肉酸痛、乏力、干咳少痰为主要特征,严重者出现气促或呼吸窘迫。

2002 年 11 月首次在我国广东省部分地区发现 SARS,经历了两个多月的始发期后,扩散到我国 24 个省、自治区、直辖市,其临床表现与其他非典型性肺炎相似,但病原体是一种新的冠状病毒,且传染性强,故将其命名为传染性非典型肺炎,为我国法定乙类传染病。

【病原学】

SARS 相关冠状病毒(SARS-CoV)是单股正链 RNA 病毒,外形呈日冕状。SARS-CoV 能在人胚肾细胞、人胚肺细胞、人横纹肌肿瘤细胞中培养繁殖。SARS-CoV 特异性抗体以 IgM 和 IgG 抗体为主。SARS-CoV 的抵抗力和稳定性强。病毒在干燥塑料表面最长可存活 4 d,尿液中至少 1 d,腹泻患者粪便中至少 4 d 以上。在 4 ℃培养中存活 21 d,-80 ℃保存稳定性佳。高温、乙醚、过氧化氢、甲醛和紫外线是灭活 SARS 冠状病毒的有效方法。

【流行病学】

1. 传染源　SARS 患者是最主要的传染源。急性期患者体内病毒含量高,且症状明显,如打喷嚏、咳嗽等,经呼吸道分泌物排出病毒;部分重型患者因为频繁咳嗽或需要气管插管、呼吸机辅助治疗等,呼吸道分泌物多,且传染性强;少数患者也可因腹泻经排泄物排出病毒;潜伏期患者传染性低或无传染性;个别患者可造成数十人甚至上百人感染,被称为"超级传播者(super-spreader)"。

有研究表明从果子狸、狸猫、貂等动物体内可分离出与 SARS-CoV 基因序列高度同源的冠状病毒,提示这些动物可能是 SARS-CoV 的储存宿主和本病的传染源。

2. 传播途径

(1) 呼吸道传播　近距离的飞沫传播是本病的主要传播途径。急性期患者咽拭子、痰标本中可以检测到 SARS-CoV。病毒存在于患者的呼吸道黏液或纤毛上皮脱落细胞里,患者咳嗽、打喷嚏或大声讲话时,飞沫直接被易感者吸入而发生感染。飞沫在空气中停留的时间短,移动的距离约 2 m,故仅造成近距离传播。气溶胶传播是另一种方式,易感者吸入悬浮在空气中含有 SARS-CoV 的气溶胶而感染。

(2) 消化道传播　患者粪便中可检出病毒 RNA,通过消化道传播可能是另一条传播途径。

(3) 接触传播　通过直接接触患者的呼吸道分泌物、消化道排泄物或其他体液,或者间接接触被污染的物品,亦可导致感染。多个案例证实 SARS 可以通过实验室传播。实验室工作人员在处理或接触含 SARS-CoV 的标本时,未遵循严格的生物安全操作规程而感染。

3. 易感人群　人群普遍易感,患病后可获得一定程度的免疫力,尚无再次发病的报告。

4. 流行特征

(1) 地区分布　我国主要集中在广东、山西、北京、内蒙古、天津、河北、香港、台湾等地。国外新加坡、美国、加拿大、越南也有报道。本病有明显的家庭和医院聚集发病现象。

(2) 时间分布　流行发生于冬末春初季节,以 1～4 月份为主。

(3) 人群分布　发病者以青壮年居多,儿童和老人少见。男女比例约为 1∶0.87。SARS 症状期病人的密切接触者如参与治疗、护理、陪护的医务人员与患者家属是高危人群。

【发病机制与病理解剖】

发病机制尚不完全清楚,大量研究证明免疫损伤可能是发病的主要原因。早期可出现病毒血症。病理发现 SARS-CoV 可直接侵犯肺组织细胞、淋巴细胞、心、肝、肾等器官。

肺部的病理改变最为突出,双肺明显肿胀,镜下可见弥漫性肺泡病变,肺水肿及透明膜形成。病程 3 周后可见肺间质纤维化,肺泡纤维闭塞。显微镜下还可见小血管内微血栓和肺出血、散在的小叶性肺炎、肺泡上皮脱落、增生等病理改变。肺门淋巴结多充血、出血及淋巴组织减少。

【临床表现】

潜伏期 1～16 d,多为 3～5 d。典型患者发病过程通常分为三期。

1. 早期　病初的第 1～7 天,起病急,以发热为首发症状,体温常超过 38 ℃,呈不规则热或弛张热,持续 1～2 周;伴有畏寒、头痛、关节肌肉酸痛、乏力;部分患者可有干咳、胸痛、腹泻等症状;肺部体征多不明显;常无上呼吸道卡他症状。

2. 进展期　又叫极期,病程的第 8～14 天,以全身中毒症状与肺功能障碍为主要表现。病情于 10～14 d 达高峰,发热、乏力等感染中毒症状加重,并出现频繁咳嗽、气促和呼吸困难,轻微活动则气喘、心悸、胸闷,肺实变体征进一步加重,被迫卧床休息。这个时期易发生呼吸道的继发性感染。10%～15% 患者出现急性呼吸窘迫综合征(acute respiratory distress syndrome, ARDS)而危及生命。

3. 恢复期　病程进入 2～3 周后,发热渐退,其他症状与体征减轻乃至消失。肺部炎症改变的吸收和恢复较为缓慢,体温正常后仍需 2 周左右才能完全吸收恢复正常。

轻型患者临床症状轻,病程短;重症患者病情重,进展快,易出现急性呼吸窘迫综合征。儿童患者的病情较成人轻,老年患者症状常不典型,但死亡率较高。孕妇患者,在妊娠的早期易导致流产,妊娠晚期孕妇的病死率增加。少数患者不以发热为首发症状,尤其是有近期手术史或有基础疾病的患者。

【并发症】

常见并发症包括肺部继发感染,肺间质改变,纵隔气肿、皮下气肿和气胸,胸膜病变,心肌病变,骨质缺血性改变等。

【实验室及其他检查】

1. 血常规检查　病程初期到中期白细胞计数正常或下降,淋巴细胞计数绝对值常减少。

2. 影像学检查　绝大多数患者在起病早期即有胸部 X 射线检查异常,常为单肺多叶或双肺改变,呈片状、斑片状浸润性阴影或网状改变。部分患者进展迅速,呈大片状阴影。对于临床怀疑本病但是胸片检查阴性的患者,1~2 d 内应复查胸部 X 射线检查以利诊断。胸部 CT 检查可见局灶性实变,毛玻璃样改变最多见。肺部阴影吸收、消散较慢,阴影改变程度范围可与临床症状体征不相平行。

3. 血液生化检查　多数患者出现肝功能异常,丙氨酸氨基转移酶(ALT)、乳酸脱氢酶(LDH)及其同工酶等均有不同程度升高。血气分析可发现血氧饱和度降低。

4. 血清学检查　常用酶联免疫吸附法(ELISA)和免疫荧光法(IFA)检测血清中的 SARS-CoV 抗体。这两种方法对 IgG 抗体检测的敏感性与特异性均超过 90%,IFA 法的特异性高于 ELISA 法。IgG 抗体在起病后第 1 周检出率低或检测不到,第 2 周末检出率 80% 以上,第 3 周末 95% 以上,且效价持续升高,在病后第 6 个月仍保持高滴度。IgM 抗体发病 1 周出现,在急性期和恢复早期达高峰,3 个月后消失。另外,也可采用单克隆抗体技术检测样本中的 SARS-CoV 特异性抗原,可用于早期诊断,特异性与敏感性超过 90%。

5. 分子生物学检测　以反转录聚合酶链反应(RT-PCR)检测患者呼吸道分泌物、血液、粪便等标本中 SARS-CoV 的 RNA。

6. 细胞培养分离病毒　将患者呼吸道分泌物、血液等标本接种到 Vero 细胞中进行培养,分离到病毒后用 RT-PCR 或免疫荧光法进行鉴定。

【诊断】

1. 流行病学资料

(1)与 SARS 患者有密切接触史,或属于被传染的群体发病者之一或有明确传染他人的证据。

(2)发病前 2 周内曾到过或居住于报告有传染性非典型肺炎患者并出现继发感染疫情的区域。

2. 症状与体征　起病急,以发热为首发症状,体温一般>38 ℃;伴有畏寒、头痛、关节酸痛、肌肉酸痛、乏力、腹泻;常无上呼吸道卡他症状;可有咳嗽,多为干咳、少痰,偶有血丝痰;可有胸闷,严重者出现呼吸加快、气促或明显呼吸窘迫。肺部体征不明显,部分患者可闻少许湿啰音或有肺实变体征。

3. 辅助检查

(1)血常规检查　外周血白细胞计数正常或降低;常有淋巴细胞计数减少。

(2)胸部 X 射线检查　肺部有不同程度的片状、斑片状浸润性阴影或呈网状改变,部分患者进展迅速,呈大片状阴影;常为多叶或双侧改变,阴影吸收消散较慢;肺部阴影与症状体征可不一致。若检查结果阴性,1~2 d后应予复查。若有条件,可结合胸部CT检查,有助于发现早期轻微病变或与心影及大血管影重合的病变。

(3) 血清学检查 用IFA或ELISA法检测患者血清特异性抗体,特异性IgM抗体阳性,或特异性IgG抗体急性期和恢复期抗体滴度升高4倍或以上时,可作为确定诊断的依据。检测阴性结果,不能作为排除本病诊断的依据。

【鉴别诊断】

主要与上呼吸道感染、流行性感冒、细菌性或真菌性肺炎、艾滋病合并肺部感染、肺结核、肾综合征出血热、肺部肿瘤、非感染性肺间质性疾病、肺水肿、肺不张、肺栓塞、肺嗜酸性粒细胞浸润症、肺血管炎等临床表现类似的呼吸系统疾病进行鉴别。

【治疗】

目前缺乏特异性治疗手段。以对症治疗、生命支持、防治急性肺损伤和急性呼吸窘迫综合征及并发症的综合治疗为主。治疗的基本原则是:①密切观察病情,注意动态观察,在治疗过程中做好鉴别诊断;②依据治疗指引进行相对规范的治疗,同时也要结合每一个体的情况,进行综合的处理;③注意早期认识和处理严重的病例;④合理使用糖皮质激素、正压通气和防治并发症(三合理原则)。

1. 监测病情变化　多数患者在发病后14 d内都可能属于进展期,须密切观察病情变化,监测症状、生命体征、SpO_2或动脉血气分析、血常规、胸片(早期复查间隔时间不超过2~3 d),心、肝、肾功能等。

2. 一般和对症治疗

(1) 卧床休息,避免劳累。

(2) 剧烈咳嗽、咳痰者必要时给予镇咳、祛痰药。

(3) 体温超过38.5 ℃者,可给予物理降温,如冰敷、乙醇擦浴等,并酌情使用解热镇痛药。儿童忌用阿司匹林,因该药有可能引起瑞氏综合征。

(4) 出现心、肝、肾等器官功能损害者,应采取相应的治疗措施。

(5) 加强营养支持,注意水电解质、酸碱平衡。

3. 氧疗　出现气促或PaO_2<70 mmHg、血氧饱和度(SpO_2)<93%给予持续鼻导管或面罩吸氧。

4. 糖皮质激素的应用　有以下指征之一即可早期应用:①有严重中毒症状,高热3 d不退;②48 h内肺部阴影进展超过50%;③有急性肺损伤或出现ARDS。

成人剂量甲泼尼松80~320 mg/d,必要时可适当增加剂量,大剂量应用时间不宜过长。具体剂量及疗程根据病情调整,待病情缓解或胸片上阴影有所吸收后逐渐减量停用,儿童慎用糖皮质激素。应用激素的目的在于抑制异常的免疫病理反应,减轻全身炎症反应,改善机体一般状况,减轻肺渗出、损伤,防止和减轻后期的肺纤维化,同时注意激素的不良反应。

5. 防治感染　根据临床情况,选用大环内酯类、喹诺酮类等抗生素防治继发细菌感染。

6. 早期抗病毒治疗　目前尚无针对SARS-CoV的特异性抗病毒药物。早期可试用蛋白酶类抑制剂类药物洛匹那韦、利托那韦等。利巴韦林的疗效仍不确切。

7. 增强免疫功能的药物　重型患者可以试用,如胸腺素、静脉用丙种球蛋白等。

8. 中药辅助治疗　本病属于中医学瘟疫、热病的范畴,治则为:温病,卫、气、营、血和三焦辨证论治。

9. 重型病例的治疗　必须严密动态观察,加强监护,及时给予呼吸支持,合理使用糖皮质激素,加强营养支持和器官功能保护,注意水、电解质和酸碱平衡,防治继发感染,及时处理并发症。

(1) 加强对患者的动态监护或收入重症监护病房　包括对生命体征、出入液量、心电图及血糖的监测。

(2) 无创正压机械通气(NPPV)　应用指征:①呼吸频率>30次/min,②吸氧5 L/min条件下,SpO_2<93%。禁忌证为:①有危及生命的情况,需要紧急气管插管;②意识障碍;③呕吐、上消化道出血;④气道分泌物多和排痰障碍;⑤不能配合NPPV治疗;⑥血流动力学不稳定和有多器官功能损害。

模式通常使用持续气道正压通气(CPAP),压力水平一般为4~10 cmH_2O;吸入氧流量一般为5~8 L/min,维持SpO_2>93%,或压力支持通气+呼气末正压通气(PSV+PEEP),PEEP水平一般为4~10 cmH_2O,吸气压力水平一般为10~20 cmH_2O。NPPV应持续应用(包括睡眠时间),暂停时间不宜超过30 min,直至病情缓解。

(3) 若患者不能耐受NPPV或SpO_2改善不满意,应及时进行有创正压机械通气治疗。具体插管通气的指征为:①经无创通气治疗病情无改善,表现为SpO_2<93%,面罩氧浓度5 L/min,肺部病灶仍增加;②不能耐受无创通气,明显气促;③中毒症状明显,病情急剧恶化。

使用呼吸机通气,极易引起医务人员被SARS-CoV感染,故务必注意医护人员的防护。谨慎处理呼吸机废气,吸痰、冲洗导管均应小心对待。

(4) 休克或多器官功能障碍综合征(MODS)患者,予以相应支持治疗。在MODS中,肺、肾衰竭、消化道出血和DIC发生率较高。脏器损害愈多,病死率越高,两个或两个以上脏器衰竭的病死率约为69%。早期防治,中断恶性循环,是提高治愈率的关键。

【预防】

(一) 管理传染源

1. 疫情报告　2004年12月新传染病防治法将其列为乙类传染病,但其预防、控制措施采用甲类传染病的方法执行。发现或怀疑本病时应尽快向卫生防疫机构报告。做到早发现、早报告、早隔离、早治疗。

2. 隔离治疗患者　对临床诊断病例和疑似诊断病例应在指定的医院按呼吸道传染病分别进行隔离观察和治疗。同时具备下列三个条件方可考虑出院:①体温正常7 d以上;②呼吸系统症状明显改善;③X射线胸片有明显吸收。

3. 隔离观察密切接触者　对医学观察病例和密切接触者,如条件许可应在指定地点接受为期14 d的隔离观察。在家中接受隔离观察时应注意通风,避免与家人密切接触。

(二)切断传播途径

1. **社区综合性预防** 加强科普宣传,流行期间减少大型集会活动,保持公共场所通风换气、空气流通;注意空气、水源、下水道系统的消毒处理。

2. **保持良好的个人卫生习惯** 不随地吐痰,流行季节避免去人多或相对密闭的地方。有咳嗽、咽痛等呼吸道症状及时就诊,注意戴口罩;避免与人近距离接触。

3. **严格隔离患者** 医院应设立发热门诊,建立本病的专门通道。收治SARS的病区应设有无交叉的清洁区、半污染区和污染区;病房、办公室等均应通风良好。疑似患者与临床诊断患者应分开病房收治。住院患者应戴口罩,不得随意离开病房。患者不设陪护,不得探视。病区中病房、办公室等各种建筑空间、地面及物体表面、患者用过的物品、诊疗用品及患者的排泄物、分泌物均须严格按照要求分别进行充分有效的消毒。医护人员及其他工作人员进入病区时,要切实做好个人防护工作。须戴12层面纱口罩或N95口罩,戴帽子和眼防护罩及手套、鞋套等,穿好隔离衣,以期无体表暴露于空气中。接触过患者或被污染的物品后应洗手。加强医务人员SARS防治知识的培训。

4. **实验室条件要求** 必须在具备生物安全防护条件的实验室,才能开展SARS患者人体标本或病毒株的检测或研究工作,以防病毒泄漏。同时实验室研究人员必须采取足够的个人防护措施。

(三)保护易感人群

均衡饮食、适量体育锻炼、心态乐观、避免劳累等良好的生活习惯有助于提高人体对SARS的抵抗力。灭活疫苗正在研制中,已进入临床试验阶段。医护人员及其他人员进入病区时,应注意做好个人防护工作。

(漯河医学高等专科学校 张 剑)

问题分析与能力提升

患者,女,34岁,医院清洁工,因"高热、咳嗽3 d"入院。患者3 d前出现高热,咳嗽,咳少许血丝痰,伴有头痛,关节与肌肉酸痛,乏力,胸闷。体格检查:T 39.5 ℃,全身表浅淋巴结无肿大,右肺闻及少许湿啰音,肝、脾肋下未触及。实验室检查:RBC 4.2×10^{12}/L,WBC 3.35×10^9/L,分类计数 N 0.75%,L 0.1%;ALT 82 U/L,AST 104 U/L。胸片提示右肺中叶斑片状浸润性阴影。

问题与思考:①请明确本例患者的初步诊断及诊断依据。②应与哪些疾病进行鉴别?③明确诊断需进一步做哪些检查?

同步练习题(选择题)

1. 关于传染性非典型肺炎的预防,下列哪一项是错误的 ( )
   A. 疑似病例应进行隔离治疗　　　B. 住院患者应戴口罩
   C. 吸烟者不易感染此病　　　　　D. 体温正常 7 d 后可考虑出院
   E. 良好的生活习惯有助于提高人体对传染性非典型肺炎的抵抗能力

2. 不符合传染性非典型肺炎临床特点的是 ( )
   A. 常以发热为首发和主要症状　　B. 外周血白细胞数不增多或减少
   C. 氧疗及呼吸支持很重要　　　　D. 严重者呼吸窘迫但肺部体征不明显
   E. 激素对减轻中毒症状有效

3. 有关 SARS 相关冠状病毒描述错误的是 ( )
   A. 单股正链 RNA 病毒　　　　　B. 特异性 IgM 抗体出现早
   C. 抵抗力强　　　　　　　　　　D. 对紫外线不敏感
   E. 稳定性强

4. 患者男,42 岁,因"发热、干咳 5 d"入院。体格检查:T 39.5 ℃,颌下淋巴结肿大,肝、脾未触及。实验室检查:WBC 3.65×10^9/L,N 0.75%,L 0.1%,X 射线胸片示双肺斑片状阴影。该病例初步诊断是 ( )
   A. 流行性感冒　　　　　　　　　B. 传染性非典型肺炎
   C. 肺结核　　　　　　　　　　　D. 真菌性肺炎
   E. 大叶性肺炎

第十四节　肾综合征出血热

肾综合征出血热(hemorrhagic fever with renal syndrome,HFRS),又称流行性出血热,是由汉坦病毒(Hantan virus,HV)引起的,以鼠类为主要传染源的一种自然疫源性疾病。本病的主要病理变化是全身小血管和毛细血管广泛性损害,临床上以急性起病、发热、充血、出血、低血压休克和肾损害为主要表现。典型病例病程呈五期经过。广泛流行于亚欧等国,我国为高发区,为我国法定乙类传染病。

【病原学】

汉坦病毒属于布尼亚病毒科(Bunyaviridae),外形呈圆形或卵圆形,平均直径约 120 nm,为负性单链 RNA 病毒。由于抗原结构的不同,汉坦病毒至少有 20 个以上血清型。不同鼠类携带不同血清型,临床表现轻重程度也不一致。其中Ⅰ型、Ⅱ型、Ⅲ型、Ⅳ型病毒是经世界卫生组织认定的,在我国流行的主要是Ⅰ型、Ⅱ型、Ⅲ型汉坦病毒。其中Ⅰ型引起人类疾病的临床症状较重。汉坦病毒对乙醚、氯仿、去氧胆酸盐敏感,对酸、热的抵抗力弱,高温、紫外线、乙醇和碘酒均可将其杀灭。

【流行病学】

1. 传染源　病毒呈多宿主性。主要宿主动物是啮齿类,其他动物包括猫、猪、犬和兔等。在我国以黑线姬鼠、褐家鼠为主要宿主动物和传染源,林区则以大林姬鼠为主。

由于肾综合征出血热患者早期的血液和尿液中携带病毒,虽然有接触后发病的个别病例报告,但人不是主要传染源。

2.传播途径

(1)呼吸道传播　鼠类携带病毒的排泄物,如尿、粪、唾液等污染尘埃后形成气溶胶通过呼吸道而感染人体。

(2)消化道传播　进食被鼠类携带病毒的排泄物污染的食物,病毒可经口腔、咽、食管黏膜侵入人体。

(3)接触传播　被鼠咬伤或破损伤口接触带病毒的鼠类血液、排泄物、分泌物,病毒由损伤的皮肤和黏膜侵入人体。

(4)垂直传播　孕妇感染本病毒后,病毒可经胎盘感染胎儿,曾从感染肾综合征出血热孕妇的流产儿脏器中分离到汉坦病毒。

3.易感人群　人群普遍易感,病后有较稳固免疫力,少有第2次发病者。

4.流行特征　主要分布在亚洲,其次为欧洲和非洲。我国疫情最重,除青海和新疆外,均有病例报告。目前我国的流行趋势是老疫区病例逐渐减少,新疫区则不断增加。虽本病四季均能发病,但有较明显的高峰季节,其中姬鼠传播者以11月至次年1月份为高峰,5~7月份为小高峰。家鼠传播者以3~5月份为高峰。林区姬鼠传播者以夏季为流行高峰。

【发病机制与病理解剖】

目前尚未阐明,多数研究认为发病机制与病毒的直接作用、免疫损伤有关。病毒进入人体后随血液侵犯血管内皮细胞、骨髓、肝、脾、肺、淋巴结等组织,进一步增殖后再次释放入血引起病毒血症,损伤感染细胞的功能和结构。同时,引起机体的一系列免疫应答,诱发机体的巨噬细胞和淋巴细胞等释放各种细胞因子和介质,如白细胞介素-1(IL-1)、肿瘤坏死因子(TNF)、γ干扰素等,引起发热、血管渗透性升高、休克、器官功能衰竭。免疫复合物引起的损伤是引起本病血管和肾损害的主要原因。

本病病理变化以全身小血管和肾病变最明显,其次为心、肝、脑等脏器。

(1)血管病变　基本病变是小血管(包括小动脉、小静脉和毛细血管)内皮细胞肿胀,变性和坏死。

(2)脏器病变　①肾病变最明显,肉眼可见肾脂肪囊水肿、出血、肾皮质苍白,肾髓质极度充血并有出血和水肿;镜检肾小球充血,基底膜增厚,肾小管变性、坏死、受压而变窄或闭塞,肾间质充血、水肿;②其他器官损害:心内膜片状出血、肝大、脾大、腹膜后和纵隔有胶冻样水肿、脑实质水肿和出血等。

上述病变造成以出血、低血压休克及急性肾衰竭为主的一系列临床表现。

【临床表现】

潜伏期4~46 d,以7~14 d多见。典型病例病程中有发热期、低血压休克期、少尿期、多尿期和恢复期的五期经过,但非典型病例和轻型病例可出现越期现象,而重症患者则可出现发热期、休克期和少尿期之间的互相重叠。

1.发热期　主要表现为发热、全身中毒症状、毛细血管损伤和肾损害。

(1)发热　患者多起病急,畏寒,体温升至39~40 ℃,热型以弛张型为多,少数呈稽留型或不规则型。热程多数为3~7 d，少数达10 d以上。一般体温越高，热程越长，则病情越重。

(2) 全身中毒症状　表现为全身酸痛、头痛、腰痛和眼眶痛。头痛、腰痛、眼眶痛一般称为"三痛"，与相应部位充血和水肿有关。多数患者出现消化道中毒症状，如食欲减退、恶心、呕吐或腹痛、腹泻，腹痛剧烈者，腹部有压痛、反跳痛，易误诊为急腹症而手术。此类患者多为肠系膜局部极度充血和水肿所致。腹泻可带黏液和血，易误诊为肠炎或痢疾。部分患者可出现嗜睡、烦躁、谵妄、抽搐等神经精神症状，此类患者多数发展为重型。

(3) 毛细血管损害征　主要表现为充血、出血和外渗水肿。皮肤充血潮红主要见于颜面、颈部、胸部呈"三红"，重者呈醉酒貌。黏膜充血见于眼结膜、软腭和咽部。皮肤出血多见于腋下及胸背部，呈搔抓样、条痕样特征性改变。黏膜出血常见于软腭，呈针尖样出血点，眼结膜呈片状出血。少数患者有鼻出血、咯血、呕血、血尿等内脏出血表现。如在病程4~6 d，腰、臀部或注射部位出现大片瘀斑和腔道大出血可能为DIC所致，是重症表现。肾损害主要表现为蛋白尿、血尿、管型尿等。

2. 低血压休克期　多发生于病后第4~8天，多数患者在发热末期或热退同时出现血压下降，少数在热退后发生，持续1~3 d，其持续时间的长短与病情轻重、治疗措施是否及时和正确有关。轻型患者可不发生低血压或休克，重症患者可出现顽固性休克，由于长期组织血流灌注不良，而出现发绀，并促使DIC、出血、急性肾功能衰竭、急性呼吸窘迫综合征(ARDS)的发生。

3. 少尿期　常继低血压休克期而出现，亦可与低血压休克期重叠或由发热期直接进入本期。多发生于病程第5~8天，持续2~5 d。少尿期的主要表现为尿毒症、酸中毒和水、电解质紊乱，严重者可出现高血容量综合征和肺水肿。临床表现为厌食、恶心、呕吐、腹胀、腹泻、顽固性呃逆等消化道症状；头晕、头痛、嗜睡、烦躁、谵妄，甚至昏迷和抽搐等精神神经系统症状；一些患者出血现象加重，表现为皮肤瘀斑增加、鼻出血、便血、呕吐、咯血、血尿或阴道出血，少数患者可出现颅内出血或其他内脏出血；呼吸增快或库氏(Kussmaul)深大呼吸提示代谢性酸中毒；水钠潴留，使组织水肿加重，可出现腹水和高血容量综合征，后者表现为体表静脉充盈，收缩压增高，脉压增大而使脉搏洪大，脸部胀满和心率增快；电解质紊乱主要表现为高血钾、低血钠和低血钙，少数亦可发生低血钾和高血镁，高血钾和低血钾均能引起心律失常，低血钠表现为头昏、倦怠。严重者可有视力模糊和脑水肿。低血钙可引起手足搐搦。本期病情轻重与少尿持续时间和氮质血症的高低相平行，若BUN每天上升21 mmol/L以上为高分解型肾功能衰竭，预后较差。

4. 多尿期　一般出现在病程第9~14天，持续7~14 d。根据尿量和氮质血症情况可分为以下3期。

(1) 移行期　每天尿量由400 mL增至2 000 mL，此期虽尿量增加，但血尿素氮(BUN)、血肌酐(Scr)等反而升高，症状加重，不少患者因并发症而死于此期，须特别注意观察病情。

(2) 多尿早期　每天尿量超过2 000 mL，氮质血症未见改善，症状仍重。

(3) 多尿后期　尿量每天超过3 000 mL，并逐日增加，氮质血症逐步下降，精神、食欲逐日好转，此期每天尿量可达4 000~8 000 mL，少数可达15 000 mL以上。此期若水和电解质补充不足或继发感染,可发生继发性休克,电解质紊乱等。

5. 恢复期 经多尿期后,尿量逐渐恢复为每天约 2 000 mL,精神、食欲明显好转,经过 1~3 个月体力可完全恢复。少数患者可遗留高血压、肾功能障碍、心肌劳损和垂体功能减退等症状。

根据发热、中毒症状、出血、休克、肾功能损害严重程度,临床上可分为以下五种类型,见表 2-3。

表 2-3 肾综合征出血热 5 种临床类型比较

临床类型	体温	中毒症状	出血	肾功能损害	休克	尿蛋白
轻型	39 ℃以下	轻	有出血点	无	无	- ~ +
中型	39~40 ℃	较重	有出血点	有少尿	有	++ ~ +++
重型	40 ℃以上	重	瘀斑、内脏出血	少尿达 5 d 或无尿 2 d	明显	++++
危重型	40 ℃以上	重	内脏出血	少尿达 5 d 或无尿 2 d	顽固性	++++
非典型型	38 ℃以下	轻	散在出血点	无	无	- ~ +

【并发症】

1. 内脏出血 以呕血、便血最为常见,可导致继发性休克。咯血、腹腔出血、鼻出血、阴道出血、颅内出血等均较常见,大咯血可引起窒息,颅内出血引起抽搐昏迷甚至死亡,腹腔内出血或肾破裂出血,易引起休克和急性肾功能衰竭。

2. 肺水肿

(1) 急性呼吸窘迫综合征(ARDS) 由于肺毛细血管损伤,通透性增高使肺间质大量渗液;肺内微小血管的血栓形成和肺泡表面活性物质生成减少均能促成 ARDS。表现为呼吸急促,发绀,肺部可闻及支气管呼吸音和干、湿啰音,X 射线表现为双侧斑点状或片状阴影,呈毛玻璃样。血气分析动脉氧分压降低至 60 mmHg 以下,常见于休克期和少尿期。并发 ARDS 可导致患者死亡率明显增高。

(2) 心源性肺水肿 由肺毛细血管受损,肺泡内大量渗液、高血容量或心肌受损所引起,表现为急性左心衰竭。

3. 中枢神经系统并发症 包括由汉坦病毒侵犯中枢神经而引起脑炎和脑膜炎;因休克、凝血机制异常、电解质紊乱和高血容量综合征等引起的脑水肿、高血压脑病和颅内出血等,CT 颅脑检查有助于诊断。

【实验室及其他检查】

1. 血常规检查 病程 1~2 d 白细胞计数多正常,第 3 天后逐渐升高,可达(15~30)×10⁹/L,少数重型患者可达(50~100)×10⁹/L,早期中性粒细胞增多,核左移,有中毒颗粒,重症患者可见幼稚细胞呈类白血病反应。第 4~5 天后淋巴细胞增多,并出现较多的异型淋巴细胞。由于血浆外渗,血液浓缩,从发热后期开始至低血压休克期,血红蛋白和红细胞数均明显升高,血小板从病后第2天起开始减少,并可见异型血小板。

2. 尿常规检查　病程第2天可出现尿蛋白,第4～6天尿蛋白常达(+++～++++),突然出现大量尿蛋白对诊断很有帮助。部分病例尿中出现膜状物,这是大量尿蛋白与红细胞和脱落上皮细胞相混合的凝聚物。镜检可见红细胞、白细胞和管型,此外尿沉渣中可发现巨大的融合细胞,这是汉坦病毒的包膜糖蛋白在酸性条件下引起泌尿系脱落细胞的融合,这些融合细胞中能检出汉坦病毒抗原。

3. 血液生化检查　血BUN、Scr多在低血压休克期开始升高,移行期末达高峰,多尿后期开始下降。发热期血气分析以呼吸性碱中毒多见,休克期和少尿期以代谢性酸中毒为主。血钠、氯、钙在本病各期中多数降低,而磷、镁等则增高。血钾波动,在发热期、休克期、多尿期降低,少尿期升高。

4. 凝血功能检查　发热期开始血小板减少,其黏附、凝聚和释放功能降低,若出现DIC,血小板常减少至$50×10^9/L$以下,DIC的高凝期出现凝血时间缩短,消耗性低凝血期则纤维蛋白原降低,凝血酶原时间延长,凝血酶时间延长,进入纤溶亢进期则出现纤维蛋白降解物(FDP)升高。

5. 免疫学检查

(1)特异性抗体检测　病程第2天即可检出特异性IgM抗体,1∶20为阳性。IgG抗体1∶40为阳性,1周后滴度上升4倍或以上有诊断价值。

(2)特异性抗原检测　常用免疫荧光法或ELISA法,胶体金法则更为敏感。早期患者的血清及周围血中性粒细胞、单核细胞、淋巴细胞和尿沉渣细胞均可检出汉坦病毒抗原。

6. 分子生物学检测　应用RT-PCR方法可以检出汉坦病毒的RNA,敏感性较高,具有诊断价值。

7. 病毒分离　将发热期患者的血清、血细胞和尿液等接种于Vero-E6细胞或A549细胞中可分离汉坦病毒。

8. 其他检查　肝功能检查可见转氨酶升高、胆红素升高。心电图检查可出现窦性心动过缓、传导阻滞等心律失常和心肌受损表现,此外高血钾时出现高而尖的T波,低血钾时出现U波等。部分患者眼压增高,若明显增高者常为重症。脑水肿患者可见视盘水肿。胸部X射线检查发现约30%患者有肺水肿表现,约20%患者出现胸腔积液和胸膜反应。

【诊断】

主要依据临床特征性症状和体征,结合实验室检查,参考流行病学资料进行诊断。

1. 流行病学资料　在流行季节,病前2个月有疫区野外作业及留宿者,并有与鼠类或其他宿主动物接触史。

2. 临床表现　临床出现发热、全身中毒症状、"三红征""三痛征"、皮肤搔抓样或条痕样出血、肾损害。患者热退后症状反而加重。典型病例有发热期、低血压休克期、少尿期、多尿期和恢复期五期经过。

3. 实验室检查　血常规血液浓缩、血红蛋白和红细胞增高、白细胞计数增高、血小板减少;尿蛋白大量出现和尿中带膜状物有助于诊断;血清、血细胞和尿中检出肾综合征出血热病毒抗原和血清中检出特异性IgM抗体阳性可以明确诊断。特异性IgG抗体需双份血清效价升高4倍以上者才有诊断意义。RT-PCR检测汉坦病毒的RNA有助于早期和非典型患者的诊断。

【鉴别诊断】

发热期应与上呼吸道感染、败血症、急性胃肠炎和菌痢等鉴别。休克期应与其他感染性休克鉴别。少尿期应与急性肾炎及其他原因引起的急性肾功能衰竭相鉴别。出血明显者需与消化性溃疡出血、血小板减少性紫癜和其他原因所致DIC鉴别。以ARDS为主要表现者应注意与其他原因引起者鉴别。腹痛为主要表现者应与外科急腹症相鉴别。

【治疗】

以综合治疗为主,早期应用抗病毒治疗,中晚期则针对病理生理异常进行对症治疗。"三早一就"是本病治疗原则,即早发现、早休息、早治疗、就近治疗、减少搬运。治疗中要注意防治休克、肾功能衰竭和出血。

1. 发热期　治疗原则是抗病毒治疗、减轻外渗、改善中毒症状、预防休克与DIC。

(1) 抗病毒治疗　发热期患者,成人可用利巴韦林1 g/d加入10%葡萄糖注射液500 mL中静脉滴注,连用3~5 d,能抑制病毒,减轻病情和缩短病程。

(2) 减轻外渗　宜尽早卧床休息,为降低血管通透性可给予路丁、维生素C等,每天输注平衡盐溶液或葡萄糖盐水1 000 mL左右。高热、大汗或呕吐、腹泻者可适当增加。

(3) 改善中毒症状　高热以物理降温为主,忌用强烈发汗退热药,以防大汗而进一步丧失血容量,中毒症状重者可给予地塞米松5~10 mg静脉滴注,呕吐频繁者给予甲氧氯普胺10 mg肌内注射。

(4) 预防DIC　适当给予低分子右旋糖酐或丹参注射液静脉滴注,以降低血液黏稠度。高热中毒症状和渗出征严重者,应定期检查凝血时间,处于高凝状态时可给予小剂量肝素抗凝,一般用量0.5~1 mL/kg体重,6~12 h一次缓慢静脉注射。

2. 低血压休克期　治疗原则是积极补充血容量、调整酸碱平衡、减轻肾功能损害、预防多脏器功能衰竭。

(1) 补充血容量　宜早期、快速和适量,争取4 h内血压稳定。液体应晶体与胶体结合,以平衡盐为主,切忌单纯输入葡萄糖液。平衡盐液所含电解质、酸碱度和渗透压与人体细胞外液相似。临床上对休克较重患者,常用双渗平衡盐液(即每升各种电解质含量加1倍)能达到快速补充血容量的目的。这是由于输入高渗液体后能使外渗于组织的体液回流血管内达到快速扩容作用。胶体溶液常用低分子右旋糖酐、甘露醇、血浆或白蛋白。10%低分子右旋糖酐每天输入量不宜超过1 000 mL,否则易引起出血。由于本期存在血液浓缩,因而不宜应用全血。补充血容量期间应密切观察血压变化,血压正常后输液仍需维持24 h以上。

(2) 调整酸碱平衡　酸中毒主要用5%碳酸氢钠溶液,根据动态血气分析结果作为纠正酸中毒的依据。

(3) 血管活性药和肾上腺糖皮质激素的应用　经补液、纠酸后,血红蛋白已恢复正常,但血压仍不稳定者可酌情应用血管活性药物如多巴胺、间羟胺等静脉滴注。

3. 少尿期　治疗原则为"稳、促、导、透",即稳定机体内环境、促进利尿、透析疗法及导尿和放血疗法。

(1) 稳定机体内环境　由于部分患者少尿期与休克期重叠,因此少尿早期需与休克所致肾前性少尿相鉴别,若尿比重>1.20,尿钠<40 mmol/L,尿素氮与血尿素氮之比>10∶1,应考虑肾前性少尿。可输注电解质溶液 500~1 000 mL,并观察尿量是否增加,亦可用 20% 甘露醇 100~125 mL 静脉注射,观察 3 h,若尿量不超过 100 mL,则为肾实质损害所致少尿,此时宜严格控制输入量。每天补液量为前一天尿量和呕吐量再加 500~700 mL。纠正酸中毒应根据 CO_2CP 检测结果,用 5% 碳酸氢钠溶液纠正。减少蛋白分解,控制氮质血症,可给予高碳水化合物、高维生素和低蛋白饮食,不能进食者每天输入葡萄糖 200~300 g。必要时可加入适量胰岛素。

(2) 促进利尿　本病少尿原因之一是肾间质水肿压迫肾小管,因此少尿初期可应用 20% 甘露醇 125 mL 静脉注射,以减轻肾间质水肿,用后若利尿效果明显者可重复应用 1 次,若效果不明显,应停止应用。常用利尿药物为呋塞米,可从小量开始,逐步加大剂量至每次 100~300 mg,静脉注射。效果不明显时尚可适当加大剂量,4~6 h 重复 1 次。亦可应用血管扩张剂如酚妥拉明 10 mg 或山莨菪碱 10~20 mg 静脉滴注,每天 2~3 次。

(3) 透析疗法　可应用血液透析或腹膜透析。透析疗法的适应证:少尿持续 4 d 以上或无尿 24 h 以上,或出现下列情况者:①明显氮质血症,血 BUN>28.56 mmol/L,有严重尿毒症表现者;②高分解型肾功能不全,每天血 BUN 升高>7.14 mmol/L;③血钾>6 mmol/L,ECG 有高尖 T 波的表现;④高血容量综合征。由于本病水肿主要是血管损伤,血浆外渗所致,与慢性肾炎肾功能不全所致水肿机制不同。若在透析治疗中进行超滤,应注意超滤总量与超滤速度不宜过大过快,以免在透析过程中发生低血压。

(4) 导泻和放血疗法　为预防高血容量综合征和高血钾,可以进行导泻。但必须是无消化道出血者。常用甘露醇 25 g,50% 硫酸镁 40 mL 或大黄 10~30 g 煎水,每天 2~3 次口服导泻。放血疗法目前少用,只有在严重的高血容量综合征引起心衰、肺水肿时,且又缺乏其他措施的情况下应用,一般每次放血 300~400 mL。

4. 多尿期　治疗原则是移行期和多尿早期的治疗同少尿期,多尿后期主要是维持水和电解质平衡,防治继发感染。

(1) 维持水与电解质平衡　给予半流质和含钾食物,补液以适量、口服为宜,适当补充钠、钾,不能进食者可以静脉注射。

(2) 防治继发感染　由于免疫功能下降,易发生呼吸道和泌尿系感染,若发生感染应及时诊断和治疗,忌用对肾有毒性作用的抗生素。

5. 恢复期　治疗原则为补充营养,逐步恢复工作,出院后应休息 1~2 个月,定期复查肾功能、血压和垂体功能,如有异常应及时治疗。

6. 并发症治疗

(1) 消化道出血　注意病因治疗,如为 DIC 消耗性低凝血期,宜补充凝血因子和血小板。如为 DIC 纤溶亢进期,可用 6-氨基己酸或对羧基苄氨静脉滴注。肝素类物质增高所致出血,则用鱼精蛋白或甲苯胺蓝静脉注射。

(2) 中枢神经系统并发症　出现抽搐时应用地西泮、异戊巴比妥钠静脉注射,脑水肿或颅内出血所致颅内高压应用 20% 甘露醇静脉注射。

(3) ARDS 可应用大剂量肾上腺糖皮质激素如地塞米松 20～30 mg 每 8 h 一次静脉注射,同时限制入水量和进行高频通气,或用呼吸机进行人工终末正压呼吸。

(4) 心衰、肺水肿 应严格控制液体入量,吸氧,半卧位,酌情应用强心药毛花苷 C、利尿药、扩张血管药,还可进行导泻或透析治疗。

(5) 防止继发感染 注意皮肤黏膜的清洁卫生,室内空气应流通及消毒。并发细菌感染时,应选用对肾无损害的抗菌药物。

【预防】

1. 疫情监测 由于新疫区不断扩大,因此应做好鼠密度、鼠带病毒率、易感人群监测工作。

2. 防鼠灭鼠 最为关键的预防措施,应用器械和药物等方法灭鼠,一般认为灭鼠后Ⅱ型病毒的发病率能较好地控制和下降。

3. 做好食品卫生和个人卫生 防止鼠类排泄物污染食品,不用手接触鼠类及其排泄物,动物实验时要防止被实验鼠咬伤。

4. 疫苗注射 目前我国研制的沙鼠肾细胞灭活疫苗(Ⅰ型),金地鼠肾细胞灭活疫苗(Ⅱ型)、乳鼠脑纯化汉坦病毒灭活疫苗(Ⅰ型),已在流行区使用,88%～94% 接种者能产生中和抗体,但持续 3～6 个月后明显下降,1 年后需加强注射。有发热、严重疾病和过敏者禁用。近年研制的由沙鼠肾原代细胞、金地鼠肾细胞和 Vero-E6 细胞制备的纯化精制双价(含Ⅰ型和Ⅱ型)也在应用中,不仅副作用轻,且仅需注射 2 针即可取得良好的保护效果。其他的新型疫苗如减毒活疫苗、重组痘苗疫苗(VACV)、基因工程疫苗和 DNA 疫苗等国内外正在研究中。

(漯河医学高等专科学校 张 剑)

问题分析与能力提升

患者,男,35 岁,因"发热 6 d,少尿 3 d"入院。患者 6 d 前突然出现发热,最高体温达 39.6 ℃,伴恶心、腹痛,曾排水样便 6 次/d,自服"感冒药"治疗,症状无好转。3 d 前尿量减少,昨天仅 400 mL。入院查体:T 38.7 ℃,颜面及结膜、上胸皮肤充血明显,前臂注射部位皮肤可见 5 cm×9 cm 瘀斑。实验室检查:WBC $16.3×10^9$/L,N 83%,PLT $52×10^9$/L,尿蛋白(+++),血 BUN 29.6 mmol/L,血钾 6.8 mmol/L,心电图检查示心率 45 次/min,高尖 T 波。

问题与思考:①该患者最可能的诊断及诊断依据。②为明确诊断应进行哪些检查?③请制订该患者目前的治疗方案。

同步练习题(选择题)

1. 关于肾综合征出血热描述错误的是 ( )
   A. 急性起病　　　　　　　　　　B. 典型患者临床表现呈五期经过
   C. 早期表现为发热,面部充血,结膜水肿　　D. 麻疹样皮疹,以四肢受压部位多见
   E. 血液浓缩及血小板减少

2. 肾综合征出血热早期诊断的实验室依据是 ( )
   A. 血白细胞与中性粒细胞增多　　B. 血小板减少
   C. 出现异型淋巴细胞　　　　　　D. 特异性 IgM 抗体(+)
   E. 以上均是

3. 下列关于肾综合征出血热多尿期的特点描述错误的是 ( )
   A. 自觉症状较少尿期好转　　　　B. 尿量可达 3~6 L/d,持续数天至数周
   C. 可因出血或继发感染引起休克　D. 仍需密切监测水、电解质平衡
   E. 如补液不当可引起快速脱水或严重休克

4. 肾综合征出血热最常见的并发症是 ( )
   A. 内脏出血　　　　　　　　　　B. 急性呼吸窘迫综合征
   C. 急性左心衰竭　　　　　　　　D. 脑膜炎
   E. 继发感染

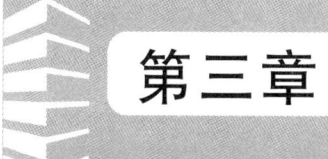

第三章 细菌感染性疾病

第一节 伤寒与副伤寒

一、伤寒

伤寒(typhoid fever)是由伤寒杆菌引起的急性肠道传染病。病人和带菌者是传染源,经粪-口途径传播,多见于夏、秋季,以温带和亚热带多发。临床上以持续发热、相对缓脉、神经系统中毒症状与消化道症状、玫瑰疹、肝脾大、白细胞减少为主要特征。肠出血和肠穿孔为主要并发症。切断传播途径是预防本病的关键。

【病原学】

伤寒杆菌属于沙门菌属 D 群。沙门菌属是为了纪念病理学家 Salmon 于 1894 年首次从猪的肠道分离出猪霍乱沙门菌而命名的。沙门菌广泛地存在于自然界中,尤其是在动物的肠道内,大部分感染人体或动物后呈共生状态,但某些沙门菌对人类和动物均可致病。伤寒沙门菌又称伤寒杆菌,革兰氏染色阴性,呈短杆状,有鞭毛,能运动,不形成芽孢,无荚膜。只感染人类而不感染其他动物。在普通培养基上能生长,在含有胆汁的培养基上生长更好。

伤寒杆菌在自然环境中生存力较强,在地面、水中可生存 2~3 周,在粪便中可生存 1~2 个月,在牛奶中不仅能生存且可繁殖。耐低温,在冰冻环境中可存活数月,但对阳光、热、干燥及消毒剂敏感,日光直射数小时即死亡,加热 60 ℃ 15 min 或煮沸后可立即死亡,消毒饮水余氯达 0.2~0.4 mg/L 时迅速死亡。

伤寒杆菌不产生外毒素,菌体裂解时释放的内毒素是致病重要因素。该菌具有脂多糖菌体抗原"O"、鞭毛抗原"H"和多糖毒力抗原"Vi",三种抗原均可刺激机体产生抗体,有助于本病的临床诊断。

【流行病学】

1. 传染源　患者和带菌者为本病唯一传染源。患者从潜伏期末即可从粪便排菌,整个病程中均有传染性。在病程第 1 周末,伤寒杆菌即可随尿排出,典型伤寒在病程第2~4周排菌量最多,每克粪便含菌量可达几十亿个,传染性最强。到恢复期后排菌量减少。排菌3个月以上者称为慢性带菌者,尤其原有胆石症或慢性胆道系统疾病的女性或老年人,容易成为慢性带菌者,也是本病不断传播或流行的主要传染源。

2. 传播途径　经粪-口途径传播。通过污染的水、食物及日常生活接触传播,也可经苍蝇、蟑螂等传播媒介污染食品而传播。其中,水源污染是本病传播的重要途径,亦是暴发流行的主要原因,日常生活接触传播以散发病例为多。

3. 人群易感性　人群普遍易感,病后免疫力持久,很少二次发病。

4. 流行特征　遍布世界各地,以热带、亚热带地区多见,可散发、流行或暴发流行。终年可见,以夏、秋季最多,儿童和青壮年发病率较高。

【发病机制与病理解剖】

伤寒杆菌进入消化道后,一般可被胃酸杀死,若侵入的病菌数量多,或胃酸杀菌能力减弱时,病菌进入小肠,侵入肠黏膜,经淋巴管进入肠道淋巴组织及肠系膜淋巴组织中繁殖,经胸导管释放入血导致第1次菌血症。此时属潜伏期,病人无症状。伤寒杆菌随血流进入肝、脾、胆囊、骨髓、淋巴结的单核巨噬细胞内大量繁殖,再次入血导致第2次菌血症,释放内毒素,产生临床症状。在病程第2~3周,伤寒杆菌继续随血流播散全身。胆囊内的伤寒杆菌大量繁殖,并随胆汁再次进入小肠,部分病菌侵袭已致敏的肠壁淋巴组织,引起严重炎症反应,致肠黏膜坏死、脱落而形成溃疡,病变伤及血管可引起出血(肠出血),侵及肌层及浆膜层可导致穿孔(肠穿孔),病程第4周,人体免疫力(主要是细胞免疫力)逐渐增强,清除血液和脏器中的细菌,肠壁溃疡逐渐愈合,病情缓解进入恢复期。若因免疫功能不足或抗菌治疗不彻底,潜伏于吞噬细胞或胆囊内的细菌再次繁殖,引起复发或再燃。

伤寒的病理特点是全身单核巨噬细胞系统的增生性反应,以小肠淋巴组织特别是回肠末段的集合淋巴结及孤立淋巴滤泡病变最具特征性。第1周淋巴组织高度肿胀;第2周淋巴滤泡坏死;第3周坏死组织脱落,形成溃疡;第4周愈合,不留瘢痕。肠系膜淋巴结肿大、充血,肝脾大,镜下可见充血或灶性坏死。

【临床表现】

潜伏期3~60 d,一般为10~14 d。潜伏期的长短与伤寒杆菌的感染量及机体的免疫状态有关。

1. 典型伤寒　自然病程4~5周,临床经过可分为4期:

(1) 初期　病程第1周,多起病缓慢,发热是最早出现的症状。随病情进展,体温呈阶梯状上升,3~7 d后达39~40 ℃,可有畏寒,少有寒战,伴全身不适、乏力、头痛、食欲减退、腹痛等症状。右下腹可有轻压痛,少部分患者可有肝脾大。此期血培养多阳性。

(2) 极期　病程第2~3周,出现伤寒特征性表现,肠出血、肠穿孔多在此期发生。

高热:持续高热10~14 d,以稽留热为主,少数呈弛张热或不规则热型。

消化系统症状:明显的腹部不适,半数患者出现腹部隐痛,位于右下腹或呈弥漫性。多数病人有便秘、腹胀,约10%患者出现腹泻,右下腹可有轻度压痛。

神经系统症状:由于内毒素作用于中枢神经系统,患者可出现表情淡漠、呆滞、反应迟钝、听力减退、耳鸣,重者出现谵妄、昏迷等中毒性脑病表现。

循环系统症状:正常人体温每增高1℃,脉搏每分钟则增加15~20次。但伤寒患者因副交感神经兴奋性增强,体温升高常与脉搏增快不一致,称相对缓脉,成人多见,并发心肌炎时不明显。有时部分患者会出现重脉,即每一次脉搏感觉有2次搏动的现象,系末梢血管受内毒素影响扩张所致。

玫瑰疹:病程第7~14天,半数以上患者在胸、腹、肩背部皮肤,分批出现淡红色斑丘疹,直径为2~4 mm,压之褪色,多在10个以下,一般2~4 d内隐退。

肝脾大:大多数病人有轻度的肝脾大,若病人出现肝功能明显异常时,提示并发中毒性肝炎。

(3)缓解期 病程第3~4周,体温逐渐下降,临床症状开始减轻,肿大的肝、脾逐渐回缩。本期小肠病理改变仍处在溃疡期,还可能出现肠出血、肠穿孔等并发症。

(4)恢复期 病程第5周,体温恢复正常,临床症状、体征消失,食欲恢复,但体质仍虚弱,约需1个月可完全康复。

2. 非典型伤寒 除上述典型表现外,还有轻型、暴发型、迁延型、逍遥型、顿挫型及小儿和老年型等多种临床类型。由于抗生素的早期应用,典型伤寒已不多见,轻症较多,相对缓脉及玫瑰疹少见,发热可以是唯一的表现,少数甚至以伤寒的并发症为首发症状。

(1)轻型 发热一般38 ℃左右,全身毒血症状轻,病程短,1~2周内即痊愈。儿童多见。发病前患者曾接受伤寒菌苗注射,或发病初期已应用有效抗菌药物治疗者。由于病情轻,症状不典型,易大多漏诊或误诊。

(2)暴发型 起病急,病情凶险,进展迅速,毒血症状严重,可出现超高热或体温不升,常并发中毒性脑病,中毒性心肌炎,中毒性肝炎,肠麻痹,DIC等。

(3)迁延型 起病与典型伤寒相似,由于机体免疫功能低下,发热持续不退,常为弛张热型或间歇热型,可达45~60 d,甚至迁延数月,肝脾大明显。多见于伴有血吸虫病、其他慢性病或免疫功能低下者。

(4)逍遥型 初期症状不明显,照常工作或学习,部分患者直至发生肠出血或肠穿孔才被诊断。

(5)小儿伤寒 年龄越小,症状越不典型,不规则热多见。年龄越大,临床表现越似于成人,学龄期儿童症状与成人相似,但多属轻型。常急性起病,热型不规则,呕吐、腹泻等胃肠道症状明显,便秘较少,多无相对缓脉,玫瑰疹少见,肝脾大明显。外周血白细胞计数常不减少。容易并发支气管炎或肺炎,肠出血、肠穿孔少见。

(6)老年伤寒 发热通常不高,多汗时容易虚脱。病程迁延,恢复期长。并发支气管肺炎和心力衰竭多见,病死率较高。

3. 复发和再燃 10%~20%用氯霉素治疗的患者,热退后1~3周,发热等临床症状再次出现,血培养再度阳性,称为复发。与胆囊或单核吞噬细胞系统中潜伏的病原菌大量繁殖、再次侵入血流有关,见于抗菌治疗不彻底、机体抵抗力低下的病人。部分缓解期病人体温下降尚未降到正常时再次上升,称再燃。再燃时血培养阳性,持续5~7 d后退热,可能是与菌血症未被完全控制有关。

【并发症】

1. 肠出血 为较常见并发症,发生率为2%~15%,多出现于病程第2~3周。成人比小儿发生率高,常有饮食不当、活动过多、腹泻及排便用力过度等诱发因素。大量出血时,常表现为体温突然下降、头晕、口渴、恶心和烦躁不安等症状;体检可发现患者面色苍白、手足冰凉、呼吸急促、脉搏细速、血压下降等休克体征。

2. 肠穿孔 为最严重的并发症,发生率1%~4%,多见于病程第2~3周。肠穿孔常发生于回肠末段,成人比小儿多见。肠穿孔表现为突发腹痛,以右下腹剧痛为主,伴有恶心、呕吐、出冷汗、四肢冰凉、脉搏浅速、呼吸急促、体温与血压下降等休克表现,经1~2 h后腹痛及其他症状暂时缓解。稍后体温又迅速上升并出现腹膜炎征象,表现为腹胀、持续性腹痛并加剧,全腹部压痛及反跳痛,腹壁肌肉广泛紧张、肠鸣音减弱至消失。腹腔内有游离液体,X射线检查膈下有游离气体,白细胞数较原先增高伴核左移。肠穿孔的诱因大致与肠出血相同,个别病例并发肠出血的同时发生肠穿孔。

3. 中毒性肝炎 发生率10%~50%,常见于病程第1~3周。主要特征为肝大,伴有压痛。血清丙氨酸氨基转移酶活性轻至中度升高,少数出现轻度黄疸。随着病情好转,肝大及肝功能可于2~3周恢复正常,发生肝功能衰竭者较少见。

4. 中毒性心肌炎 发生率3.5%~5%,常见于病程第2~3周伴有严重毒血症者。临床特征为心率增快、第一心音低钝、心律不齐、期前收缩、舒张期奔马律、血压下降、心肌酶谱异常等,心电图显示P-R间期延长,S-T段下降或平坦,T波改变等。

5. 溶血性尿毒综合征 一般见于病程第1~3周,约半数发生于第1周。主要表现为溶血性贫血,黄疸加深,接着出现少尿、无尿,严重时可发展为急性肾功能衰竭,并有纤维蛋白降解产物增加,血小板减少及红细胞碎裂现象。此症的发生可能由于伤寒杆菌内毒素诱使肾小球微血管内凝血所致,促使红细胞破裂,导致肾血流受阻有关。

6. 支气管肺炎 多发生于极期和病程后期。少数患者为继发性细菌感染,极少数由伤寒杆菌引起。

7. 其他并发症 其他并发症包括急性胆囊炎、骨髓炎、中毒性脑病、血栓性静脉炎、肾盂肾炎、脑膜炎等。

【实验室及其他检查】

1. 常规检查

(1)血常规 可见白细胞总数减少,一般在$(3~5)\times 10^9/L$之间,中性粒细胞减少,可能与骨髓的粒细胞系统受到细菌毒素的抑制、粒细胞的破坏增加和分布异常有关。血小板计数一般正常或稍低,如突然下降应警惕并发DIC或溶血尿毒综合征等严重并发症的可能。嗜酸性粒细胞减少或消失,病情恢复后逐渐回升至正常,复发时再度减少或消失。嗜酸性粒细胞计数对诊断和评估病情均有重要的参考意义。

(2)尿常规 从病程第2周开始,尿常规显示轻度蛋白尿或少量管型。

(3)粪便常规 腹泻患者粪便可见少许白细胞,并发肠出血时粪便潜血试验可为阳性或肉眼血便。

2. 细菌学检查

(1)血培养 是伤寒最常用的确诊方法。病程第1~2周血培养阳性率最高,可达80%~90%,第2周以后逐渐下降,第3周末50%左右,以后迅速降低。复发和再燃时可再度出现阳性。

(2)骨髓培养 由于骨髓中单核吞噬细胞丰富,细胞内吞噬的伤寒杆菌较多,伤寒沙门菌存在的时间也较长,故骨髓培养阳性率高于血培养,且阳性持续时间长,尤其对已使用抗生素治疗、血培养阴性的病人适用。

(3)粪便培养 病程第2周起阳性率逐渐增加,第3~4周阳性率最高,常用于判断带菌情况。

(4)尿培养 早期常为阴性,第3~4周阳性率略微升高,仅为25%,还需注意避免粪便污染。

3.免疫学检查 肥达反应(Widal reaction)又称肥达试验、伤寒血清凝集反应。应用已知的伤寒杆菌菌体"O"、鞭毛"H"抗原,副伤寒杆菌甲、乙、丙的鞭毛抗原"A""B""C"5种抗原,通过血清凝集反应,检测患者血清中相应抗体的凝集效价。伤寒与副伤寒甲、乙之间,有部分"O"抗原相同,能刺激机体产生相同的"O"抗体。故单纯"O"抗体效价增高,只能支持伤寒类细菌感染,不能区分伤寒和副伤寒。"O"抗体出现早,消失快,半年左右阴转;"H"抗体出现迟,但可持续阳性达数年之久。

伤寒抗体在病程第1周为阴性,第3~4周阳性率可达70%以上,可维持数月。"O"抗体效价≥1∶80及"H"抗体效价≥1∶160时,确定为阳性,有辅助诊断意义。相隔1周的双份血清抗体效价上升4倍以上有诊断价值。"Vi"抗体的检测可用于慢性带菌者的调查,效价在1∶40以上有意义。

【诊断】

主要根据临床表现、结合实验室检查、参考流行病学资料做出临床诊断,但确诊则以检出伤寒杆菌为依据。

1.流行病学资料 当地是否伤寒流行季节和地区,发病季节,是否在夏秋季,病前有无不洁饮食史、不良习惯或与患者接触史。

2.临床资料 持续性发热1~2周及以上,有全身中毒症状,表情淡漠、反应迟钝、听力减退、相对缓脉、食欲下降、腹胀、腹痛、腹泻或便秘,以及皮肤玫瑰疹和肝脾大等体征。如并发肠出血或肠穿孔对诊断更有帮助。

3.实验室检查 血或骨髓培养阳性有确诊意义。周围血常规白细胞总数减少,淋巴细胞比例相对增多,嗜酸性粒细胞减少或消失。肥达试验阳性有辅助诊断意义。

【鉴别诊断】

伤寒病早期(第1周以内)特征性表现尚缺乏,需与其他发热性疾病相鉴别:

1.病毒性上呼吸道感染 患者有高热、头痛、白细胞减少等表现与伤寒相似。可借助患者起病急、咽痛、鼻塞、咳嗽等呼吸道症状明显,没有表情淡漠、玫瑰疹、肝脾大、病程不超过1~2周等临床特点与伤寒相鉴别。

2.细菌性痢疾 患者有发热、腹痛、腹泻等表现与伤寒相似。可借助患者腹痛以左下腹为主,伴里急后重、排黏液脓血便,白细胞升高,粪便可培养出痢疾杆菌等临床特点与伤寒相鉴别。

3.疟疾 患者有发热、肝脾大、白细胞减少与伤寒相似。可借助患者寒战明显、体温每天波动范围较大,退热时出汗较多,红细胞和血红蛋白降低,外周血或骨髓片可找到疟原虫等临床特点与伤寒相鉴别。

4. 革兰氏阴性杆菌败血症　伤寒病程1~2周以后,临床特征逐渐出现,需要与革兰氏阴性杆菌败血症相鉴别,二者都会出现高热、肝脾大及血白细胞减少等表现,一方面可检查患者是否有胆道、泌尿道或呼吸道等原发感染灶存在,另一方面,革兰氏阴性杆菌败血症弛张热多见,有明显寒战,常有皮肤瘀点、瘀斑,血培养可找到相应的致病菌等临床特点与伤寒相鉴别。

5. 血行播散性结核　患者有长期发热、白细胞降低与伤寒相似。但患者常有结核病史或结核患者接触史,热型为不规则热,常伴有盗汗,结核菌素试验阳性,X射线胸片或肺CT显示结核病灶,抗结核治疗有效。

6. 恶性组织细胞病　患者有长期发热,不规则热型,贫血与出血显著,肝脾和淋巴结肿大,血常规示全血细胞减少,病情进展较快且凶险,机体消耗明显。骨髓检查可发现恶性组织细胞,淋巴结活检有助于确诊,抗菌治疗无效。

除上述疾病外,伤寒还应与病毒性肝炎、钩端螺旋体病、布鲁菌病等相鉴别。

【治疗】

1. 一般治疗

(1)隔离　入院后按肠道传染病进行消毒隔离。临床症状消失后,每隔5~7 d进行粪便培养,连续2次阴性,方可解除隔离。

(2)休息　发热期病人需卧床休息,可减少机体对热量和营养物质的消耗;退热后2~3 d可在床上稍坐,退热后1周可轻度活动,逐渐过渡到正常活动量,可减少肠蠕动,避免肠道并发症发生。

(3)饮食　发热期给予清淡、易消化的流质饮食或无渣半流饮食,少量多餐,鼓励病人多饮水,以利毒素排泄,必要时可给予静脉补液。热退后饮食从流质、半流、软质饮食逐渐过渡,一般退热后2周才能恢复正常饮食。饮食成分包括足量的碳水化合物、高蛋白、高维生素,以补充发热期的消耗,促进恢复。避免刺激性和产气食物,切忌暴饮暴食或食用生冷、粗糙和不易消化的食物,有肠出血时须禁食。

2. 对症治疗

(1)高热　可采取物理降温方法,如头部冰敷、温水擦浴等,也可给予小剂量退热剂,避免大量应用退热药,以防大汗虚脱。高热出汗后应及时更换内衣,保持皮肤清洁、干燥。

(2)严重毒血症状　在使用抗生素治疗同时,使用肾上腺皮质激素,如地塞米松5 mg,静脉滴注,每天1次,疗程不超过3 d;也可选用氢化可的松50~100 mg。烦躁者可用镇静剂。

(3)便秘　排便时切忌过分用力,必要时用开塞露或生理盐水300~500 mL低压灌肠,无效时改用50%甘油60 mL或液体石蜡100 mL灌肠。忌用泻药和高压灌肠。

(4)腹泻　选择低糖低脂肪饮食,可给予小檗碱0.3 g口服,每日3次,一般不用鸦片制剂,以免引起肠蠕动减弱。

(5)腹胀　调节饮食,停食产气多的食物,如牛奶、豆奶等。必要时可用松节油腹部热敷、肛管排气或生理盐水低压灌肠,但禁用新斯的明,因其可引起剧烈肠蠕动,诱发肠出血或肠穿孔。

3. 病原治疗　可选用第三代喹诺酮类、第三代头孢菌素等抗生素。

目前以喹诺酮类为首选药物,常用的有氧氟沙星,每次 200 mg,每天 3 次口服或 200 mg 每天 2 次静脉滴注;环丙沙星,250 mg,每天 2 次口服或 200 mg 静脉滴注,每天 2 次;抗菌治疗的疗程一般为 14 d。因该类药物可影响骨骼发育,孕妇、哺乳期妇女、儿童、17 岁以下未成年人不宜应用。

头孢菌素类药物对伤寒杆菌亦有强大的抗菌活性,可选用头孢曲松、头孢噻肟、头孢哌酮、头孢他啶等。成人 2~4 g/d,儿童 100 mg/kg/d,疗程为 14 d。

4. 带菌者的治疗　根据药敏试验选择有效抗菌药物,疗程 4~6 周。

5. 并发症治疗

(1) 肠出血　①绝对卧床休息,暂禁食,严密观察病情变化,尤其神志、血压、脉搏及便血情况。②禁用泻剂及灌肠。③烦躁不安者,给予镇静剂应用,如地西泮,成人每次 10 mg,肌内注射,必要时间隔 6~8 h 可重复应用;或者选择苯巴比妥钠,成人每次 100 mg,肌内注射,必要时间隔 4~6 h 可重复应用。④补充血容量,维持水、电解质和酸碱平衡,并根据出血情况,必要时给予输血。⑤应用一般止血药物,如维生素 K_1、卡巴克络、酚磺乙胺等。⑥大量出血经内科积极治疗无效时,可考虑手术处理。

(2) 肠穿孔　①禁食、胃肠减压、输液维持水、电解质平衡及肠外营养支持,并动态监测病人生命体征的变化,使用对肠道菌敏感的抗生素联合治疗,控制腹膜炎症,警惕感染性休克的发生,以快速控制病情。②对于已并发腹膜炎的患者,应积极进行手术治疗,同时联用有效抗生素控制腹膜炎。

(3) 中毒性心肌炎　①严格卧床休息。②足量、有效抗生素治疗下,应用肾上腺皮质激素。③保护和营养心肌药物应用,如高渗葡萄糖、维生素 B_1、维生素 C、三磷酸腺苷、FDP(1,2-二磷酸果糖)等。④一旦出现心力衰竭,给予对症处理,并维持至症状消失。

(4) 溶血尿毒综合征　①足量、有效抗生素治疗原发感染,同时应用肾上腺皮质激素。②小剂量肝素或(和)低分子右旋糖酐进行抗凝治疗。③输血、输液、碱化尿液。④必要时进行血液或腹膜透析,促进肾功能的恢复。

(5) 其他　中毒性肝炎、支气管肺炎等,参考相应内科的治疗措施。

【预防】

1. 管理传染源　对患者采取消化道隔离,至体温正常后 15 d,或至症状消失后,每隔 5 d 进行粪便培养,连续 2 次阴性,方可解除隔离。慢性带菌者不能从事餐饮业,并给以有效治疗、监督和管理。接触者应医学观察 15 d。

2. 切断传播途径　切断传播途径是预防本病的关键措施。应做好水源、饮食的卫生管理监督工作,做好"三管一灭",即饮水、食物、粪便的卫生管理及消灭苍蝇。

3. 保护易感人群　对于易感人群,通过合理饮食、规律生活,以及长期的体育锻炼,增强机体的非特异性免疫能力。也可以进行伤寒和副伤寒甲、乙三联菌苗的预防接种,增强特异性免疫力。采取皮下注射 3 次,间隔 7~10 d,各 0.5 mL、1.0 mL、1.0 mL;免疫期为 1 年。每年可加强 1 次,1.0 mL,皮下注射。或口服 Ty21a 伤寒活菌苗。以上均仅有部分免疫保护作用,且副作用较大,此外,仍需注意饮食卫生,故实际应用很少。

二、副伤寒

副伤寒是由食品传播副伤寒沙门菌感染所致,包括副伤寒甲、副伤寒乙和副伤寒丙三种,分别由副伤寒甲型沙门菌、副伤寒乙型沙门菌和副伤寒丙型沙门菌感染而引起。

副伤寒甲、乙的症状与伤寒相似,但一般病情较轻,病程较短,病死率较低。副伤寒丙的症状较为不同,可表现为轻型伤寒,急性胃肠炎或脓毒血症型。

【病原学】

副伤寒甲型沙门菌、副伤寒乙型沙门菌和副伤寒丙型沙门菌,此三种杆菌分别属于沙门菌属中A、B、C三群,均可按噬菌体分型方法进行分型。各种副伤寒杆菌均有菌体抗原"O"和鞭毛抗原"H",其中副伤寒丙杆菌还兼有"Vi"抗原。在自然条件下,副伤寒杆菌一般只能感染人类,致病力比伤寒杆菌弱,但比其他人畜共患沙门菌要强。

副伤寒杆菌的菌体抗原"O",有群特异性,但抗原性不强;其鞭毛抗原"H"抗原性较强,与其他沙门菌有交叉抗原成分。甲型副伤寒杆菌属于A群,仅有1个血清型,但可分为6个噬菌体型;乙型副伤寒杆菌属于B群,可分为60个噬菌体型;丙型副伤寒杆菌属于C群,除了菌体抗原和鞭毛抗原之外,还有毒力抗原"Vi",可以破坏补体及吞噬功能,其致病力较强。

【流行病学】

1. 传染源　病人和带菌者为传染源。副伤寒乙与伤寒一样,人体胆囊带菌者较多;副伤寒丙的慢性胆囊带菌者极为少见。

2. 传播途径　经粪-口途径传播,通过污染的水、食物、日常生活接触和苍蝇、蟑螂等媒介而传播。其中,水源污染是本病传播的重要途径,亦是暴发流行的主要原因,而散发病例以日常生活接触传播为多。发病率较伤寒低。

3. 人群易感性　发病率较伤寒低。我国成人以副伤寒甲较多见;小儿以副伤寒乙为多,发病率高于成人。

4. 流行特征　副伤寒甲分布比较局限,副伤寒乙呈世界性分布。

【病理解剖】

副伤寒甲、乙的病理变化大致与伤寒相同,引起肠道病变的部位主要在回肠末段,但病变较少而表浅,继发肠出血或肠穿孔的机会少。胃肠炎型副伤寒肠道炎症病变较明显而广泛,且多侵及结肠。副伤寒丙较多侵犯肠外组织及器官,特别是败血症及黄疸型肝炎较为常见。肠道病变不显著,肠壁可无溃疡形成,但常在某些器官形成局限性化脓性病变。如在关节、软骨、胸膜、脑膜心包等处,可见化脓性迁延性脓肿,但无明显肠道病理变化。

【临床表现】

副伤寒的潜伏期较伤寒短,一般为8~10 d,短者3~6 d。副伤寒甲、乙的症状与伤寒极相类似,但副伤寒丙的症状颇有不同。

1. 副伤寒甲、乙　以症状轻、病程短、病死率较低、易复发为特点。

大多起病急骤,开始时可先有急性胃肠炎症状如腹痛、腹泻、呕吐等,2~3d后症状减轻,也有胃肠炎症状显著,并且持续较久者,以副伤寒乙多见。继而出现体温升高等轻症伤寒样症状。体温波动较大,发热常于3~4d内达高峰,稽留热型少见,以弛张热型及不规则热型多见。热程短,副伤寒甲大约3周,副伤寒乙2周左右。全身中毒症状较轻,头痛、全身不适常见。肠道症状相对较明显,可出现相对缓脉与肝脾大。玫瑰疹出现较早,且数量多,可遍布全身,且较伤寒皮疹稍大而颜色较深(副伤寒甲),副伤寒乙皮疹有时可呈丘疹样。复发与再燃多见,尤其副伤寒甲复发较伤寒多见,伤寒乙易形成慢性胆囊带菌者。肠道病变较少且表浅,故肠出血、肠穿孔等并发症少见,病死率较低。

2. 副伤寒丙　临床症状复杂,常见有以下3种类型。

(1)伤寒型　症状与副伤寒甲、乙大致相似。发病急,体温迅速升高,热型不规则,多伴有寒战、头痛、全身酸痛等。儿童患者可伴有惊厥与烦躁不安,重者可出现谵妄或昏迷。病程中常有肝脾大,易出现黄疸及肝功能异常。热程1~2周,以后热渐退,病情趋向好转。

(2)急性胃肠炎型　多因进食此菌污染的食物所引起;表现为恶心、呕吐、腹痛、腹泻等胃肠炎症状,病程短,病程2~5d即恢复。

(3)败血症型　常见于体弱儿童和慢性消耗疾病患者,以全身化脓性、迁徙病灶为特征。发病急,主要表现为寒战、高热,热型不规则、弛张或间歇型,热程1~3周,多有皮疹、黄疸、肝脾大。全身多处组织或器官出现化脓性病变者,病程延长。半数以上患者在病程中可出现下述迁延性化脓性并发症:①常在肋软骨、肋骨、锁骨以及膝、踝、足、指、腰椎、骶骨等关节发生病变,继而出现局限性脓肿。脓肿仅呈轻度红肿,于数周内穿破形成窦道,或波及邻近骨质导致骨髓炎,也有持续数月而不破者,故外表极似结核性感染,但抽取脓液培养可发现副伤寒丙杆菌。②肺部感染及肺部化脓病灶。多数患者伴有支气管炎、肺炎、胸膜渗液、脓胸等,有时痰液培养可检出此菌。③化脓性脑膜炎、心内膜炎、心包炎、肾盂肾炎等亦偶有发生。此类并发症需较长时间治疗。

总之,以肺部、骨骼及关节等部位的局限性化脓病灶为常见。肠出血、肠穿孔少见,局部化脓病灶抽脓可检出副伤寒丙沙门菌。

3. 副伤寒的复发与再燃　相当常见,尤其副伤寒甲多见。

【实验室及其他检查】

1. 血常规检查　白细胞总数多正常,少数降低或升高,嗜酸性粒细胞常减少。

2. 细菌培养　发热期间血液和骨髓培养阳性率较高;胃肠炎型患者粪便培养易阳性;有局部化脓病灶者,可取脓液检出病菌。

3. 肥达反应　副伤寒甲、乙的凝集效价较高,副伤寒丙效价较低。少数病人始终阴性。

【诊断】

副伤寒的临床表现与伤寒或其他病原体所致急性胃肠炎的临床表现鉴别较困难,

确诊需依赖病原学检查及肥达反应。

【治疗】

副伤寒的治疗与伤寒相同,病原治疗仍以喹诺酮类为首选,其次为第三代头孢菌素或氨基糖苷类,应用时注意给予足够疗程,以防止复发或再燃;副伤寒甲、乙吐泻严重者,应及时补液,纠正水、电解质及酸碱平衡。副伤寒丙并发化脓性病灶者,一旦脓肿形成,可在加强抗菌治疗的同时,进行外科手术处理。一般预后良好,恢复后慢性带菌者较少。

【预防】

与伤寒相同。

(河南医学高等专科学校 曹雪霞)

问题分析与能力提升

患者,女,14岁。因"发热1周"入院,患者于1周前无诱因出现发热,体温逐渐升高至39.5 ℃,持续高热不退,无畏寒及寒战,伴食欲不振及腹胀痛,无恶心及呕吐,无咳嗽及咯痰,当地诊所按"感冒"给予输液治疗,具体用药不详,未见好转,且症状有加重趋势,急来诊。查体:T 40.0 ℃,P 80 次/min,R 20 次/min,BP 90/60 mmHg,神志清,表情淡漠,巩膜无黄染,胸腹部皮肤可见十余个淡红色斑疹,直径2~4 mm,压之褪色,无瘙痒。心肺听诊未见异常,腹平软,右下腹有轻压痛,无反跳痛及肌紧张,肝肋下可触及约1 cm,质软,触痛。脾未触及。移动性浊音阴性,肠鸣音未见异常,脊柱及四肢未见异常。

实验室检查:血常规 WBC $4.5×10^9$/L,N 0.6,L 0.3,嗜酸性粒细胞计数为 $0.005×10^9$/L;肝功能:ALT 102 U/L,AST 92 U/L。HBsAg 阴性。

问题与思考:①该患者最可能的诊断是什么?②主要的诊断依据有哪些?③确诊需要做哪些检查?④如何治疗?

同步练习题(选择题)

1. 外周血嗜酸性粒细胞减少的传染病是 ( )

   A. 甲型肝炎　　　　　　　　　　B. 乙型脑炎

   C. 流行性出血热　　　　　　　　D. 伤寒

   E. 急性细菌性痢疾

2. 伤寒最严重的并发症是 ( )

A. 肠出血　　　　　　　　　　　B. 肠穿孔
C. 支气管肺炎　　　　　　　　　D. 中毒性心肌炎
E. 股静脉血栓形成

3. 确诊伤寒最可靠的依据是　　　　　　　　　　　　　　　　　　　　　（　）
A. 血培养伤寒杆菌阳性　　　　　B. 大便培养伤寒杆菌阳性
C. 胆汁培养伤寒杆菌阳性　　　　D. 血清肥达反应阳性
E. 发热、表情淡漠、耳鸣及外周血白细胞降低

4. 伤寒并发溶血性尿毒综合征的可能原因是　　　　　　　　　　　　　　（　）
A. 伤寒的病情严重
B. 伤寒杆菌内毒素诱发肾小球微血管内凝血
C. 伤寒患者患有6-磷酸葡萄糖脱氢酶缺乏症
D. 使用氯霉素治疗进行病原治疗
E. 使用头孢菌素进行病原治疗

5. 伤寒杆菌致病的主要因素是　　　　　　　　　　　　　　　　　　　　（　）
A. 内毒素　　　　　　　　　　　B. 肠毒素
C. 外毒素　　　　　　　　　　　D. 神经毒素
E. 细胞毒素

6. 对曾使用过抗生素,疑为伤寒患者,最有价值的检查是　　　　　　　　（　）
A. 粪培养　　　　　　　　　　　B. 骨髓培养
C. 血培养　　　　　　　　　　　D. 肥达反应
E. 血嗜酸性粒细胞计数

7. 可用于调查伤寒慢性带菌者的抗体是　　　　　　　　　　　　　　　　（　）
A. H抗体　　　　　　　　　　　B. O抗体
C. A抗体　　　　　　　　　　　D. B抗体
E. Vi抗体

第二节　细菌性痢疾

细菌性痢疾(bacillary dysentery)简称菌痢,是由志贺菌(又称痢疾杆菌)引起的急性肠道传染病。其主要病理变化为直肠、乙状结肠的炎症与溃疡。临床上以腹痛、腹泻、里急后重和黏液脓血便为主要特征,可伴发热及全身毒血症状。临床表现轻重不一,轻者仅有腹痛、腹泻,重者可有感染性休克和(或)中毒性脑病,预后凶险。由于志贺菌各组及各血清型之间无交叉免疫力,且病后免疫力差,故可反复感染。大多为急性,少数迁延成为慢性。

【病原学】

痢疾杆菌属肠杆菌科志贺菌属,革兰氏染色阴性,无鞭毛、芽孢及荚膜,有菌毛。血清型繁多,根据生化反应和菌体抗原"O"不同,将志贺菌属分为4个血清群即痢疾志贺菌、福氏志贺菌、鲍氏志贺菌、宋内志贺菌4个菌群,也可依次称为A群、B群、C群、D群,共47个血清型或亚型。各型痢疾杆菌死亡后均能释放内毒素,是引起全身毒血症状的主要因素,其中A群痢疾志贺氏菌还可释放外毒素,又称志贺毒素,有肠

毒性、神经毒性和细胞毒性，分别导致相应的临床表现，故该群引起的临床症状最重。我国目前流行菌群以 B 群福氏菌为主，其次宋内志贺菌，福氏志贺菌感染易转为慢性；宋内志贺菌感染引起的症状较轻，多呈不典型发作。

痢疾杆菌在外界环境中生存能力较强，在水果、蔬菜和病人接触过的物品上能存活 10~20 d，温度越低，志贺菌生存时间越长，但对理化因素敏感，日光直射下 30 min 即可杀灭，加热至 60 ℃ 10~15 min，100 ℃ 2 min 均可杀灭。在各群志贺菌中，体外抵抗力 D 群宋内志贺菌最强，其次为 B 群福氏志贺菌，A 群痢疾志贺菌最弱。各种化学消毒剂如来苏儿、漂白粉、新洁尔灭、过氧乙酸、含氯消毒剂等均可使其灭活。

【流行病学】

1. 传染源　急、慢性菌痢患者和带菌者为传染源。
2. 传播途径　主要经粪-口途径传播。食物、水源传播常可引起菌痢的暴发流行，而日常生活接触则是非流行季节中散发病例的主要传播途径。
3. 人群易感性　人群普遍易感。儿童发病率最高，尤其 5 岁以下儿童，其次是青壮年。病后可获一定的免疫力，但持续时间短，不同菌群、血清型之间无交叉保护性免疫，故易反复感染而多次患病。
4. 流行特征　主要集中发生在发展中国家，尤其是医疗、卫生条件差且水源不安全的地区。终年散发，夏秋多见，有明显的季节性。

【发病机制与病理解剖】

痢疾杆菌的致病因素主要是侵袭力和内毒素，也可产生具有肠毒性、细胞毒性和神经毒性的外毒素，志贺菌群产生外毒素的能力最强。痢疾杆菌侵入后是否发病，取决于细菌数量、致病力和人体抵抗力。如病菌致病力强，或人体胃肠局部抵抗力弱，少量细菌即可引起发病。痢疾杆菌主要侵入乙状结肠与直肠肠黏膜固有层中繁殖，产生内、外毒素，引起肠黏膜的炎症反应和固有层小血管循环障碍，使肠黏膜出现炎症（为弥漫性纤维蛋白渗出性炎症，分泌大量黏液和渗出物）、坏死（肠上皮细胞变性坏死）和溃疡（不规则浅表溃疡），临床表现为腹痛、腹泻、里急后重和脓血便，细菌内毒素吸收入血，引起发热等中毒症状，其外毒素与肠黏膜细胞坏死与病初的水样泻有关，亦可引起神经系统症状。慢性期病人出现肠黏膜增生，形成囊肿及息肉。因病变部位有大量吞噬细胞，且细菌极少侵入黏膜下层，故一般不侵入血流，少引起菌血症或败血症。中毒性菌痢的发生可能与本菌产生强烈的内毒素及机体对之敏感而产生异常强烈的反应有关。内毒素可致血中儿茶酚胺等多种血管活性物质增加，引起急性微循环障碍，导致 DIC 及血栓形成，使重要内脏器官功能衰竭。临床出现感染性休克、脑水肿及脑疝表现。

菌痢的主要病理变化发生在乙状结肠与直肠，严重病例可累及全部大肠及回肠下段，病变分布很不一致，常呈局限性或节段性。急性菌痢的基本病变为黏膜弥漫性纤维蛋白渗出性炎症，分泌大量黏液脓性渗出物；肠上皮细胞变性坏死脱落，形成多数不规则的浅表溃疡，由于这些病变通常止于黏膜固有层，绝少穿孔。恢复后溃疡愈合，深溃疡愈合后可遗留瘢痕。慢性菌痢肠黏膜水肿、增厚、溃疡不断形成不断修复，可形成囊肿和息肉，偶因肠壁瘢痕组织收缩引起肠腔狭窄。中毒性菌痢病变以大脑、脑干的弥漫性充血水肿,神经细胞变性为主,而肠道病变轻微。

【临床表现】

潜伏期一般1~3 d,短者数小时,长者可达7 d。潜伏期的长短和病情轻重主要取决于患者的年龄、抵抗力、感染细菌的数量、毒力及菌型等因素。痢疾志贺菌感染后临床表现较重,但预后大多较好;宋内志贺菌感染症状较轻,非典型病例较多,易被误诊或漏诊;福氏志贺菌感染病情介于两者之间,但排菌时间较长,且易转为慢性。根据病程长短和病情轻重,菌痢又分为急性和慢性两种临床类型。

1. 急性菌痢　据毒血症状及肠道症状轻重又分为4型。

(1) 普通型(典型)　起病急,有畏寒、发热,体温可达39 ℃以上,伴头痛、乏力、食欲减退等。早期可有恶心、呕吐,随之出现阵发性腹痛、腹泻及里急后重。排便次数增多,每天十余次至数十次,初起为稀便或水样便,便量多,1~2 d后转变为黏液或黏液脓血便,便量少,里急后重感明显。常有左下腹压痛、肠鸣音亢进。腹泻常持续1~2周缓解或自愈,少数转为慢性。

(2) 轻型(非典型)　一般无全身毒血症状或全身毒血症状轻微,可无发热或仅有低热。表现为急性腹泻,肠道症状较轻,排便次数较少,每天10次以内,粪便糊状或稀便,有黏液但无脓血。有轻微腹痛及左下腹压痛,里急后重较轻或缺如。病程短,3~7 d可自愈,少数转为慢性。

(3) 重型　多见于老年、体弱、营养不良者。急起发热,腹泻每日30次以上,为稀水脓血便,偶尔排出片状假膜,甚至大便失禁。腹痛、里急后重明显。后期可出现严重腹胀及中毒性肠麻痹,常伴呕吐,严重失水可引起外周循环衰竭。部分病例以中毒性休克为突出表现者,体温不升,常有酸中毒和水、电解质平衡失调,少数患者可出现心、肾功能不全。

(4) 中毒型菌痢　多发于2~7岁,体质较好的儿童,成人偶有发生。起病急骤、突起畏寒、高热,体温高达40 ℃以上。全身中毒症状严重,病势凶险,可有精神萎靡、嗜睡、昏迷、四肢厥冷、面色灰暗及惊厥等,迅速发生循环和呼吸衰竭。临床以严重毒血症状、休克和(或)中毒性脑病为主,而局部肠道症状较轻或缺如,病初无腹痛及腹泻,但发病24 h内可出现痢疾样粪便。据临床表现,可分为以下3型:

休克型(周围循环衰竭型):较多见。以感染性休克为主要表现,表现为面色苍白,四肢厥冷、皮肤出现花斑、发绀、心率加快、脉细速甚至不能触及,血压下降甚至测不出,并可出现心、肾功能不全及意识障碍等。重型病例不易逆转,可致多脏器功能损伤与衰竭,危及生命。

脑型(呼吸衰竭型):最严重,以中枢神经系统症状为主要临床表现。因脑血管痉挛引起脑缺血、缺氧,导致脑水肿、颅内压增高,甚至脑疝。可表现为剧烈头痛、烦躁、频繁的喷射性呕吐;频繁或持续性惊厥、昏迷、瞳孔大小不等、对光反射减弱或消失,严重者可出现中枢性呼吸衰竭,呼吸节律不等、深浅不匀、叹息样或吸气样呼吸等,甚至呼吸停止。

混合型:具有以上两型临床表现,病情最为凶险,病死率极高。初表现为高热、惊厥。若未能及时抢救,则迅速发展为呼吸和循环衰竭。该型实质上包括循环、呼吸和中枢神经系统等多脏器功能损伤与衰竭。

2. 慢性菌痢 病程反复发作或迁延不愈达2个月以上,即为慢性菌痢。导致菌痢慢性化的原因如下:与感染的细菌菌群有关,如B群福氏菌感染;急性期治疗不及时或治疗不恰当,因菌株耐药而转为慢性;原有营养不良、胃肠道慢性疾病以及分泌型IgA缺乏等导致机体抵抗力下降。根据临床表现将慢性菌痢分为3型:

(1)急性发作型 半年内有菌痢病史,常有腹痛、腹泻、脓血便,发热不明显。因受凉、进食生冷食物、过度劳累等诱因而急性发作。应做粪便细菌培养与再感染相鉴别。

(2)慢性迁延型 最为多见。急性菌痢发作后久治不愈,常有腹痛、腹泻,或腹泻与便秘交替出现,为稀黏液便或脓血便。体检左下腹压痛,可扪及增粗的、呈条索状的乙状结肠。粪便常间歇排菌。长期腹泻可导致营养不良、贫血、乏力等。

(3)慢性隐匿型 较少见。1年内有菌痢病史,临床症状消失2个月以上,但粪便培养可检出痢疾杆菌,乙状结肠镜检查可有异常病变。

【实验室及其他检查】

1. 常规检查

(1)血常规 急性期血白细胞总数增高,多在$(10\sim20)\times10^9/L$,主要为中性粒细胞。慢性菌痢可有轻度贫血。

(2)粪便常规 外观多为黏液脓血便,量少,无粪质。镜检可见大量白细胞(≥15/高倍视野),少量红细胞,如有吞噬细胞更有助于诊断。

2. 病原学检查

(1)细菌培养 菌痢的确诊有赖于粪便培养出痢疾杆菌,同时可加做药敏试验,指导临床抗菌药物的选择。为提高细菌培养的阳性率,需要在应用抗菌药物治疗之前,早期、多次采取新鲜粪便的脓血部分及时送检。

(2)特异性核酸检测 采用核酸杂交或聚合酶链反应(PCR),可直接检测出粪便中的痢疾杆菌核酸,具有特异性强、灵敏度高、快速简便等特点,但对检测技术的条件要求很高,暂无法广泛应用。

3. 免疫学检查 采用免疫学方法检测抗原,与细菌培养相比具有早期、快速诊断的特点,对菌痢的早期诊断有一定的帮助,但粪便中抗原成分复杂,易出现假阳性反应。

4. 乙状结肠镜或纤维结肠镜检查 常用于慢性腹泻且病因不明者,急性菌痢不需要。慢性菌痢患者镜下可见结肠黏膜充血、水肿,呈粗糙颗粒状,可见溃疡、瘢痕及息肉。镜下取溃疡部位渗出物做细菌培养,阳性率较粪便培养高。

5. 钡剂灌肠X射线检查 常用于慢性菌痢检查。可见肠黏膜紊乱、肠壁增厚、肠道痉挛、结肠袋形消失及肠腔狭窄等变化。

【诊断】

1. 流行病学资料 夏秋季发病,病前有不洁饮食史、不良卫生习惯或与患者接触史。

2. 临床症状 急性菌痢临床表现为发热、腹痛、腹泻、黏液脓血便及里急后重,左下腹部有明显压痛。

中毒性菌痢以儿童多见,临床表现有高热、惊厥、意识障碍及循环、呼吸衰竭,胃肠道症状轻微或无症状,常需盐水灌肠取便或直肠拭子送检查病原菌。

慢性菌痢患者有急性菌痢病史,病程超过2个月,病情迁延不愈。

3. 辅助检查 粪便镜检可见大量白细胞、红细胞和吞噬细胞者即可临床诊断,确诊需粪便培养。对于慢性腹泻者可行乙状结肠镜检查以助诊断。

【鉴别诊断】

菌痢应与多种腹泻性疾病相鉴别,中毒性菌痢应与夏、秋季急性中枢神经系统感染或其他病因所致的感染性休克相鉴别。

1. 急性菌痢 急性菌痢与下列疾病相鉴别:

(1) 急性阿米巴痢疾 鉴别要点见表3-1。

表3-1 急性菌痢与急性阿米巴痢疾的鉴别要点

鉴别要点	急性菌痢	急性阿米巴痢疾
病原体	志贺菌	阿米巴原虫
流行病学	散发,可流行	散发
潜伏期	数小时至7 d	数周至数月
全身症状	多有发热及毒血症状	多不发热,少有毒血症状
胃肠道症状	明显	轻
腹痛	重	轻
腹泻	每日十多次至数十次	每日数次
里急后重	明显	无
腹部压痛部位	多为左下腹压痛	多为右下腹压痛
粪便性状	量少,黏液脓血便	量多,暗红色果酱样大便,有腥臭
粪便镜检	大量白细胞(≥15/HP)和红细胞,可见吞噬细胞	少量白细胞,大量红细胞,有夏科-莱登晶体,可见阿米巴滋养体
粪便培养	痢疾杆菌阳性	痢疾杆菌阴性
血常规	急性期白细胞总数及中性粒细胞增多	早期稍增多
结肠镜检查	肠黏膜弥漫性充血、水肿及浅表溃疡	肠黏膜大多正常,其中有边缘隆起,周围有红晕

(2) 其他细菌所致肠道感染 如肠侵袭性大肠埃希菌、空肠弯曲菌及产气单胞菌等引起的肠道感染同样可出现痢疾样症状,鉴别依赖于粪便培养检出不同的致病菌。

(3) 细菌性胃肠型食物中毒 因进食被沙门菌、变形杆菌、大肠埃希菌、副溶血弧菌、金黄色葡萄球菌或产生的毒素污染的食物引起,有进食同一食物并集体发病病史,粪便镜检通常每高倍视野下白细胞不超过5个。确诊需从可疑食物、患者呕吐物、粪便中检出同一细菌或毒素。

(4) 急性坏死性出血性小肠炎　主要见于青少年,有发热、腹痛及腹泻,且毒血症症状严重,短期内出现休克。粪便镜检主要为大量红细胞。常有全腹压痛及严重腹胀,粪便培养无痢疾杆菌。

(5) 其他　急性菌痢还需与霍乱、病毒性肠炎及肠套叠相鉴别。

2. 中毒性菌痢与下列疾病相鉴别

(1) 休克型　需与其他细菌引起的感染性休克相鉴别。血与粪便培养检出不同致病菌有助于鉴别。

(2) 脑型　由于发病季节、年龄及高热、惊厥等均和流行性乙型脑炎(简称乙脑)相似,故需与乙脑相鉴别。鉴别要点见表3-2。

表3-2　中毒性菌痢与流行性乙型脑炎的鉴别要点

鉴别要点	中毒性菌痢	流行性乙型脑炎
病原体	志贺菌	乙脑病毒
发病年龄	2~7岁多见	10岁以下,尤其2~6岁多见
发病季节	终年散发,夏秋季多见	温带仅夏秋季,热带终年可发生
传播途径	粪-口途径	带乙脑病毒的蚊虫叮咬
潜伏期	数小时至7 d	4~21 d,一般10~14 d
起病急缓	更急	急
高热、惊厥	阳性	阳性
意识障碍	阳性	阳性
颅内压增高	阳性	阳性
脑膜刺激征	阴性	多阳性
胃肠道症状	可有,较轻或无	多无
肛拭子检查	阳性	阴性
粪便培养	痢疾杆菌阳性	阴性
血常规	白细胞及中性粒细胞增多	白细胞及中性粒细胞增多
脑脊液检查	多正常	异常
血特异性 IgM	阴性	阳性

3. 慢性菌痢与下列疾病相鉴别

(1) 直肠癌与结肠癌　多发生于中老年人。二者也常合并有肠道感染,因继发感染出现腹痛、腹泻、黏液脓血便,应用抗生素治疗后症状缓解,极易误诊为慢性菌痢。故对于慢性腹泻、久治无效伴进行性消瘦者,均应做肛门指诊、乙状结肠镜或纤维结肠镜等检查,有助于鉴别。

(2) 慢性非特异性溃疡性结肠炎　自身免疫性疾病,病程长,反复发作,有腹痛、黏液脓血便或伴发热,多次粪便培养无致病菌生长,抗菌治疗无效。乙状结肠镜检查见肠黏膜弥漫充血、水肿及溃疡形成,黏膜轻触易出血。晚期钡灌肠X射线检查见结肠袋形消失,肠管呈铅管样改变,常伴其他自身免疫性疾病。

(3)慢性血吸虫病 有流行区疫水接触史,部分患者有腹泻和脓血便,肝脾大及血中嗜酸性粒细胞增多。粪便孵化出血吸虫毛蚴可确诊,直肠镜黏膜活检压片检出血吸虫卵同样可确诊。

(4)肠结核 多继发于肺结核,可伴有乏力、盗汗、消瘦等结核毒血症状,病变部位主要位于回盲部,右下腹压痛或触及包块,X射线钡灌肠有助于诊断。

【治疗】

1. 急性菌痢

(1)一般治疗 按消化道传染病进行隔离治疗,隔离至临床症状消失,大便培养连续2次阴性。症状明显者须卧床休息,忌疲劳。给予易消化的流质或半流质饮食,忌食生冷、油腻和刺激性食物,少食牛奶、蔗糖、豆制品等易产气和增加腹胀的食物。

(2)对症治疗 维持水、电解质和酸碱的平衡,高热、呕吐、失水者可根据病情给予口服或静脉补液。腹痛明显者,可给予解痉药,如阿托品、山莨菪碱等对症处理。高热者以物理降温为主,也可适当给予退热药。毒血症状严重者,可给予小剂量肾上腺皮质激素。

(3)病原治疗 因志贺菌对抗生素的耐药性逐年增长,并呈多重耐药性,故应根据当地流行菌株的药敏试验或患者大便培养的药敏结果选择敏感抗生素。轻型菌痢可不用抗生素,严重病例需用,疗程一般为3~5 d。药物疗效的考核应以粪便培养阴转率为主,治疗结束时阴转率应达到90%以上。

常用药物包括如下几种。①喹诺酮类:属合成抗菌药物,对多种肠道感染有效,抗菌谱广,口服吸收好,不良反应小,耐药菌株相对较少,可作为首选药。一般首选环丙沙星,成人500 mg,每日2次,疗程3~5 d;常用用诺氟沙星,成人每次口服200~300 mg,每日2~4次;也可选用培氟沙星、氧氟沙星等,儿童、孕妇及哺乳期的妇女如非必要不宜使用此类药。②其他世界卫生组织推荐的二线用药:头孢曲松和匹美西林,可应用于各个年龄组,对多重耐药菌株也有效。另外,成人也可选用阿奇霉素、氨基糖苷类等。③小檗碱(黄连素):可减少肠道分泌作用,故可与抗生素同时使用,每次0.1~0.3 g,每日3次,疗程7 d。

2. 中毒性菌痢 病情凶险,变化迅速,须密切观察病人的病情变化,如意识状态、脉搏、血压、呼吸及瞳孔变化,早期诊断,及时采用综合的急救措施。

(1)对症治疗

降温止惊:高热给予物理降温,可以降低氧耗或减轻脑水肿,必要时使用退热药将体温降至38.5 ℃以下。高热伴烦躁、惊厥者,可采用亚冬眠疗法,给予氯丙嗪和异丙嗪各1~2 mg/kg,肌内注射;反复惊厥者也可给予地西泮、苯巴比妥钠肌内注射或水合氯醛灌肠。

休克型:①迅速扩充血容量,纠正酸中毒,维持水、电解质和酸碱平衡,快速给予葡萄糖盐水、低分子右旋糖酐(成人500 mL,儿童10~15 mL/kg)、5%碳酸氢钠(3~5 mL/kg)等液体,补液量及成分视脱水情况而定,休克好转后则继续输液维持。②改善微循环障碍,作为高阻低排性休克,可应用血管活性药物。常用山莨菪碱(654-2)

解除微血管痉挛,成人每次20~60 mg,儿童每次0.5~2 mg/kg;或用阿托品每次1~2 mg,儿童每次0.03~0.05 mg/kg,静脉注射,每5~15 min静脉注射一次,至面色红润、四肢温暖、尿量增多及血压回升后减量或停用。如血压仍不回升,可用多巴胺及间羟胺(阿拉明)或酚妥拉明等,以改善重要脏器的血液灌注。③保护重要脏器功能,有心功能不全者,可用毛花苷C,成人每次0.2~0.4 mg,儿童每次0.01~0.015 mg/kg,稀释后缓慢静脉注射,必要时6~12 h重复应用。④短期应用肾上腺糖皮质激素,有利于缓解毒血症状及纠正休克。有DIC早期表现者,可给予肝素抗凝治疗。

脑型:①脑水肿时,可用20%甘露醇,每次1~2 g/kg,快速静脉注射,每4~6 h重复一次,以减轻脑水肿。可应用血管活性药以改善脑部微循环,同时给予肾上腺皮质激素有助于改善病情。②保持呼吸道通畅,吸氧及呼吸兴奋剂的应用,必要时用人工呼吸机辅助呼吸。

3. 慢性菌痢　病因复杂,可采用全身与局部相结合的治疗原则,即采取抗菌治疗、增强机体免疫力和调节肠道功能的综合治疗措施。

(1)病原治疗　根据粪便培养药敏试验结果,选用有效抗菌药物。通常宜联用2种不同类型的药物,疗程须适当延长,必要时可给予多个疗程的治疗。一般每一个疗程10~14 d,通常需2~3个疗程。也可用药物保留灌肠疗法,常用0.3%小檗碱液、5%大蒜素液、2%磺胺嘧啶银悬液、0.5%庆大霉素、阿米卡星溶液、0.5%~1%新霉素液等灌肠液的一种,每次100~200 mL,每晚一次,10~14 d为一疗程。有效可重复应用。也可于灌肠液中加入0.25%普鲁卡因以减轻症状,添加少量肾上腺皮质激素可增加药物渗透作用和减轻肠道过敏。

(2)增强机体抵抗力　生活有规律,避免过度劳累及情绪紧张,加强锻炼,增强体质。进食易消化、富营养、易吸收的食物,忌食生冷、油腻、刺激性食物。积极治疗并存的胃肠道慢性疾病或肠道寄生虫病。体弱者也可适当用免疫调节剂。

(3)肠道菌群失调和肠功能紊乱　慢性菌痢由于长期使用抗菌药物,常有肠道菌群失调,出现腹胀、腹痛、不消化和腹泻与便秘交替等肠功能紊乱现象,根据情况给予调整,对于肠道发酵过盛者应限制乳类及豆制品。可用微生态制剂如乳酸杆菌或双歧杆菌制剂治疗,可促进肠道菌群恢复正常。有肠功能紊乱者,可给予镇静剂及解痉药物。

【预防】

采取综合性预防措施,以切断传播途径为主,同时做好传染源的管理。

1. 管理传染源　传染源主要是急、慢性患者和带菌者,尽可能对其早发现,早隔离治疗,直至粪便培养连续2次阴性,并定期进行访视管理。对于慢性菌痢和带菌者,粪便连续3次培养,每周1次,均为阴性,方可解除访视管理。对从事饮食行业、水源管理人员、托幼机构保教人员等重点行业人群,须定期检查,发现带菌者立即调离原工作岗位并给以彻底治疗。

2. 切断传播途径　做好个人及环境卫生,把好病从口入关,抓好"三管一灭",即饮水、食物、粪便的卫生管理及消灭苍蝇。做到不吃生冷、变质、不洁食物,不喝生水、饭前便后均洗手及不随地大小便等。

3. **保护易感人群** 口服生物工程技术合成的含福氏和宋内志贺菌的 FS 双价活疫苗,可刺激肠黏膜产生特异性分泌型 IgA,防止痢疾杆菌黏附于肠上皮,对同型志贺菌攻击保护力为 80%,免疫力可维持 6~12 个月,但不同菌型之间无交叉免疫作用。

（河南医学高等专科学校　曹雪霞）

问题分析与能力提升

患者,男,26 岁。以"发热、腹痛、腹泻、黏液脓血便 1 d"为主诉就诊,患者 1 d 前无诱因出现发热,体温 38.5 ℃,伴畏寒、食欲不振、乏力、头痛、腹痛及腹泻,初为糊状便,后为脓血便,便量少,伴里急后重,无恶心及呕吐。入院查体:T 39.0 ℃,P 80 次/min,R 18 次/min,BP 100/70 mmHg,神志清,精神欠佳,皮肤弹性可,眼窝无凹陷,颈软,心肺听诊未见异常,腹平软,左下腹轻压痛,无反跳痛及肌紧张,肝、脾肋下未触及,移动性浊音阴性,肠鸣音活跃。

实验室检查:血常规 WBC $11.5×10^9$/L,N 0.8,L 0.2；粪便常规:外观黏液脓血便,镜检见脓细胞(+++)、白细胞(++)、红细胞(++)。

问题与思考:①该患者最可能的诊断是什么？②主要的诊断依据有哪些？③确诊需要做哪些检查？④如何治疗？

同步练习题（选择题）

1. 菌痢病人做粪便培养时,哪个做法是错误的　　　　　　　　　　　　　　　　　（　）
   A. 采取带脓血或黏液的粪便　　　　　　B. 标本勿被小便污染
   C. 立即送检　　　　　　　　　　　　　D. 应于用抗菌药物 2 d 后送检
   E. 早期多次送检可提高阳性率
2. 中毒性菌痢的发病因素中最重要的是　　　　　　　　　　　　　　　　　　　　（　）
   A. 感染大量痢疾杆菌　　　　　　　　　B. 发病后未及时治疗
   C. 细菌侵入血流引起败血症所致　　　　D. 机体免疫功能低下
   E. 特异体质对细菌毒素产生强烈的过敏反应
3. 关于细菌性痢疾下列哪一项是错误的　　　　　　　　　　　　　　　　　　　　（　）
   A. 在我国以 B 群福氏志贺菌为主要流行菌群
   B. 菌痢患者血培养常可检出痢疾杆菌
   C. 急性菌痢病程超过 2 个月者为慢性菌痢
   D. 由于病后的免疫力短暂且不稳定,故可重复感染
   E. 菌痢的肠道病变主要在结肠
4. 中毒型菌痢多见于　　　　　　　　　　　　　　　　　　　　　　　　　　　　（　）
   A. 新生儿　　　　　　　　　　　　　　B. 婴幼儿

C. 2~7岁儿童　　　　　　　　　D. 中青年人
E. 老年人

5. 急性阿米巴痢疾与急性细菌性痢疾鉴别的最主要依据是　　　　　　　　（　）
   A. 全身中毒症状　　　　　　　B. 肉眼大便外观
   C. 腹部压痛部位　　　　　　　D. 粪便检出病原体
   E. 乙状结肠镜检所见肠黏膜病变

6. 下列哪项不符合急性菌痢的特点　　　　　　　　　　　　　　　　　　（　）
   A. 肠道病变以直肠、乙状结肠最为著　　B. 黏液脓血便
   C. 腹痛以右下腹为著且右下腹压痛阳性　D. 肠鸣音亢进
   E. 里急后重

7. 预防细菌性痢疾的综合措施中应以哪项为重点　　　　　　　　　　　　（　）
   A. 治疗隔离病人　　　　　　　B. 发现处理带菌者
   C. 切断传播途径　　　　　　　D. 口服痢疾活菌苗
   E. 流行季节预防服药

8. 细菌性痢疾散发流行的主要途径是　　　　　　　　　　　　　　　　　（　）
   A. 集体食堂食物被污染造成经口感染
   B. 井水、池塘或供水系统被污染造成经口感染
   C. 健康人的手或蔬菜、瓜果等食物被污染造成经口感染
   D. 与病人密切接触经呼吸道传染
   E. 接触病人的血液经伤口感染

第三节　细菌性食物中毒

细菌性食物中毒(bacterial food poisoning)系指由于进食被细菌或细菌毒素所污染的食物而引起的急性感染中毒性疾病。多发生于夏秋季,临床特征主要为暴发流行、潜伏期短、起病急、病程较短、恢复较快,表现为呕吐、腹泻等急性胃肠炎症状。肉毒杆菌中毒则以眼肌、吞咽肌麻痹为主,重者可累及呼吸肌致命。根据临床表现的不同可分为胃肠型食物中毒与神经型食物中毒两大类。

一、胃肠型食物中毒

胃肠型食物中毒较常见,多发生于夏秋季节,其特征为潜伏期短、常集体发病、临床以恶心、呕吐、腹痛、腹泻等急性胃肠炎症状为主要表现。

【病原学】

引起胃肠型食物中毒的细菌种类繁多,常见病原菌如下:

1. 沙门菌属　沙门菌(Salmonella)是细菌性食物中毒最常见的病原菌之一。革兰氏染色阴性,需氧,不产生芽孢,无荚膜,大多数有鞭毛,能运动。其中以鼠伤寒沙门菌、猪霍乱沙门菌、肠炎沙门菌较常见。沙门菌广泛存在于家畜、家禽及鼠类等动物的肠道、内脏和肌肉中。肉类、蛋制品、乳类及其制品极易受到污染。

该菌对外界抵抗力较强,可在水、土壤中能存活数月,粪便中能存活1~2个月,在

冰冻土壤中能越冬。在乳类及肉类食品中存活数月,室温下能在食物中大量繁殖,但不耐热,加热 55 ℃ 1 h 或 60 ℃ 15~20 min 即可灭活。对消毒剂敏感,5% 苯酚 5 min 即可将其杀灭。

2. **副溶血弧菌** 革兰氏染色阴性,有荚膜,为多形性球杆菌。菌体两端浓染,一端有单根鞭毛,运动活泼。据抗原菌体"O"、鞭毛"H"又分为 25 个血清型,其中 B、E、H 是引起食物中毒的主要血清型。致病性菌株能溶解人及家兔红细胞,称为"神奈川(KP)"试验阳性。该菌对营养要求不高,在含盐的培养基上,生长繁殖良好,广泛存在于海水中,主要存在于海产品及含盐量较高的腌制食品中,如海鱼、海虾、海蟹和用盐腌制的肉类、蛋类、咸菜等。

该菌外界存活能力强,在海水中能存活 47 d,淡水中能生存 1~2 d。在污染的抹布和砧板上能生存 1 个多月。在 37 ℃、含氯化钠 3%~4%、pH 值 7.5~8.5 环境条件下生长最好。耐低温,不耐热,56 ℃ 5~10 min、90 ℃ 1 min 即可杀灭。对酸敏感,食醋中 3 min 即死亡。

3. **大肠埃希菌** 本菌为人和动物肠道正常寄居菌。革兰氏染色阴性杆菌,可有荚膜,多数有周鞭毛,能运动,特殊条件下可致病。目前已发现 170 多个血清型,能引起食物中毒的菌种有 16 个血清型。如肠产毒性大肠埃希菌、肠致病性大肠埃希菌、肠侵袭性大肠埃希菌、肠黏附性大肠埃希菌及肠出血性大肠埃希菌。

体外抵抗力较强,水和土壤中存活数月,阴凉处室内尘埃可存活 1 个月,加热 60 ℃ 15~20 min 灭活,在含氯 0.2 mg/L 的水中不能生存。

4. **金黄色葡萄球菌** 该菌存在于人体的皮肤、鼻咽部、指甲或化脓性感染灶中。革兰氏染色阳性,无荚膜、不形成芽孢,不运动,需氧或兼性厌氧,凝固酶阳性。只有能产生肠毒素的金黄色葡萄球菌才可引起食物中毒。污染淀粉类、乳制品、蛋类、肉类等食品后,经 37 ℃ 6~12 h 繁殖即可产生肠毒素,此毒素至少有 7 种,耐热,煮沸 30 min 仍不被破坏,并不易被胃蛋白酶、胰蛋白酶分解。常因炊事人员手污染食物而致病,常见被污染的食物有火腿肠、罐头食品、奶油面包及点心等。

5. **变形杆菌** 该菌革兰氏染色阴性,是有鞭毛、运动活泼、无芽孢的多形性小杆菌。能引起食物中毒的有普通变形杆菌、奇异变形杆菌和产黏变形杆菌。广泛存在于水、土壤、腐败的有机物及人和家禽、家畜的肠道中。在污染的食物中能产生肠毒素,还可产生组胺脱羧酶,使蛋白质中的组氨酸脱羧成组胺,从而引起过敏反应。

6. **其他细菌** 如空肠弯曲菌、蜡样芽孢杆菌、小肠结肠炎耶耳森菌等均可引起胃肠型食物中毒。

【流行病学】

1. **传染源** 被致病菌感染的动物(如家畜、家禽、鱼类及野生动物等)和人是本病的主要传染源。

2. **传播途径** 通过进食被细菌及其毒素污染的食物而传播。苍蝇、蟑螂亦可作为污染食物的媒介。

3. **人群易感性** 普遍易感,各年龄组均可发病。病后通常不产生明显免疫力,且致病菌种类繁多,可反复感染发病。

4. **流行特征** 多发生在夏秋季节,常因食品不新鲜,保存、加工烹调不当,生熟刀板不分等而引起。病人常有进食变质食物、海产品、腌制食品、未煮熟的肉、蛋制品等病史。病例集中,潜伏期短,可散发,有时集体发病,有共同进食可疑食物史,未食者不发病,停止食用流行迅速停止。

【发病机制与病理解剖】

根据发病机制的不同,细菌性食物中毒可分为感染型、毒素型、混合型三类。病原菌在污染的食物中繁殖,产生肠毒素并于菌体裂解后释放内毒素。发病与否及病情轻重,与摄入的食物被细菌和毒素污染的程度、进食量的多少及人体抵抗力强弱等有关。

沙门菌、肠侵袭性大肠埃希菌、副溶血弧菌、变形杆菌等可直接侵袭肠上皮细胞,引起黏膜充血、水肿、上皮细胞变性、坏死、脱落并形成溃疡,导致黏液血便。潜伏期较毒素引起者稍长。肠毒素可激活肠上皮细胞膜上的腺苷酸环化酶,抑制肠上皮细胞对钠和水的吸收,促进肠液和氯离子的分泌,导致水样腹泻。沙门菌菌体裂解后释放的内毒素致病性较强,能引起发热、胃肠黏膜炎症、消化道蠕动并产生呕吐、腹泻等症状。重症病例可有胃肠黏膜糜烂、出血,肺、肝、肾等器官可见中毒性病变。变形杆菌能使蛋白质中的组氨酸脱羧成组胺,引起过敏反应。

【临床表现】

潜伏期短,常在进食后数小时发病,金黄色葡萄球菌1~6 h、副溶血弧菌6~12 h、沙门菌4~24 h、变形杆菌5~18 h、蜡样芽孢杆菌1~2 h,超过72 h的病例可基本排除食物中毒。

临床表现基本相似,以急性胃肠炎症状为主,主要表现为恶心、呕吐、腹痛、腹泻等症状。起病急,先有腹部不适,继而出现中、上腹持续性或阵发性绞痛多见,伴恶心、呕吐,先吐后泻,腹泻轻重不一,每天数次至数十次,多为黄色稀便、水样便或黏液便。金黄色葡萄球菌、蜡样芽孢杆菌食物中毒,呕吐较剧烈,呕吐物含胆汁,有时含有血液和黏液。侵袭性细菌引起的可有发热、里急后重及黏液脓血便。鼠伤寒沙门菌引起者粪便呈水样或糊状,有腥臭味,也可见脓血便。部分副溶血弧菌感染粪便呈血水样。变形杆菌感染可发生颜面潮红、头痛、荨麻疹等过敏症状。

病程短,多在1~3 d恢复。极少数可达1~2周。金黄色葡萄球菌感染病程1~2 d;沙门菌一般3~5 d。常见细菌所致食物中毒的临床特点及鉴别见表3-3。

表3-3　常见细菌所致食物中毒的临床特点及鉴别

	沙门菌属	副溶血弧菌食	大肠埃希菌	金黄色葡萄球菌
潜伏期	4~24 h至2~3 d	6~12 h	2~20 h 一般4~6 h	1~6 h
污染食物	肉类、蛋类	海产品、盐腌制品	隔夜剩饭菜、淀粉	淀粉、肉、乳制品
临床表现	腹痛、呕吐继而腹泻	腹痛、发热、继而腹泻、呕吐	食欲缺乏、继而腹痛、腹泻	恶心、头痛后腹痛、腹泻、呕吐
体温	升高	多发热	低热至高热	多正常

续表 3-3

	沙门菌属	副溶血弧菌食	大肠埃希菌	金黄色葡萄球菌
腹痛	轻	重	轻	轻
呕吐	多有	有/无	多无	剧烈
腹泻	水样便、量多、有恶臭	水/血水样便、少数脓血便	水/黏液便有恶臭	水/黄水样便、量少、可有恶臭
脱水	+~++	+~+++	+	+

【实验室及其他检查】

1. 血常规　沙门菌感染血白细胞计数多正常；副溶血弧菌及金黄色葡萄球菌感染，血白细胞计数增高，中性粒细胞比例增高。

2. 粪便常规　稀水样便镜检可见少量白细胞；血水样便可见大量红细胞，少量白细胞；血性黏液便见大量红细胞及白细胞。

3. 细菌培养　取病人吐、泻物及可疑的残存食物进行细菌培养，分离出相同病原菌可确诊。

4. 血清学检查　取早期及病后两周的双份血清，特异性抗体效价呈 4 倍以上增高可明确诊断。因病程短，一般较少采用。

5. 分子生物学检查　也可采用核酸杂交、聚合酶链反应等检查方法，同时可做细菌分型。

【诊断】

1. 流行病学资料　患者有进食变质食物、海产品、腌制食品、未煮熟的肉类和蛋制品等病史，共同进餐者在短时间内集体发病，有重要参考价值。

2. 临床表现　主要为急性胃肠炎症状，重者出现脱水征，多数病程较短，恢复较快，但严重者可危及生命。

3. 实验室检查　对可疑食物、患者呕吐物及粪便进行细菌学培养，怀疑毒素引起者，可做动物实验，以检测细菌毒素的存在。

【鉴别诊断】

1. 非细菌性食物中毒　对于误入有机磷农药、汞、砷、发芽马铃薯、苦杏仁、河豚、生鱼胆、毒蕈等潜伏期更短，数分钟至数小时，且有进食这类毒物史。主要表现为呕吐，一般不发热，腹痛及腹泻少见。可出现神经系统及肝、肾功能损害等表现。对可疑食物、呕吐物与粪便分析可确定病因。

2. 霍乱　腹泻为无痛性，先泻后吐，且不发热，典型粪便为米泔水样，患者可出现不同程度的脱水、酸中毒及周围循环衰竭。粪便悬滴制动试验、粪便培养可鉴别。

3. 急性菌痢　感染中毒症状较明显，起病急、发热、腹痛、腹泻伴里急后重，左下腹压痛，恶心、呕吐较少，典型粪便为黏液脓血便，量少。镜检可见大量脓细胞、红细胞，可见巨噬细胞。粪便培养可见痢疾杆菌。

【治疗】

以对症治疗为主。

1. 一般治疗　卧床休息,重者暂禁食,轻者可给予易消化、易吸收的流质、半流质清淡饮食。沙门菌食物中毒需床边隔离。

2. 对症治疗　剧烈呕吐不能进食或腹泻频繁者,给予静脉补液;能进食者可口服补液盐;呕吐、腹痛明显者,可口服丙胺太林(普鲁本辛)15～30 mg,或注射山莨菪碱 10 mg 等;出现酸中毒者酌情补充 5% 碳酸氢钠注射液。脱水严重甚至休克者,应积极补液,保持水、电解质、酸碱平衡,并给以抗休克治疗。

3. 病原治疗　一般不用抗菌药物。伴高热的严重患者,可选择适当抗生素治疗。

【预防】

做好饮食卫生,加强食品卫生管理是预防本病的关键。

对广大群众进行卫生宣传教育,不进食不洁净、腐败或未经煮熟的肉类食品,禁止食用病死畜禽。加强食品卫生管理监督,禁止出售变质食物等。

二、神经型食物中毒(肉毒中毒)

神经型食物中毒,又称肉毒中毒,是由于进食含有肉毒梭状芽孢杆菌(肉毒杆菌)外毒素污染的食物而引起的中毒性疾病。临床上以神经系统症状如眼肌和舌咽肌麻痹等为主要表现,如抢救不及时,病死率较高。

【病原学】

肉毒杆菌(clbotulinum)又称腊肠杆菌,是革兰氏阳性厌氧梭状芽孢杆菌,有周鞭毛、能运动。按抗原性不同分 8 种血清型,对人类致病的主要以 A 型、B 型和 E 型为主。肉毒杆菌广泛存在于自然界,如土壤、海水、猪、牛、羊等的粪便中,也可附着于蔬菜、水果上,极易污染食物。各型肉毒杆菌在厌氧条件下可大量繁殖,并产生一种剧毒性神经毒素,是一种外毒素,毒力极强,无色、无臭、无味、不易察觉,对人的致死量仅为 0.01 mg 左右。

本菌芽孢体外抵抗力极强,干热 180 ℃ 15 min,煮沸 100 ℃ 5 h,高压灭菌 120 ℃ 20 min 方可灭活。5% 苯酚、20% 甲醛需 24 h 才可杀灭。毒素对胃酸有抵抗力,但不耐热。A 型毒素 80 ℃ 5 min、B 型毒素 88 ℃ 15 min 可破坏。外毒素经甲醛脱毒处理,注射动物体内可产生抗毒素,不同型的外毒素只能被相应的抗毒素中和。

【流行病学】

1. 传染源　家禽、家畜及鱼类为主要传染源,病菌从动物肠道排出后,芽孢可在土壤中长期存活,污染食品后在缺氧条件下大量繁殖,产生外毒素,人类进食后发病。患者无传染性。

2. 传播途径　通过进食被肉毒杆菌及其毒素污染的食物而传播。多见于腌肉、腊肉及制作不良的罐头食品,部分地区曾因食用豆豉、豆瓣酱、臭豆腐及不新鲜的鱼、猪肉、猪肝而发病。

3. **人群易感性** 普遍易感,病后不产生免疫力。

【发病机制与病理解剖】

肉毒杆菌外毒素经口侵入机体,胃酸及消化酶均不能将其破坏,主要经消化道吸收,毒素进入小肠和结肠后则吸收缓慢,经肠黏膜吸收入血,主要作用于脑神经核、外周神经、神经肌肉接头和自主神经末梢,抑制神经传导介质——乙酰胆碱的释放,导致肌肉收缩运动障碍,发生迟缓性瘫痪。

主要病理改变是脑及脑膜显著充血、水肿,并有广泛的点状出血和血栓形成。显微镜下可见神经节细胞变性,脑神经核及脊髓前角产生退行性变。

【临床表现】

潜伏期最短2 h,最常10 d,一般12~36 h。潜伏期越短病情越重,也可起病轻,后发展成重型。

临床症状轻重不一,起病突然,无发热,神志清,以神经系统症状为主,胃肠炎症状较轻。初起表现可有头痛、头昏、肢体乏力,也可出现恶心、呕吐(E型重、A型和B型较轻);稍后出现视物模糊、复视、眼睑下垂、瞳孔不等大、对光反射迟钝甚至消失等眼肌麻痹的表现。重者可出现咽肌麻痹,表现为咀嚼、吞咽、发音困难等,甚至出现呼吸困难。且常有顽固性便秘、腹胀、尿潴留、唾液及泪液分泌减少等。肌力低下主要见于颈部及肢体近端,知觉存在,腱反射对称性减弱,不出现病理反射。

婴儿误入肉毒杆菌中毒,首发症状多为便秘、拒奶、哭声低沉、颈软不能抬头及脑神经损害。病情进展迅速,可因骤发呼吸麻痹而猝死,是婴儿猝死综合征的原因之一。

病程长短不一,轻者5~10 d内逐渐恢复,但全身乏力及眼肌麻痹持续较久,视力恢复有时需数月之久。重者抢救不及时可于24 h内死亡。

【实验室及其他检查】

1. **常规检查** 血尿粪常规检查多未见异常。
2. **细菌培养** 对于可疑食物、呕吐物或排泄物做厌氧菌培养,检出肉毒杆菌可确诊。
3. **毒素试验**
   (1) 动物实验 取检测标本浸出液做动物实验,出现外毒素所致症状或死亡可确诊。
   (2) 中和试验 应用各型抗毒血清进行动物实验,可判断毒素有无及型别鉴定。

【诊断】

1. **流行病学资料** 有进食可疑食物史,如腊肉、罐头、火腿等食品,同餐者集体发病。
2. **临床表现** 患者出现头痛、头昏、肢体乏力、视物模糊、复视、眼睑下垂、瞳孔不等大、咽肌麻痹等症状,肌力低下以颈部及肢体近端多见,知觉存在、腱反射对称性减弱、神志清、不出现病理反射。
3. **实验室检查** 在可疑食物、呕吐物或排泄物中检出肉毒杆菌或进行毒素试验可确诊。

【鉴别诊断】

与河豚、毒蕈所致食物中毒、多发性神经根炎、脊髓灰质炎等相鉴别。

【治疗】

原则:应早期洗胃、导泻促进毒素排出,24 h内注射多价抗毒素血清及对症治疗。

1. 一般及对症治疗 尽早去除毒物。外毒素在碱性环境中易被破坏,在氧化剂作用下毒力减弱。故在食后4 h内用5%碳酸氢钠或1:4 000高锰酸钾溶液洗胃。没有肠麻痹者,洗胃后从胃管注入50%硫酸镁导泻,或口服导泻剂,以促进毒素排出,并给予清洁灌肠,以破坏胃肠道内尚未吸收的毒素。

卧床休息,加强监护,密切观察病情变化。吞咽困难者,可用鼻饲及输液补充每天必需的营养及水分;呼吸困难者,应予吸氧,及早进行气管切开,给予人工呼吸,并防止继发性感染的出现。

2. 抗毒素治疗 为本病特效性治疗,在发病24 h内或瘫痪发生前注射最有效。须先做血清敏感试验,阳性者要采用脱敏治疗,剂量每次5万~10万U,静脉或肌内注射,必要时6 h后重复应用。对于未知毒素型别者,使用多价抗毒血清(A型、B型、E型),若型别一定,则可选用特异型别的抗毒素。对于已经结合于神经肌肉接头处的毒素,抗毒素可能也存在中和作用。已发生麻痹48 h的患者,应用抗毒素,仍有很明显的效果。

3. 其他治疗 大剂量青霉素治疗可减少肠道内肉毒杆菌的数量,也起到防止外毒素继续产生的作用。另外,盐酸胍啶有促进周围神经释放乙酰胆碱作用,被认为对神经瘫痪和呼吸功能有改进作用,剂量为每天15~50 mg/kg,可鼻饲,但可出现胃肠道反应、麻木感、肌痉挛、心律不齐等。

【预防】

1. 管理传染源 一旦发现可疑食物中毒患者,应立即报告当地卫生防疫部门,及时终止可疑食物的食用,并调查、分析,制订防范措施,及早控制疫情发生。

2. 切断传播途径 加强食品卫生监督管理是预防本病的关键,尤其注意腊肉、罐头、火腿及发酵豆制品的卫生质量检查。正确烹调,食品容器、砧板、刀具等应严格生熟分开,做好消毒工作,不进食剩菜剩饭,不食用变质食品等。

3. 保护易感人群 若所食食物已证明有肉毒杆菌或毒素存在,或同进食者易发生肉毒中毒时,未发病者应立即进行预防,皮下注射多价抗毒素血清1 000~2 000 U,每周1次,共3次,以防止发病。

(河南医学高等专科学校 曹雪霞)

问题分析与能力提升

患者,男,18岁。以"腹痛、腹泻、恶心及呕吐1 d"为主诉就诊,患者1 d前在单位聚餐后出现腹痛,阵发性加重,并腹泻,大便呈黄水样十余次,伴恶心及呕吐,呕吐物为胃内容物。无发热、畏寒及里急后重、伴食欲不振及乏力。同餐的人员有26人发病。门诊以"急性胃肠炎"入院,查体:T 37.5 ℃,P 78 次/min,R 18 次/min,BP 100/70 mmHg,神志清,精神欠佳。轻度脱水征,颈软,心肺听诊未见异常。腹平软,脐周轻压痛,无反跳痛及肌紧张,肝、脾肋下未触及,移动性浊音阴性,肠鸣音亢进。

实验室检查:血常规 WBC 12.5×10^9/L,N 0.8,L 0.2;粪便常规:外观黏液便,镜检见脓细胞(+++)、红细胞(++)。

问题与思考:①该患者最可能的诊断是什么?②主要的诊断依据有哪些?③确诊需要做哪些检查?④如何治疗?

同步练习题(选择题)

1. 胃肠型食物中毒的主要治疗措施为 ( )
   A. 及早使用抗菌药物　　　　　　　B. 洗胃、灌肠
   C. 及早应用多价抗毒血清　　　　　D. 及时按消化道隔离病人
   E. 根据患者情况及时补充液体

2. 下列能引起血性腹泻的细菌为 ( )
   A. 肠侵袭性大肠埃希菌、变形杆菌　　B. 肠出血性大肠埃希菌、金黄色葡萄球菌
   C. 肠出血性大肠埃希菌、副溶血性弧菌　D. 沙门菌、金黄色葡萄球菌
   E. 肠产毒性大肠埃希菌、副溶血性弧菌

3. 引起胃肠型食物中毒的最常见细菌为 ( )
   A. 变形杆菌　　　　　　　　　　　B. 大肠埃希菌
   C. 金黄色葡萄球菌　　　　　　　　D. 沙门菌
   E. 副溶血弧菌

4. 能引起过敏症状的病原菌是 ( )
   A. 沙门菌　　　　　　　　　　　　B. 变形杆菌
   C. 副溶血弧菌　　　　　　　　　　D. 大肠埃希菌
   E. 金黄色葡萄球菌

5. 关于侵袭性细菌性食物中毒,下列哪项是错的 ( )
   A. 潜伏期较毒素引起者长　　　　　B. 可有发热
   C. 腹部绞痛　　　　　　　　　　　D. 黏液脓血便
   E. 致病菌常为金黄色葡萄球菌、蜡样芽孢杆菌

6. 下列哪项不是胃肠型食物中毒的流行病学特点 ( )

A. 病人均有传染性 B. 潜伏期短,起病急
C. 常集体发病 D. 有共同进食可疑食物史
E. 夏秋季多发

7. 神经型食物中毒治疗措施中最重要的是 ( )
   A. 洗胃 B. 清洁灌肠
   C. 吸氧 D. 应用多价抗毒血清
   E. 使用大剂量青霉素

8. 关于神经型食物中毒的临床表现,下列哪项是错误的 ( )
   A. 中毒剂量越大,潜伏期越短,病情越重
   B. 患者神志不清,感觉正常,无发热
   C. 突然起病,以神经系统症状为主
   D. 有眼肌、咽肌瘫痪,重者可出现呼吸困难
   E. 婴儿患者首发症状常为便秘

9. 关于肉毒毒素,下列哪项不正确 ( )
   A. 是一种由肉毒杆菌产生的外毒素
   B. 为嗜神经毒素
   C. 主要由上消化道吸收,胃酸及消化酶可将其破坏
   D. 主要作用于脑神经核、外周神经等
   E. 可导致肌肉收缩运动障碍,发生软瘫

10. 广东某制衣厂部分工人傍晚后相继出现发热、腹部阵发性绞痛、腹泻,大便为黄色水样便,部分病人大便中有黏液脓血。该厂工人中午均在厂食堂就餐。最可能的诊断为 ( )
    A. 细菌性食物中毒 B. 细菌性痢疾
    C. 霍乱 D. 非细菌性食物中毒
    E. 肉毒中毒

第四节 霍 乱

霍乱(cholera)是由霍乱弧菌(Vibrio cholerae)感染后引起的烈性肠道传染病,起病急,传播快,属国际检疫传染病,在《中华人民共和国传染病防治法》中被列为甲类传染病。发病机制主要是由霍乱肠毒素所引起的分泌性腹泻。临床表现轻重不一,典型的临床表现为:起病急骤,剧烈的腹泻、呕吐,以及由此引起的脱水、肌肉痉挛等,严重者导致循环衰竭和急性肾衰竭。

【病原学】

霍乱弧菌为革兰氏染色阴性,短小稍弯曲的杆菌,如逗点状,无芽孢,无荚膜。长 $1.5 \sim 3.0~\mu m$,宽 $0.3 \sim 0.4~\mu m$,菌体末端有一根鞭毛,运动活跃,在暗视野显微镜下观察可见穿梭状运动。病人粪便直接涂片可见弧菌纵列呈"鱼群"样。霍乱弧菌有2个生物型:古典生物型和埃尔托生物型,皆属于菌体抗原 O_1 群。近年来新发现引起流行的 O_{139} 霍乱弧菌,属非 O_1 群。霍乱弧菌产生的外毒素(肠毒素)是主要的致病因素。

取泻吐物接种于37℃碱性(pH值$8.8 \sim 9.0$)肉汤或蛋白胨水中增菌,再用选择性培养基进行分离。埃尔托生物型及 O_{139} 霍乱弧菌对外界环境的抵抗力比古典生物

型强,可在潮湿的环境中长期生存,在井水、河水、海水中可生存 1~3 周。霍乱弧菌对热、干燥、日光、酸和一般消毒剂如漂白粉、来苏水、碘制剂等敏感。加热 55 ℃ 10 min、煮沸均可杀死。

【流行病学】

1. 传染源　病人和带菌者是霍乱的主要传染源,其中轻型病人和带菌者不易被发现,不能及时隔离和治疗,是重要的传染源。

2. 传播途径　霍乱主要经消化道传播。常经水、食物、苍蝇及日常生活接触而传播。患者和带菌者的粪便或排泄物污染水源或食物后可引起暴发流行。也能通过被霍乱弧菌污染的鱼、虾等食物传播。日常生活接触亦可引起传播,苍蝇在传播中起着一定的作用。

3. 人群易感性　人群对霍乱弧菌普遍易感。由于胃酸具有较强的杀菌作用,只有在饮用大量水、饮食或胃酸缺乏,且有足够量的霍乱弧菌侵入时才可发病,因而隐性感染者居多。霍乱弧菌感染后机体能产生抗菌抗体和抗毒素抗体,病后可获得一定程度的免疫力,但亦有可能出现再感染。

4. 流行特征　霍乱在热带地区全年均可发生,在我国仍以夏秋季为流行季节,在 7~10 月份为多,分布以沿海地区为主。O_{139} 血清型霍乱弧菌引起的霍乱,发病以成人为主,男多于女,无家庭聚集现象,与 O_1 群及非 O_1 群其他霍乱弧菌之间无交叉免疫。现有霍乱菌苗对 O_{139} 群霍乱弧菌无保护作用。

【发病机制与病理解剖】

霍乱弧菌经口进入胃后,一般可被胃酸杀灭。但当胃酸分泌减少或侵入细菌数量较多、未被胃酸杀灭时,可通过胃进入小肠。在小肠的碱性环境中黏附于小肠黏膜上皮细胞表面并迅速大量繁殖,产生外毒素,即霍乱肠毒素。霍乱肠毒素有 A、B 两个亚单位。当肠毒素到达肠黏膜后,即通过 B 亚单位与肠黏膜上皮细胞膜表面受体神经节苷脂结合,继之 A 亚单位移行至细胞内侧,激活腺苷酸环化酶活性,从而促使三磷酸腺苷(ATP)转变为环磷酸腺苷(cAMP)。当细胞内 cAMP 浓度升高时,即发挥了第二信使作用,刺激隐窝细胞分泌水、氯化物及碳酸氢盐的功能增强,同时抑制绒毛细胞对钠的正常吸收,导致大量水分与电解质聚积在肠腔,超过了肠道正常吸收功能,形成本病特征性的剧烈水样腹泻。剧烈吐泻,导致胆汁分泌减少,同时因肠液中含有大量水及电解质、脱落的上皮细胞和黏液,故典型的泻吐物为白色"米泔样";因丢失大量水分、碱性肠液及电解质,产生不同程度的脱水、代谢性酸中毒、电解质紊乱如低钾、低钠(可致肌肉痉挛)。严重脱水、血容量骤减、血液浓缩而出现周围循环衰竭。因循环衰竭、肾缺血及毒素和低钾对肾的直接影响,可发生急性肾功能衰竭。除霍乱肠毒素外,内毒素、溶血素、酶及其他代谢产物对本病的发病也可能有一定作用。

肠道无明显的病理改变,主要病理特征是脱水现象。皮肤干燥,皮下组织及肌肉干瘪,心、肝、肾等缩小,肠黏膜有轻度炎症,肠腔内充满米泔水样液体,肾小球及间质毛细血管扩张,肾小管上皮细胞肿胀、变性、坏死。

【临床表现】

潜伏期一般为1~3 d,短者数小时,长者可达7 d。古典生物型与O_{139}型霍乱弧菌引起的霍乱,症状较重;埃尔托生物型霍乱弧菌所引起的症状较轻,多数为轻型或隐性感染者。

1.典型霍乱的临床表现

(1)泻吐期

腹泻:是发病的第一个症状。大多数病例起病突然,主要表现为无痛性剧烈腹泻,不伴里急后重,多数不伴腹痛,排便后自觉轻快。起初为稀便,含粪质,后转为水样便,无粪臭,有鱼腥味,以黄色水样便多见;腹泻严重者排出白色混浊的"米泔水"样大便,有肠道出血者排出洗肉水样便。每日大便可达数十次,甚至排便失禁。

呕吐:一般发生在腹泻后,多为喷射性,不伴恶心,呕吐物初为胃内食物,继之为水样,严重者可呕吐"米泔水"样,轻者可无呕吐。

O_{139}血清型霍乱的主要临床特点为发热、腹痛较常见(达40%~50%),且可并发如菌血症等肠道外感染。

此期持续数小时,多不超过2 d。

(2)脱水期 由于剧烈的腹泻和呕吐,使体内大量水分和电解质丧失,因而出现脱水、电解质紊乱和代谢性酸中毒,严重者出现循环衰竭、急性肾衰竭。本期病程长短,主要取决于治疗是否及时和正确,一般为数小时至2~3 d。

脱水:轻度脱水失水约1 000 mL,儿童70~80 mL/kg,表现口唇及皮肤稍干燥,皮肤弹性略差;中度脱水丧失水分3 000~3 500 mL,儿童80~100 mL/kg,可见皮肤弹性差,眼窝凹陷,声音轻度嘶哑,血压下降及尿量减少;重度脱水失水约4 000 mL,儿童100~120 mL/kg,出现皮肤干皱,手足螺纹皱瘪,酷似洗衣手,声音嘶哑,眼眶下陷、两颊深凹,神志淡漠或不清的"霍乱面容",病人极度无力。

低血钾:低血钾可引起全身肌张力减低,腱反射消失,肠鸣音减弱,心动过速,甚至心律失常;心电图显示QT延长,T波平坦或倒置,U波出现。

尿毒症酸中毒:由于碳酸氢根离子大量丢失而产生代谢性酸中毒,临床表现为呼吸增快,严重者可出现库斯莫尔(Kussmaul)呼吸及意识障碍。

肌肉痉挛:低血钠可引起腹直肌及腓肠肌痉挛,表现为痉挛部位的疼痛和肌肉呈强直状态。

循环衰竭:严重失水可导致低血容量性休克。出现面色苍白,四肢厥冷,脉搏细速甚至不能触及,血压下降或不能测出。继而由于脑部供血不足、缺氧而出现意识障碍,烦躁不安、呆滞、嗜睡甚至昏迷。

(3)恢复期或反应期 脱水纠正后病情好转,症状逐渐消失,体温、脉搏、血压恢复正常,尿量增多,体力逐渐恢复,病程平均3~7 d。少数患者可出现反应性热,可能是血液循环改善后,残留于肠腔的内毒素被吸收所致,一般持续1~3 d后自行消退。

2.临床类型 临床上根据失水程度、血压、脉搏及尿量等情况,将霍乱分为轻、中、重三型,见表3-4。

除上述三种类型外,尚有一种罕见的暴发型霍乱,又称"干性霍乱",本型以休克为首发症状,而腹泻和呕吐症状不明显或缺如,病情急剧发展,多死于循环衰竭。

表 3-4 霍乱临床类型

临床表现	轻型	中型	重型
便次及性状	10 次以下,有粪质	10~20 次	无粪质泔米水样,20 次以上
脱水程度(相当于体重)	儿童 5% 以下 成人 2%~3%	儿童 5%~10% 成人 4%~8%	儿童 > 10% 成人 > 8%
意识	正常	淡漠、不安	烦躁或昏迷
眼窝	稍凹	下陷	深陷
指纹	不皱	皱瘪	干瘪
肌痉挛	无	有	严重
脉搏	正常	细数	微弱而速或无脉
血浆相对比重	1.026~1.030	1.031~1.040	>1.041
收缩期血压(kPa)	正常	11.79~9.31	成人<9.31 儿童<7.98
尿量/24 h	正常或略少	<500 mL	<200 mL 或无尿

【并发症】

1. 急性肾衰竭　发病初期由于剧烈呕吐与腹泻,导致脱水,出现少尿,为肾前性少尿,经及时补液尿量增加,可不出现肾衰竭。严重脱水可出现循环衰竭,如不及时纠正,肾小管缺血坏死,出现氮质血症,严重者可出现尿毒症而死亡。

2. 急性肺水肿　由于患者脱水严重,往往需要快速补液,若在补液过程中输入大量不含碱的盐水,而又不注意及时纠正酸中毒,则可引起肺水肿。代谢性酸中毒易导致肺循环高压,后者又可因补充大量不含碱的盐水而加重。

【实验室及辅助检查】

1. 一般检查

(1)血常规　失水导致血液浓缩,红细胞及白细胞计数均升高。

(2)尿常规　可见少量蛋白,镜检有少量红细胞、白细胞及管型。

(3)粪便检查　可见黏液,镜检可见少许红细胞、白细胞。

(4)生化检查　可有尿素氮、肌酐增高,而碳酸氢离子下降,二氧化碳结合力降低。治疗前由于细胞内钾离子外移,血清钾可在正常范围;当酸中毒纠正后,钾离子移入细胞内,出现低钾血症。

2. 病原学检查

(1)粪便涂片染色　用粪便涂片并做革兰氏染色,在显微镜下可见革兰氏阴性弧菌,呈"鱼群"状排列。

(2)动力试验与制动试验　将新鲜粪便做悬滴或在暗视野显微镜下可见弧菌的穿梭样运动,即为动力试验阳性。当动力试验阳性时,加入 1 滴 O_1 群抗血清,细菌运动停止,提示标本中有 O_1 群霍乱弧菌;如细菌仍有活动,再加入 1 滴 O_{139} 抗血清,细菌活动停止,则证明为 O_{139} 霍乱弧菌。此检查可作为霍乱流行期间的快速诊断方法。但若标本中细菌数少,动力试验不明显,也不能排除本病的可能。

(3)增菌后分离培养　所有怀疑霍乱的患者均应留取粪便,除做显微镜检外,还要进行增菌后分离培养。粪便留取应在使用抗菌药物之前,并尽快送到实验室做培养。增菌培养基一般用 pH 值 8.6 的碱性蛋白胨水,置 37 ℃ 培养 6~8 h 后,再转种到霍乱弧菌能生长的选择性培养基,如庆大霉素琼脂、TCBS、四号琼脂和碱性营养琼脂等,18~24 h 后菌落生长,然后与 O_1 群、O_{139} 群特异性的单克隆抗体或诊断血清进行玻片凝集试验,以确定霍乱弧菌的类型。

(4)快速辅助检测　可通过霍乱弧菌胶体金快速检测法,该方法主要检测 O_1 群和 O_{139} 群霍乱弧菌抗原成分。目前此类方法的检出限为 10^5 个菌/mL,因此在轻型病例及带菌者调查中存在漏检的可能,需要同时进行增菌培养后检测,以提高检出率。应用纯化的弧菌外膜蛋白抗血清,采用 ELISA 可快速检测粪便中的弧菌抗原,用于快速诊断。

(5)霍乱毒素基因 PCR 检测　通过 PCR 方法识别霍乱弧菌毒素基因来诊断霍乱,该方法的特异性和灵敏度均较高。

3.血清学检测　霍乱弧菌感染后,机体能产生抗菌抗体和抗肠毒素抗体。抗菌抗体中的抗凝集素抗体一般在发病第 5 天出现,病程 8~21 d 达高峰。血清免疫学检查主要用于流行病学的追溯诊断和粪便培养阴性的可疑患者的诊断。抗凝集素抗体双份血清滴度 4 倍以上升高有诊断意义。

【诊断】

在霍乱流行季节、流行地区,有腹泻、呕吐的患者,均应考虑霍乱的可能,并进行病原学检查以排除霍乱。对有典型症状者,均应按霍乱处理。

1.确诊病例　有下列情况之一者,确诊为霍乱:

(1)有腹泻、呕吐等症状,粪便、呕吐物或肛拭子细菌培养分离到 O_1 群和(或) O_{139} 群霍乱弧菌。

(2)在疫源检索中,粪便培养检出 O_1 群和(或) O_{139} 群霍乱弧菌前后各 5 d 内有腹泻症状者。

2.临床诊断病例　符合下列情况之一者,即为临床诊断病例:

(1)有轻、中、重型或干性霍乱的临床表现,并在其日常生活用品或家居环境中检出 O_1 群和(或) O_{139} 群霍乱弧菌。

(2)在一起确认的霍乱暴发疫情中,暴露人群中具备轻、中、重型或干性霍乱的临床表现者。

3.带菌者　无霍乱临床表现,但粪便、呕吐物或肛拭子细菌培养分离到 O_1 群和(或) O_{139} 群霍乱弧菌者。

【鉴别诊断】

1.细菌性食物中毒　可由副溶血性弧菌、金黄色葡萄球菌、变形杆菌、沙门菌属、蜡样芽孢杆菌等引起。有不洁饮食史,起病急,常有先吐后泻,排便前常有肠鸣、阵发性剧烈腹痛,粪便呈黄水样,偶有黏液脓血便,可有发热及感染中毒症状,但无米泔水样粪便及肌肉痉挛,且循环衰竭少见。患者呕吐物、粪便或可疑食物可检出相应的致病菌。

2. **急性细菌性痢疾** 由志贺菌侵袭肠黏膜,引起炎症及溃疡,典型患者表现为起病急,发热、腹痛、腹泻、里急后重、黏液脓血便。大便次数多、量少,镜检有大量脓细胞,培养可获得痢疾杆菌。

3. **病毒性肠炎** 常由人轮状病毒、如诺克病毒、腺病毒、冠状病毒或形状病毒等引起。各年龄组均可发病,多见于婴幼儿,多发于秋冬季。患者一般有发热,除腹泻、呕吐外,可伴有腹痛、头痛和肌痛,少数可有上呼吸道症状,大便为黄色水样便。粪便培养无致病菌,病毒学检查阳性。

4. **大肠埃希菌性肠炎** 大肠埃希菌性肠炎分为:①肠产毒性大肠埃希菌(ETEC)性肠炎,潜伏期4~24 h,有发热、恶心、呕吐及腹部绞痛,黄水样便或清水样便,无脓血便,严重腹泻者亦可产生重度脱水,婴幼患儿常因此而危及生命;②肠致病性大肠埃希菌(EPEC)性肠炎,主要症状为腹泻,粪便为黄色或黄绿色蛋花样便,量较多,常有特殊腥臭味,重者也可有脱水及全身症状。两者粪便培养可获得相应的大肠埃希菌。

【治疗】

治疗原则:严格隔离,及时补液,辅以抗菌和对症治疗。

1. **严格隔离** 患者按甲类传染病严格隔离,及时上报疫情。确诊患者与疑似病例应分别隔离,患者的排泄物应彻底消毒。患者症状消失后,隔日粪便培养1次,连续2次粪便培养阴性,方可解除隔离。

2. **补液疗法** 及时正确地补充液体和电解质是治疗霍乱的关键。

(1) 口服补液 现代医学倡导口服补液治疗霍乱,口服补液不仅适用于轻、中度脱水,重度患者经过静脉补液,情况改善、血压回升、呕吐停止后,也可给予口服补液。霍乱肠毒素虽然能抑制肠黏膜对Na^+和Cl^-的吸收,但并不影响肠道对葡萄糖的吸收能力。而葡萄糖的吸收能带动Na^+的配对吸收和K^+、碳酸氢盐的吸收,还能增进水的吸收。世界卫生组织推荐的口服补液盐(oral rehydration salts,ORS)配方为每1 000 mL水中含葡萄糖20 g(可用蔗糖40 g或米粉40~60 g代替)、氯化钠3.5 g、碳酸氢钠2.5 g、氯化钾1.5 g。配方中各电解质浓度均与病人排泄液的浓度相当。对轻、中度患者,ORS用量在最初6 h,成人每小时750 mL,小儿(20 kg以下)每小时250 mL;以后每6 h的服入量为前6 h腹泻量的1.5倍。呕吐不一定是口服补液的禁忌,速度酌情放慢,尤其是儿童患者。

(2) 静脉补液 静脉补液适用于重度脱水、不能口服的中度脱水和极少数轻度脱水病人。补液原则是:早期、快速、足量,先盐后糖,先快后慢,纠酸补钙,见尿补钾。但对老年人、婴幼儿及心肺功能不全的病人,补液时不可过快,应边补边观察治疗反应。

药液的种类选择,应以维持人体正常电解质与酸碱平衡为目的。通常选择与患者丧失电解质浓度相似的541溶液,其配方为每升含氯化钠5 g、碳酸氢钠4 g、氯化钾1 g,另加50%葡萄糖注射液20 mL,以防低血糖。其配制可按以下比例组合:0.9%氯化钠550 mL,1.4%碳酸氢钠300 mL,10%氯化钾10 mL,以及10%葡萄糖注射液140 mL。幼儿由于肾排钠功能较差,为避免高血钠,其比例调整为每升液体含氯化钠

2.65 g,碳酸氢钠 3.75 g,氯化钾 1 g,葡萄糖 10 g。酸中毒严重者可增加碱性液成分。

补液量应根据失水程度而定。最初 24 h 补液量为:轻型脱水者 3 000 ~ 4 000 mL,儿童 120 ~ 150 mL/kg,含钠液量为 60 ~ 80 mL/kg;中型脱水者 4 000 ~ 8 000 mL,儿童 150 ~ 200 mL/kg,含钠液量为 80 ~ 100 mL/kg;重型脱水者 8 000 ~ 12 000 mL,儿童 200 ~ 250 mL/kg,含钠液量为 100 ~ 120 mL/kg。

输液速度:最初 1 ~ 2 h 宜快速滴入,中型脱水者为 5 ~ 10 mL/min。重型脱水者,先按 40 ~ 80 mL/min 输液,30min 后改为 20 ~ 30 mL/min,为此需多条静脉管和(或)加压输液装置,视脱水情况改善,逐步减慢输液速度。

在脱水纠正且有排尿时,应注意补充氯化钾,剂量按 0.1 ~ 0.3 g/kg 计算,浓度不超过 0.3%。及时补充钾盐对儿童患者尤为重要,因其粪便含钾量高,腹泻时容易出现低钾血症。开始治疗 24 h 后的补液量和补液速度应根据病情再做调整,输液过快易致急性心功能衰竭。

3.抗菌治疗 抗菌治疗是治疗霍乱的病因治疗,不仅能控制病原菌、减少腹泻次数,而且可缩短病程及排菌期,但不能代替补液措施。可选用环丙沙星,成人每次 250 ~ 500 mg,每天 2 次口服;或诺氟沙星,成人每次 200 mg,每天 3 次;或多西环素,成人 100 mg,每日 2 次;或复方磺胺甲噁唑(SMZ-TMP),成人每次 2 片,每日 2 次。

4.对症治疗 重度患者经补足液体后,血压仍较低者,可用地塞米松 10 ~ 20 mg 或氢化可的松 100 ~ 300 mg 加入液体内静脉滴注,并可加用血管活性药物,如多巴胺、间羟胺等。出现急性肺水肿及心力衰竭者,应暂停输液,给予镇静剂、利尿剂、强心剂等。如出现低钾血症,轻者口服氯化钾或枸橼酸钾,重者静脉滴注氯化钾。对急性肾衰竭者应纠正酸中毒及电解质紊乱,严重氮质血症者可进行透析治疗。氯丙嗪和小檗碱(黄连素)有抗肠毒素作用,临床应用可减轻症状。

【预防】

1.控制传染源 按照《中华人民共和国传染病防治法》有关甲类传染病的规定,加强疫情监测,严格按规定上报疫情。建立、健全腹泻病门诊,对腹泻病人进行登记和采便培养是发现霍乱病人的重要方法。对霍乱患者应隔离治疗,并做好疫源检索。对接触者应严密检疫 5 d,留取粪便培养并服药预防,如多西环素片 200 mg,顿服,次日 100 mg;或诺氟沙星 200 mg,每日 3 次,连续 2 d。

2.切断传播途径 加强饮水消毒和食品管理,改善环境卫生。积极杀蛆灭蝇,对病人或带菌者的粪便与排泄物严格消毒。

3.保护易感人群 肠道黏膜免疫在霍乱免疫保护中起重要作用,因从预防接种的研究转向口服菌苗方面。口服菌苗可使肠道产生特异性 IgM、IgG 和 IgA,亦能阻止霍乱弧菌黏附于肠壁而免于发病。目前,口服霍乱菌苗主要有两种:一种是由纯化的重组霍乱类毒素 B 亚单位和灭活 O_1 群霍乱全菌体组成的疫苗 rBS/WC;另一种是利用基因工程技术使霍乱弧菌缺失主要毒力基因,保留有效抗原基因构建成高效的口服减毒活疫苗 CVD103-HgR。这些霍乱菌苗主要用于保护地方性流行区的高危人群。

(洛阳职业技术学院 杨少宗)

问题分析与能力提升

患者,男,36岁。7月份在田间干农活,暴雨后饮用不干净河水后突发腹泻,继而呕吐。无明显腹痛,无里急后重感。每日大便十余次,排泄物初为黄色水样,每天2 000~4 000 mL,不久转为米泔水样便。腹泻后出现喷射性呕吐,初为胃内容物,继而水样、米泔样,与大便性状相似。体检发现患者血压下降、脉搏微弱、全身肌肉张力减退、腱反射消失、鼓肠、心动过速、心律不齐等。实验室检查发现血红蛋白及血浆比重显著增高、低血钾、代谢性酸中毒。

问题与思考:①该患者可能的诊断是什么?②为明确诊断应做哪些实验室检查?③如何治疗?

同步练习题(选择题)

1. 对霍乱的描述,下列哪项不正确 （ ）
   A. 剧烈吐泻引起脱水及电解质紊乱
   B. 每日大便排出1 000~3 000 mL,可无脱水或轻度脱水
   C. 每日大便排出10 000 mL以上,可有重度脱水
   D. 排出粪便为低渗,故血钠多在正常范围
   E. 补充液体及电解质是治疗关键

2. 典型霍乱病人的临床分期是 （ ）
   A. 发热期、泻吐期、反应期、恢复期
   B. 前驱期、泻吐期、脱水休克期、恢复期或反应期
   C. 前驱期、泻吐期、脱水期、恢复期或反应期
   D. 泻吐期、脱水期、恢复期或反应期
   E. 泻吐期、脱水休克期、反应期、恢复期

3. 典型霍乱病人最先出现的常见症状是 （ ）
   A. 畏寒、发热   B. 声音嘶哑
   C. 剧烈腹泻,继之呕吐   D. 腹部绞痛
   E. 腓肠肌痉挛

4. 下列哪项不是霍乱泻吐期的临床特点 （ ）
   A. 多数以剧烈腹泻开始,继以呕吐
   B. 腹泻常伴有里急后重
   C. 大便次数每日数次至十余次或无法计数
   D. 粪便以黄水样便或水样便为多
   E. 呕吐物初为胃内食物,继之为水样,严重者可呕吐"米泔水"样

5. 对霍乱患者隔离治疗至症状消失后,并隔日粪便培养1次,连续几次致病菌阴性者可解除隔离 （ ）
   A. 1   B. 2
   C. 3   D. 4

    E.5
6. 治疗霍乱的关键措施是 （　　）
    A. 严格隔离   B. 补液疗法
    C. 抗菌治疗   D. 对症治疗
    E. 并发症的治疗

第五节　流行性脑脊髓膜炎

流行性脑脊髓膜炎(epidemic cerebrospinal meningitis)简称流脑,是由脑膜炎奈瑟菌(Neisseria meningitidis, Nm)引起的急性化脓性脑膜炎。其主要临床表现为突发高热、头痛、呕吐、皮肤黏膜瘀点、瘀斑及脑膜刺激征,严重者可有败血症休克和脑实质损害,常可危及生命。部分患者暴发起病,可迅速致死。

【病原学】

脑膜炎奈瑟菌(又称脑膜炎球菌)属奈瑟菌属,革兰氏染色阴性,呈肾形或豆形,直径为 0.6~0.8 μm,常呈凹面相对成对排列或四联排列,有荚膜,无芽孢。该菌为专性需氧菌。

据脑膜炎球菌荚膜多糖抗原不同,可将其分为 A、B、C、D、29E、X、Y、Z、W135、H、I、K、L 13 个血清群,其中 A、B、C 群占 90% 以上。我国的流行菌群以往以 A 群为主,B 群仅占少数。但近年来 B 群和 C 群有增多的趋势。

本菌裂解时可释放毒力较强的内毒素,是重要的致病因子。

该菌抵抗力很弱,对寒冷、干燥、热及一般消毒剂极为敏感,温度低于 30 ℃ 或高于 50 ℃ 均死亡。

人是本菌唯一的天然宿主,对干燥、湿热、寒冷、阳光、紫外线及一般消毒剂均极敏感,在体外易自溶而死亡。

【流行病学】

1. 传染源　带菌者和病人是本病的传染源。隐性感染率高,流行期间人群带菌率可高达 50% 以上。病原菌存在于感染者的鼻咽部,大部分不出现临床症状,不易被发现,因此带菌者作为传染源的意义更重要。人群带菌率超过 20% 时提示有发生流行的可能。

2. 传播途径　病原菌主要经呼吸道传播。由于该菌在体外生活力极弱,故通过玩具与用品等间接传播机会极少。但密切接触如亲吻、同睡、怀抱、喂乳等对 2 岁以下婴幼儿传播有重要意义。

3. 人群易感性　人群普遍易感,隐性感染率高。人群易感性与抗体水平密切相关。6 个月以内婴儿因从母体获得免疫而很少发病,5 岁以下儿童尤其 6 个月至 2 岁婴幼儿发病率最高,以后随年龄增长,发病率逐渐降低。人群感染后,仅 1% 出现典型临床表现,60%~70% 为带菌者,约 30% 为上呼吸道感染型或出血点型。人感染后产生的免疫力较为持久;各群之间有交叉免疫,但不持久。

4. 流行特征 流脑遍及世界各地，在温带地区可出现地方性流行。我国各地均有本病发生，曾先后发生过多次全国性大流行，流行菌株以 A 群为主。自 1985 年广泛开展 A 群疫苗接种后，发病率逐年降低，未出现全国性大流行。但近几年 B 群和 C 群有增多趋势，在个别省份发生了 C 群引起的局部流行。

本病有明显季节性，以冬春季发病较多，一般从 11～12 月份开始上升，次年 2～4 月份达高峰，5 月份起逐渐下降。但全年均可有散发病例。

【发病机制与病理解剖】

脑膜炎球菌自鼻咽部侵入人体后，如机体免疫力强，则入侵的病原菌被迅速消灭；如免疫力较弱，细菌在鼻咽部繁殖易成为无症状带菌者，或仅表现为轻微上呼吸道炎症。少数情况下，因机体免疫力低下或细菌毒力较强，细菌进入血液循环，形成短暂菌血症，可无明显症状或轻微症状如皮肤出血点，且多数不治而愈，仅极少数发展为败血症，临床出现发热等中毒症状，细菌通过血-脑脊液屏障侵犯脑脊髓膜，引起化脓性脑膜炎，由于大量纤维蛋白、白细胞和血浆外渗，故脑脊液混浊。此外，细菌入血可引起化脓性关节炎、心包炎、心内膜炎、肺炎等迁徙性病灶。暴发性流脑发病机制主要是细菌释放的内毒素所致的急性微循环障碍。败血症期，内毒素使全身小血管痉挛，内皮细胞损伤，致使内脏广泛出血和有效循环血容量减少，引起感染性休克及酸中毒。继而引起的 DIC 及继发性纤维蛋白溶解亢进进一步加重微循环障碍、出血和休克，最终造成多器官功能衰竭。

脑膜炎期，脑膜及脊髓膜血管内皮细胞坏死、水肿、充血、出血及通透性增加，引起脑脊髓膜化脓性炎症及颅内压升高，出现惊厥、昏迷等表现。严重者脑实质亦有炎症、水肿及充血。内毒素可引起脑血管微循环障碍，脑血管痉挛、缺血及出血，而加重上述病变。严重脑水肿可致脑疝形成，出现昏迷加深、瞳孔变化及呼吸衰竭，可迅速死亡。

【临床表现】

潜伏期 1～7 d，一般 2～3 d。

流脑的病情轻重不一，临床分为普通型、暴发型、轻型和慢性败血症型四种类型。

1. 普通型 最常见，占全部病例的 90% 左右。按病程发展分为四期：

(1) 前驱期（上呼吸道感染期） 主要表现为上呼吸道感染症状，可有低热、咽痛、咳嗽等。此期 1～2 d，但因发病急、进展快，此期易被忽视。鼻咽拭子培养可发现脑膜炎奈瑟菌。

(2) 败血症期 多数病人起病后迅速出现此期表现。突然高热、寒战、头痛、呕吐、全身乏力、肌肉及关节疼痛和表情淡漠等毒血症状，也可继前驱期之后出现以上症状。约 70% 的病人皮肤或黏膜有瘀点、瘀斑，直径 1 mm 至 1 cm，初呈鲜红色，后变为紫红色。病情严重者瘀点、瘀斑迅速扩大，其中央因血栓形成，出现紫黑色坏死或形成大疱。少数患者有脾大。多数病人于 1～2 d 内发展至脑膜炎期。

(3) 脑膜炎期 除败血症期高热及中毒症状外，病人出现剧烈头痛、喷射性呕吐、烦躁不安等症状，可出现颈项强直、凯尔尼格征（Kernig sign）、布鲁津斯基征（Brudzinski sign）等脑膜刺激征，重者可出现抽搐、谵妄及意识障碍。经合理治疗，通常于 2～5 d 内进入恢复期。

婴幼儿因颅骨缝和囟门未闭,中枢神经系统发育不成熟,临床表现不典型。除高热、呕吐、拒食、烦躁、啼哭不安外,抽搐、腹泻及咳嗽较成人多见。脑膜刺激征常缺如,前囟未闭者大多隆起,但有时因频繁呕吐失水可出现前囟下陷。

(4)恢复期 经治疗病人体温逐渐降至正常,意识状态逐渐好转,皮肤瘀点、瘀斑逐渐吸收或结痂愈合,神经系统检查恢复正常。约10%患者唇周可见单纯疱疹,一般1~3周内痊愈。

2.暴发型 少数患者起病更急骤,病情凶险,进展迅速,若不及时抢救,多于24 h内死亡,多见于儿童。可分为以下三型:

(1)休克型 中毒症状严重,急起寒战、高热,严重者体温不升,伴头痛、呕吐,精神极度萎靡,短期内皮肤黏膜出现广泛的瘀点或瘀斑,且迅速扩大融合成大片,伴中央坏死。循环衰竭是本型的特征,病人面色苍白、四肢厥冷、皮肤花斑、口唇及肢端发绀、脉搏细速、呼吸急促、血压下降或测不出。脑膜刺激征大多缺如。脑脊液大多澄清,白细胞数轻度增加。实验室检查有血小板减少、凝血酶原时间延长、纤维蛋白原减少等DIC证据存在。血培养多阳性。

(2)脑膜脑炎型 主要以脑实质严重损害为特征。病人除高热、瘀斑外,迅速陷入昏迷、频繁惊厥、血压升高、锥体束征阳性。眼底检查可见静脉迂曲或视盘水肿。严重者发展为脑疝。枕骨大孔疝为小脑扁桃体疝入枕骨大孔内,压迫延髓,表现为昏迷加深、瞳孔缩小或散大、瞳孔边缘不整齐、双侧肢体肌张力增强、上肢多内旋、下肢呈伸展性强直,病人很快出现呼吸衰竭,表现为呼吸节律不齐,或暂停或抽泣样呼吸、点头样呼吸、叹息样呼吸及潮式呼吸等,常突然呼吸停止而死亡。部分患者出现天幕裂孔疝,为颞叶的海马回或沟回疝入天幕裂孔,压迫间脑和动眼神经,表现除昏迷外,同侧瞳孔散大、对光反应消失、眼球固定或外展、对侧肢体瘫痪,最后出现呼吸衰竭。

(3)混合型 兼有上述两型的临床表现,常同时或先后出现,是本病最严重的一型,病死率极高。

3.轻型 多见于流行后期,部分病人仅出现皮肤黏膜出血点而无其他症状;部分病人表现为低热、轻微头痛及咽痛等上呼吸道感染症状,皮肤出血点较少,脑膜刺激征轻微,脑脊液变化不明显。咽拭子培养可见脑膜炎球菌。此型多见于年长儿及青少年。

4.慢性败血症型 少见,成人患者较多。病程迁延数周甚至数月,常表现为间歇性畏寒及发热,每次发热持续约12 h后缓解,间隔1~4 d后再次发作。发作时出现瘀点或斑丘疹,伴有四肢关节痛。少数病人出现脾大。需多次血培养及瘀点涂片检查方能找到病原菌。若诊断、治疗延误,可发展为脑膜炎或心内膜炎等。

【并发症】

由于早期诊断和及时应用抗菌药治疗,并发症明显减少。但仍有继发感染或在败血症期播散到其他脏器而造成的化脓性病变,以及脑膜炎本身对脑及其周围组织造成的损害和超敏反应性疾病等,如脑积水、硬膜下积液、中耳炎、鼻窦炎、心包炎、心肌炎、心内膜炎、化脓性关节炎、全眼球炎、支气管肺炎等。

【实验室及辅助检查】

1. 血常规检查　白细胞总数明显增高,一般为$(15\sim30)\times10^9$/L,中性粒细胞在80%以上,有DIC者血小板明显减少。

2. 脑脊液检查　对明确诊断有重要意义。病初或休克型患者,脑脊液多无改变,典型脑膜炎期,颅内压增高,脑脊液外观混浊,甚至呈米汤样或脓样,白细胞数明显增高,可至$1\,000\times10^6$/L以上,以多核细胞为主,糖与氯化物明显减少,蛋白明显增高。

3. 细菌学检查

(1) 涂片检查　用针刺破皮肤瘀点,挤出少许血液或组织液,涂片染色后镜检,在中性粒细胞内、外有有革兰氏阴性双球菌,阳性率达70%~80%,有早期诊断价值。脑脊液沉淀涂片阳性率60%~70%。

(2) 细菌培养　血培养阳性率不高,但对暴发休克型、普通败血症期和慢性败血症型的确诊有重要价值。脑脊液培养阳性率亦低。尽可能在使用抗菌药物治疗前采集标本。如有脑膜炎奈瑟菌生长,应做药敏试验。

4. 血清免疫学试验　用对流免疫电泳、乳胶凝集试验、反向间接血凝试验、ELISA等,检测血液、脑脊液中特异性抗原,可用于早期诊断,阳性率在90%以上。

5. 分子生物学检查　采用DNA探针、PCR等方法检测血、脑脊液中微量的DNA,阳性率可达90%以上。

6. 其他检查

(1) RIA法检测脑脊液β_2微球蛋白　流脑病人明显增高,在早期脑脊液正常时即可升高,恢复期降至正常,故有助于早期诊断、鉴别及预后判断。

(2) 鲎溶解物试验(limilus lysate test,LLT)　检查血清及脑脊液中的内毒素,有助于细菌性脑膜炎或无菌性脑膜炎的鉴别。

【诊断与鉴别诊断】

1. 诊断

(1) 疑似病例　①有流脑流行病学史:冬春季节发病(2~4月份为流行高峰),一周内有流脑病人密切接触史,或当地有本病发生或流行;既往未接种过流脑菌苗者。②临床表现及脑脊液检查符合化脓性脑膜炎表现。

(2) 临床诊断病例　①有流脑流行病学史。②临床表现及脑脊液检查符合化脓性脑膜炎表现,伴有皮肤黏膜瘀点、瘀斑。或虽无化脓性脑膜炎表现,但有感染中毒休克表现的同时伴有迅速增多的皮肤黏膜瘀点、瘀斑。

(3) 确诊病例　在临床诊断病例的基础上,加上细菌学或流脑特异性血清免疫学检查阳性。

2. 鉴别诊断

(1) 其他化脓性脑膜炎　肺炎链球菌、流感嗜血杆菌和金黄色葡萄球菌等均可引起脑膜炎。①肺炎链球菌感染多见于成人,大多继发于肺炎、中耳炎和颅外伤;②流感嗜血杆菌感染多见于婴幼儿;③金黄色葡萄球菌脑膜炎多继发于皮肤感染;④铜绿假单胞菌脑膜炎常继发于腰穿、麻醉、造影或手术后;⑤革兰氏阴性杆菌脑膜炎易发生在颅脑手术后。上述病原体引起的脑膜炎发病均无明显季节性,以散发为主,无皮肤瘀点、瘀斑。确诊有赖于细菌学检查。

(2)结核性脑膜炎　有结核病病史或肺结核患者接触史,起病缓慢,病程较长,有低热、盗汗、乏力、食欲不振等症状,神经系统症状出现较晚,皮肤黏膜无瘀点、瘀斑。血常规检查白细胞总数多正常。红细胞沉降率增快。脑脊液外观多呈无色透明或呈毛玻璃状,细胞数多在 $500×10^6/L$ 以下,淋巴细胞为主,脑脊液沉淀涂片可检出结核菌。

(3)病毒性脑膜炎　多由肠道病毒引起,一年四季均可发病,但以夏秋季为多。起病可急可缓,病程不长,多于 2 周内痊愈。脑脊液外观多无色透明,细胞数在 $500×10^6/L$ 以下,糖及氯化物基本正常,培养无细菌生长,确诊需靠病毒分离及血清学检查。

(4)中毒性菌痢　发病多在夏秋季,患儿短期内有高热、惊厥、昏迷、休克或呼吸衰竭等症状,但皮肤及黏膜无瘀点,脑脊液检查正常。肛拭子检查粪便可见大量白细胞及红细胞,确诊需靠细菌培养。

(5)败血症　发病无季节性,病前可有原发感染病灶或病史,如创伤、疖肿挤压史、慢性胆道、肠道、尿路感染等。临床上有严重的毒血症状,皮肤黏膜可见瘀点,有肝脾大、心内膜炎及迁徙性病灶等。确诊需血及骨髓培养阳性。

【治疗】

1. 普通型的治疗

(1)一般治疗　卧床休息,病室保持安静,空气流通。饮食以流质为主,并注意补充体液及电解质,使尿量保持在正常范围。密切观察病情变化。对神志不清或昏迷者,应加强护理,保持清洁卫生,防止呼吸道感染、吸入性肺炎、角膜溃疡及压疮发生。惊厥时应注意舌咬伤,呼吸困难、休克者应及时给氧。

(2)病原治疗

青霉素(penicillin):目前青霉素对脑膜炎球菌仍高度敏感,虽不易透过正常血-脑脊液屏障,但在脑膜有炎症时亦有 10% ~30% 药物透过,故需大剂量才能达到脑脊液的有效浓度,临床上可获良好疗效。剂量:成人每日 800 万 ~1 200 万 U,儿童每日 20 万 ~40 万 U/kg,分次加入 5% 葡萄糖注射液内静脉滴注,疗程 5 ~7 d。

头孢菌素类:第三代头孢菌素对脑膜炎球菌抗菌活性强,易透过血-脑屏障,在脑脊液中浓度高。①头孢噻肟(cefotaxime)剂量:成人每日 2 ~4 g,儿童每日 50 ~150 mg/kg,分 2 ~4 次肌内注射或静脉滴注。②头孢曲松(ceftriaxone)剂量:成人每日每次 0.5 ~2 g,病情严重者每 12 h 给 1 ~2 g,儿童每日 50 ~100 mg/kg,分 2 次肌内注射或静脉滴注。

氯霉素(chloramphenicol):对脑膜炎球菌亦很敏感,且较易透过血-脑脊液屏障,脑脊液浓度为血浓度的 30% ~50%。剂量:成人每日 2 ~4 g,儿童每日 50 mg/kg,根据病情可口服、肌内注射或静脉滴注,疗程 3 ~7 d。应注意其对骨髓抑制的副作用,一般不做首选。

磺胺类药:由于近年来耐药菌株的增加,现已少用,仅用于该地区对磺胺药物敏感的流行菌株的病人,现多选用复方磺胺甲噁唑。剂量:成人每次 2 片,每日 2 次。

2.暴发型流脑的治疗

(1)休克型的治疗

病原治疗:尽早应用足量有效抗菌药物,可联合用药。

迅速纠正休克:①扩充血容量及纠正酸中毒,最初1 h内成年人1 000 mL,儿童10~20 mL/kg,快速静脉滴注。输注液体为5%碳酸氢钠液和低分子右旋糖酐液。此后酌情使用晶体液和胶体液,24 h输入量为2 000~3 000 mL,儿童为50~80 mL/kg,其中含钠液应占1/2左右,补液量应视具体情况确定。原则为"先盐后糖、先快后慢"。用5%碳酸氢钠液纠正酸中毒,用量5 mL/kg,或参照二氧化碳结合力测定或血气分析结果计算,5%碳酸氢钠0.5 mL/kg可提高二氧化碳结合力1容积%(0.449 mmol/L)。②血管活性药物的应用:在扩充血容量和纠正酸中毒的基础上,使用血管活性药物。常用莨菪类药物,首选山莨菪碱,每次0.3~0.5 mg/kg,重者可1 mg/kg,每10~15 min静脉注射一次,见面色转红、四肢温暖、血压上升后减少剂量,延长给药时间而逐渐停用。如无山莨菪碱,东莨菪碱或阿托品可替代。如应用山莨菪碱无效,可改用异丙肾上腺素、间羟胺与多巴胺联合或酚妥拉明与去甲肾上腺素联合。

DIC的治疗:高度怀疑有DIC者宜早期使用肝素,剂量为0.5~1 mg/kg,以后可4~6 h重复一次。应用肝素时,应监测凝血时间,要求凝血时间维持在正常值的2.5~3倍为宜。多数病人应用1~2次即可见效。高凝状态纠正后,应输入新鲜血液、血浆,并给予维生素K,以补充被消耗的凝血因子。

肾上腺皮质激素应用:适应证为毒血症症状明显的患者。可减轻毒血症和稳定溶酶体膜,尚有解痉、增强心肌收缩力、抑制血小板凝集等作用,对纠正休克有一定帮助。可用地塞米松,成人每日10~20 mg,儿童每日0.2~0.5 mg/kg。休克纠正后迅速减量或停药。一般不超过3 d。

强心药物的应用:在治疗过程中应密切注意心功能的改变。如中心静脉压高于正常而动脉压和休克未改善,可给予强心药物。常用去乙酰毛花苷或毒毛花苷K。去乙酰毛花苷,首剂0.4 mg,4~6 h后再用0.2~0.4 mg,加入10%葡萄糖注射液20 mL缓慢静脉注射;儿童每日20~40 μg/kg,分1~2次给药。毒毛花苷K,成人首剂0.125~0.25 mg加入葡萄糖20~40 mL缓慢静脉注射(时间不少于5 min),必要时4 h后再给一次,总量每天0.25~0.5 mg;儿童剂量为每次0.007~0.01 mg/kg。病情转好后,可改用洋地黄苷口服制剂。

(2)脑膜脑炎型的治疗　治疗重点是减轻脑水肿,防止脑疝及呼吸衰竭。

脱水剂应用:以20%甘露醇为主,亦可用25%山梨醇,每次1~2 g/kg,依具体病情每4~6 h或8 h静脉注射或快速静脉滴注,至呼吸、血压恢复正常,瞳孔两侧等大及其他颅内高压症状好转为止。甘露醇可与呋塞米40~100 mg合用,亦可与50%葡萄糖注射液交替使用,每次40~60 mL。应用脱水剂后注意补充钾盐及其他电解质。

呼吸衰竭的处理:应以预防脑水肿为主。若已发生呼吸衰竭,则给予洛贝林、尼可刹米等呼吸中枢兴奋剂。呼吸停止时应立即气管切开或气管插管给氧,并进行人工呼吸或呼吸器辅助呼吸。

3.慢性败血症型治疗　以抗菌治疗为主。

【预防】

1. 管理传染源 早期发现病人,就地进行呼吸道隔离与治疗,做好疫情报告,以防止疫情传播与扩散。病人应隔离至症状消失后 3 d,或自发病后 1 周。

2. 切断传播途径 流行期间做好卫生宣传工作,搞好个人及环境卫生。室内保持清洁和通风。尽量避免到人口密集的地方。

3. 保护易感人群 疫苗预防对象主要为 15 岁以下儿童。国内多年来应用 A 群荚膜多糖菌苗,接种后的保护率达 90% 以上。近年来由于 C 群流行,我国已经开始接种 A+C 结合菌苗。

药物预防:对密切接触者,可用复方磺胺嘧啶或复方磺胺甲噁唑,成人每日 2 g,分 2 次口服;儿童每日 100 mg/kg,分 2 次口服,连用 3 d。利福平,成人每日 600 mg,儿童 5~10 mg/kg,分 2 次服用,连用 2 d。

(洛阳职业技术学院 杨少宗)

问题分析与能力提升

患儿,男,4 岁。因"发热、头痛、呕吐 4 d,烦躁不安 1 d 于 3 月 6 日"入院,体检:T 39.5 ℃,P 123 次/min,烦躁,颈抵抗,腹部、大腿内侧见散在出血点,Kernig sign(+)、Brudzinski sign(−)。血常规检查:WBC 18×10^9/L,N 0.89。

问题与思考:①该患儿最可能的诊断是什么?②确诊需要做哪些检查?③如何治疗?

同步练习题(选择题)

1. 流脑休克型的治疗中,下列哪项是不妥当的 ( )
   - A. 积极扩容治疗
   - B. 纠正酸中毒
   - C. 及时治疗 DIC
   - D. 大剂量青霉素控制感染
   - E. 积极用脱水剂预防脑疝

2. 流脑在我国的流行的主要菌群是 ( )
   - A. A 群
   - B. B 群
   - C. C 群
   - D. D 群
   - E. W135 群

3. 确诊流脑的主要依据是 ( )
   - A. 流行季节
   - B. 突然高热、头痛、呕吐
   - C. 脑膜刺激征阳性
   - D. 脑脊液呈典型化脓性脑膜炎改变
   - E. 血液、脑脊液涂片镜检或培养发现脑膜炎奈瑟菌

4.5岁男孩,因"发热、头痛、呕吐3 d"入院。体查:全身皮肤有散在出血点,脑脊液检查:压力240 mmH$_2$O,WBC 924×10^6/L,多核0.92,单核0.08,蛋白2.5 g/L,氯化物102 mmol/L,糖1.0 mmol/L,应考虑哪一诊断 （　　）
  A.散发性病毒性脑膜炎　　　　　　B.流行性乙型脑炎
  C.结核性脑膜炎　　　　　　　　　D.流行性脑脊髓膜炎
  E.隐球菌脑膜炎

5.3岁患儿,高热2 d,昏迷抽搐1 d,体查:体温40.1 ℃,深度昏迷,呼吸节律不规则,瞳孔缩小,脑膜刺激征阳性,血常规:WBC 22.0×10^9/L,N 0.90,L 0.10,PLT 80×10^9/L,下列处理哪项是错误的 （　　）
  A.快速静脉注射甘露醇　　　　　　B.吸氧,保持气道通畅
  C.立即腰椎穿刺送脑脊液检查　　　D.降温
  E.镇静

6.在流脑发病机制中主要的致病因素是 （　　）
  A.内毒素　　　　　　　　　　　　B.外毒素
  C.溶菌酶　　　　　　　　　　　　D.自溶酶
  E.溶血素

7.流行性脑脊髓膜炎败血症期患者皮肤瘀点的主要病理基础是 （　　）
  A.血管脆性增强　　　　　　　　　B.DIC
  C.血小板减少　　　　　　　　　　D.小血管炎致局部坏死及栓塞
  E.凝血功能障碍

8.下列哪项是脑膜炎球菌的正确特性 （　　）
  A.属奈瑟菌属,革兰氏染色阳性
  B.能产生毒力较强的外毒素
  C.在脑脊液及瘀点涂片中,该菌多在中性粒细胞外,细胞内无
  D.抵抗力弱,在体外能产生自溶酶而易于自溶
  E.在含胆汁的培养基上生长良好

9.暴发型流脑的发病机制主要是 （　　）
  A.内毒素所致DIC
  B.脑膜炎球菌直接引起广泛的血管内皮损害
  C.内毒素所致的急性微循环障碍
  D.急性肾上腺皮质功能衰竭
  E.内毒素所致脑水肿、颅内高压

10.流脑和乙脑临床上最重要的鉴别点是 （　　）
  A.发病季节　　　　　　　　　　　B.意识障碍程度
  C.皮肤、黏膜的瘀点、瘀斑　　　　　D.脑膜刺激征是否明显
  E.血白细胞总数是否升高

第六节　百日咳

  百日咳(pertussis,whooping cough)是由百日咳杆菌引起的一种急性呼吸道传染病,病程较长,可持续2~3个月及以上,故名"百日咳"。临床上以阵发性痉挛性咳嗽,以及咳嗽终止时伴有"鸡鸣样"吸气性吼声为主要特征;新生儿和2~3月龄的幼

儿以阵发青紫、窒息、屏气为主要表现。本病在不同年龄组均有发病,但多发生于儿童。

【病原学】

病原菌是鲍特菌属(Bordetella)的百日咳鲍特菌(B. pertussis),又称百日咳杆菌,是一种革兰氏染色阴性两端着色较深的短杆菌。该菌为需氧菌,最适生长温度为35~37 ℃,最适 pH 值为6.8 ~7.0。

百日咳杆菌的致病物质有荚膜、菌毛及多种毒素等。主要毒素包括:百日咳外毒素(pertussis toxin,PT),是百日咳鲍特菌的主要毒力因子;由 5 个亚单位组成,是典型的 A-B 结构外毒素,其 B 寡聚体介导毒素与呼吸道纤毛上皮细胞结合进入机体,A 亚单位具有二磷酸腺苷转移酶活性,与细菌附着纤毛上皮细胞及引起阵发性咳嗽有关。丝状血凝素(FHA),介导细菌黏附与定居于呼吸道纤毛上皮细胞。腺苷酸环化酶毒素(ACT),能提高吞噬细胞内 cAMP 水平,抑制吞噬杀伤作用,促进呼吸道黏膜杯状细胞分泌黏液,加重对呼吸道的致病作用。百日咳杆菌黏附素(pertactin),分子量69 kD。其他毒性物质还包括气管细胞毒素(TCT)、皮肤坏死毒素(DNT)、内毒素(ET)、不耐热毒素(HLT)等。

该菌存在于病人呼吸道的分泌物中,对外界环境的抵抗力很弱,对干燥、紫外线、常用消毒剂均很敏感,56 ℃ 30 min 可死亡。

【流行病学】

1. 传染源 百日咳患者、隐性感染者和带菌者为本病的传染源。从潜伏期末 1~2 d 至病后 6 周内均有传染性,以病程最初 2~3 周传染性最强。

2. 传播途径 主要经空气、飞沫呼吸道传播。咳嗽、说话、打喷嚏时分泌物散布在空气中,通过吸入传染。家庭内传播较为多见,间接传染的可能性小。

3. 人群易感性 人群普遍易感,5 岁以下儿童易感性最高。由于母体缺乏足够的保护性抗体传递给胎儿,所以 6 个月以下婴儿发病率较高,新生儿亦可发病。百日咳病后不能获得终生免疫,目前不少儿童时期的百日咳患者发生第 2 次感染,但症状较轻。保护性抗体为 IgA 和 IgG。其中 IgA 能抵制细菌对上皮细胞表面的黏附,而 IgG 具有长期保护作用。

4. 流行特征 本病遍及全世界,全年均可发病,但以冬春两季为主。我国自从推行百日咳菌苗预防注射以来,发病率明显下降。儿童经菌苗接种若超过 12 年,其发病率也大幅回升,近年国外报告也有成人百日咳病例。

【发病机制与病理解剖】

百日咳发病机制尚不完全清楚。百日咳杆菌侵入呼吸道后,首先黏附于呼吸道上皮细胞纤毛上,在局部繁殖,并释放各种毒素和毒性物质,引起上皮细胞纤毛的麻痹和细胞变性坏死,以及全身反应。目前认为黏附素和丝状血凝素在百日咳杆菌黏附于易感者呼吸道上皮细胞时起重要作用,而百日咳外毒素在致细胞病变中起重要作用。由于呼吸道上皮细胞纤毛的麻痹和细胞破坏,使呼吸道炎症所产生的黏稠分泌物排出障碍,潴留的分泌物不断刺激呼吸道神经末梢,兴奋咳嗽神经中枢,产生反射性剧烈连续、痉挛性咳嗽,直至分泌物排出为止。由于连续痉挛性咳嗽使吸气暂时中断,体内缺氧随之出现深长的吸气,当急速的气流通过痉挛状态的声门时,即发出高音调的特殊吼声。长期刺激使咳嗽中枢形成兴奋灶,以致恢复期间可因哭泣或其他感染诱发百日咳样咳嗽。

病理改变主要在支气管和细支气管黏膜,鼻咽、喉和气管亦可有病变。黏膜上皮细胞基底部有中性粒细胞和单核细胞浸润,并可见细胞变性、坏死、脱落。支气管和肺泡周围间质炎性浸润明显,气管和支气管旁淋巴结常肿大,分泌物阻塞支气管时可引起肺不张或支气管扩张。并发脑病者脑组织可有水肿、充血或弥散性出血点、神经细胞变性等。

【临床表现】

潜伏期 3～21 d,一般为 5～10 d,典型经过分三期。

1. 卡他期 从发病起至痉挛性咳嗽出现为止。可有发热、咳嗽、喷嚏、流泪、乏力等症状。3～4 d 后,上呼吸道卡他症状好转,但咳嗽加重,尤以夜间为著。本期持续 7～10 d,传染性最强,治疗效果较好。

2. 痉咳期 此期已不发热。症状特点是出现阵发性、痉挛性咳嗽,每日数次至数十次,每次连续 10～30 声短促咳嗽,继而深长吸气。吸气时由于声带仍处于紧张状态,空气通过狭窄的声带而发出"鸡鸣样"吸气声。如此反复发作,直至吐出大量黏稠痰液和胃内容物,咳嗽才暂时停止。痉咳一般以夜间为多,情绪波动、受寒、进食、检查咽部等可诱发,发作前可有喉痒、胸闷等不适,发作时患儿表情痛苦,通常涕泪交流、面红耳赤,重者可有大小便失禁等。由于痉咳时舌常外伸,与门齿摩擦而易发生舌系带溃疡。因阵咳剧烈且频繁,血液回流受阻,头面部的静脉压力增高,可出现颈静脉怒张、眼睑水肿、两颊青紫、鼻出血、咯血、结膜下出血等。

婴幼儿和新生儿由于声门较小,可无痉咳就因声带痉挛使声门完全关闭,加以黏稠分泌物的堵塞而发生窒息,常无痉咳和"鸡鸣样"音,表现为严重阵发性窒息,出现深度发绀,亦可因脑部缺氧而发生抽搐,称为窒息性发作。此发作常在夜晚发生,若抢救不及时,常可因窒息而死亡。

本期轻者数日,重者可长达 2～3 个月。

3. 恢复期 阵咳逐渐减少直至停止,如无并发症,时间为 2～3 周,有并发症可长至数月。百日咳病人有发热则提示有并发症可能,肺炎是最常见的并发症,此外,可发生肺不张、肺气肿、皮下气肿、支气管扩张等。百日咳脑病主要见于幼儿,严重痉咳使脑部缺氧、充血、水肿、脑血管痉挛或出血,可引起昏迷、惊厥及高热。百日咳脑病虽较少见,但常有后遗症,恢复者可遗留失明、偏瘫、智力减退等。

【并发症】

以支气管肺炎最常见,严重者可并发肺不张、肺气肿及皮下气肿和百日咳脑病。近年来并发症较少见。

【实验室检查】

1. 血常规检查 发病第一周末白细胞计数和淋巴细胞分类计数开始升高。痉咳期白细胞一般为$(20\sim40)\times10^9/L$,最高可达$100\times10^9/L$。淋巴细胞分类一般在60%以上,亦可高达90%。

2. 细菌学检查　常用鼻咽拭培养法。培养越早阳性率越高,卡他期培养阳性率可达90%,发病第3~4周阳性率仅50%。

3. 血清学检查　ELISA检测特异性IgM,可做早期诊断。

4. 分子生物学检查　应用百日咳杆菌克隆的基因片段或百日咳杆菌基因部分序列,对百日咳患者的鼻咽吸出物进行分子杂交或PCR检查百日咳杆菌特异性插入系列(IS481),特异性和敏感性均很高,且可做快速诊断,但有假阳性病例。

【诊断与鉴别诊断】

1. 诊断　根据流行病学史,患儿出现发热,体温下降后典型阵发性痉咳,尤以夜间为甚,结合血常规检查,可做出临床诊断;依据细菌学、分子生物学或血清学检查可确诊。

2. 鉴别诊断

(1) 支气管炎、肺炎:应与副百日咳杆菌、腺病毒、呼吸道合胞病毒、副流感病毒等引起的支气管炎、肺炎鉴别,可表现为百日咳样痉挛性咳嗽,临床上称为"百日咳综合征"。其症状较轻,痉挛性咳嗽后无鸡鸣样回声,主要依据病原学和血清学进行鉴别。

(2) 与支气管淋巴结核、支气管异物等相鉴别。

【治疗】

1. 一般治疗和对症治疗　按照呼吸道传染病进行隔离治疗。轻症患儿可在家隔离治疗,重症幼儿则宜住监护病房隔离治疗。病室保持安静、空气新鲜,应避免刺激,尽量减少患儿哭泣,以免诱发痉咳。给予易消化、营养丰富的饮食。婴幼儿常有窒息发作,应专人守护。

咳嗽可试用沙丁胺醇每日0.3~0.5 mg/kg,分3次服用。痉咳剧烈者可给镇静剂,地西泮或苯巴比妥,或水合氯醛灌肠。

2. 抗菌治疗　早期应用足量敏感的抗生素可减轻症状和缩短症状持续时间,若在卡他期应用可减轻以至阻断痉咳的发生。红霉素,小儿每日30~50 mg/kg,分3~4次给药。或罗红霉素,2.5~5 mg/kg,分2次服用;成人每次150 mg,2次/d,疗程不少于10 d。

3. 肾上腺皮质激素和高效价免疫球蛋白治疗　重症婴幼儿可应用波尼松每天1~2 mg/kg,能减轻症状,疗程3~5 d。亦可应用高效价免疫球蛋白,能减少痉咳次数和缩短痉咳期。

4. 并发症的治疗　肺不张并发感染给予抗生素治疗。单纯肺不张可采取体位引流,必要时用纤维支气管镜排出堵塞的分泌物。百日咳脑病出现惊厥时,可应用苯巴比妥钠每次5 mg/kg肌内注射;或地西泮每次0.1~0.3 mg/kg静脉注射。出现脑水肿时静脉注射甘露醇。

【预防】

1. 控制传染源　确诊病人自起病后隔离40 d,或痉咳开始后30 d。接触者观察至少3周,出现前驱症状应隔离治疗。

2. 切断传播途径　病人的痰、口鼻分泌物应消毒处理。保持室内通风。

3. 保护易感人群　用百、白、破混合制剂(pertussis-diphtheria-tetanus, PDT, 百日咳菌苗及白喉、破伤风类毒素),婴幼儿3足月接种第一针,3、4、5月龄连续接种3针,每针间隔不能少于28 d,在18~24月龄时加强免疫一针。若百日咳流行时,可提前至出生后1个月接种。免疫力维持4~5年,对密切接触的曾进行过接种的7岁以下儿童,可再加强注射1次。鉴于百白破菌苗接种后极少数可发生休克和惊厥,因此出生时有外伤史、过敏史,有精神神经疾病家族史和急性感染时,均不宜注射。国内外研究利用含有百日咳外毒素、69 kD黏附素和丝状血凝素的无细胞菌苗,不良反应减少,预防效果也较满意。

(洛阳职业技术学院　杨少宗)

问题分析与能力提升

患儿,男,4岁。20 d前出现咽痛,伴有低热、食欲不振,服用抗感冒药后,患儿体温下降,但出现持续性、痉挛性咳嗽,尤以夜间明显,今来院就诊。查体:T 36.9 ℃, HR 102次/min, BP 94/65 mmHg,患儿淋巴结无肿大,咽部无明显充血水肿。WBC为$32×10^9$/L, L 67%。

问题与思考:①此病例可能的诊断是什么?②进一步确诊需要做哪些检查?

同步练习题(选择题)

1. 百日咳的主要途径传播的是　　　　　　　　　　　　　　　　　　(　　)
   A. 呼吸道传播　　　　　　　　B. 消化道传播
   C. 创伤感染　　　　　　　　　D. 接触传播
   E. 多途径感染

2. 百日咳的发病机制中哪种物质在细胞病变中起重要作用　　　　　　(　　)
   A. 百日咳外毒素　　　　　　　B. 内毒素
   C. 丝状血凝素　　　　　　　　D. 气管细胞毒素
   E. 百日咳杆菌黏附素

3. 对百日咳的描述错误的是　　　　　　　　　　　　　　　　　　　(　　)
   A. 百日咳的传染源是病人、隐性感染者和病原携带者
   B. 百日咳病后可获得终身免疫
   C. 百日咳卡他期传染性最强
   D. 百日咳痉挛期有特征性的阵发性、痉挛性咳嗽
   E. 百日咳最常见的并发症是支气管炎肺炎

4.百日咳病程较长可持续 ( )
　　A.2～3个月　　　　　　　　B.2个月
　　C.1个月　　　　　　　　　　D.2周
　　E.1周
5.百日咳最易发病的年龄是 ( )
　　A.3岁以内　　　　　　　　　B.1岁以内
　　C.2岁以内　　　　　　　　　D.7岁以内
　　E.5岁以内

第七节　白　喉

白喉(diphtheria)是由白喉杆菌(Bacillus diphtheria)引起的急性呼吸道传染病。临床特点为咽、喉或鼻等处假膜形成及全身毒血症症状，严重者可并发心肌炎或神经炎。

【病原学】

白喉杆菌属棒状杆菌属，革兰氏染色阳性，形态细长微弯，一端或两端稍膨大，内有异染颗粒，可呈 Y、V 或 L 形。在奈瑟(Neisser)染色时菌体呈黄褐色，异染颗粒呈黑蓝色；阿伯特(Albert)染色菌体呈绿色，异染颗粒为深蓝黑色；庞氏(Ponder)染色菌体呈淡蓝色，异染颗粒呈深蓝色。此种明显的异染颗粒的颜色与菌体的颜色特点可用以与其他杆菌鉴别。在 0.033% 亚锑酸钾培养基上生长能使锑盐还原，使菌落呈灰黑色。根据在亚碲酸钾培养基上菌落的形态、生化特性及动物的致病力，可将菌株分为三型：重型、中间型及轻型。一般认为重型株及中间型株与本病的流行有关，散发病例大多由轻型株引起。

细菌分泌的外毒素，又称白喉毒素，是主要的致病因素，其由 535 个氨基酸组成，分子量约 58 kD，有 A、B 两个片段，A 片段无直接毒性，在 B 片段携带下与细胞膜受体结合后，转位到胞质内发挥毒性作用。抗 A 片段的抗体无中和外毒素作用，但针对 C 末端分子量为 17 kD 的多肽(相当于 B 片段受体结合区)的抗体有阻断外毒素作用。外毒素的毒性强，豚鼠最小致死量为 0.1 μg，在人类其致死量约为 0.1 μg/kg。白喉杆菌外毒素不稳定，以 0.3%～0.5% 甲醛处理成为类毒素，可用于预防接种或制备抗毒素血清。

白喉杆菌对寒冷、干燥有较强抵抗力，在干燥假膜中可生存 3 个月，在玩具、衣物上可存活数天至数周。对一般消毒剂均敏感，5% 苯酚 1 min 即灭活。58 ℃ 10 min 即可被杀死，阳光直射下仅能存活数小时。

【流行病学】

1.传染源　病人和带菌者。患者从潜伏期末即可向外排菌。带菌者、轻型病人在传播中具有重要意义。

2.传播途径　主要通过呼吸道飞沫传播。亦可通过被污染的手、玩具、食具等传播。曾有经破损皮肤传播报道。

3. **人群易感性** 人群普遍易感,新生儿经胎盘及母乳获得免疫力,抗体水平在生后3个月后明显下降,1岁后后基本消失。患病后可产生针对外毒素的抗体,免疫力持久。预防接种或隐性感染者可获得特性免疫力。锡克试验(Schick test)可测人群免疫水平,阳性反应者表示对白喉无免疫力。也可用间接血凝或ELISA法测人群抗毒素抗体水平。

4. **流行特征** 本病可见于世界各地。四季均可发病,以秋冬季较多,散发为主。近年来,由于生活条件的改善及广泛进行儿童免疫接种,发病率显著下降,且发病年龄后移。

【发病机制与病理解剖】

白喉杆菌侵入上呼吸道黏膜表层组织繁殖,常不侵入深部组织和血流。其分泌的外毒素具有强烈毒性,引起细胞坏死、纤维蛋白渗出、白细胞浸润。大量渗出的纤维蛋白与坏死的组织、炎症细胞和细菌等凝结而形成本病特征性白喉假膜(diphtheric pseudomembrane,DPM),假膜覆盖于病变表面,与组织粘连紧密不易脱落,强行剥脱易出血。但喉及气管黏膜上皮有纤毛,假膜与黏膜的粘连不紧,因此喉及气管白喉的假膜易脱落引起梗阻窒息。白喉杆菌外毒素吸收入血引起全身毒血症状,毒素吸收量与假膜所在部位及广泛度有关。假膜范围大,毒素吸收多,症状重。喉及气管黏膜上皮有纤毛,毒素吸收较少,全身症状较轻。

病理变化以中毒性心肌炎和白喉性神经炎最显著。可见心脏扩大,心肌可有水肿、脂肪变性、玻璃样及颗粒样变性,心肌纤维断裂并累及传导系统。神经炎以周围运动神经为主,其中第Ⅸ、Ⅹ对脑神经受损较常见,常为髓鞘变性、神经轴肿胀。还可有肾小管上皮细胞脱落及肾上腺退行性变等;肝也可出现脂肪浸润和肝细胞坏死。

【临床表现】

潜伏期1~10 d,多为2~4 d。按假膜形成的部位分以下几种类型:

1. **咽白喉** 最常见,约占病人数的80%,根据病情轻重又分为以下4型:

(1) 轻型 发热及全身症状均很轻,仅有轻度咽痛,扁桃体稍红,假膜呈点状或小片状局限于扁桃体上,有时可无假膜。白喉杆菌培养阳性。

(2) 普通型 起病较缓慢,有发热、乏力、食欲减退、全身不适等症状。咽部红肿,咽痛症状明显,扁桃体上可见片状灰白色假膜,边缘清楚,可逐渐扩大,延及腭弓、腭垂和咽后壁。常伴有颌下淋巴结肿大及压痛。婴幼儿可出现烦躁、哭闹及流涎等症状。

(3) 重型 全身症状严重,有高热、恶心、呕吐、脉搏细数及面色苍白等症状,严重者血压下降。假膜迅速扩大,延及鼻咽部及喉部。假膜广泛且厚,呈灰黄色、污秽或黑色,口臭。可有淋巴结肿大和软组织水肿。

(4) 极重型 起病急,假膜范围更广泛,多呈黑色,伴腐败口臭。扁桃体和咽部高度肿胀,影响呼吸和吞咽。颈部淋巴结肿大,颈部锁骨上窝软组织明显水肿,呈现所谓"牛颈"。全身中毒症状严重,高热、烦躁不安、面色苍白、口唇发绀。部分病例可出现心脏扩大,心律失常等或中毒性休克等,病死率高。

2. **喉白喉** 大多由咽白喉向下扩散所致,原发性约占25%。原发性喉白喉毒素吸收少,中毒症状轻。典型症状为呈犬吠样咳嗽,声音嘶哑或失声,甚至吸气时有喉梗阻,有鼻翼扇动、三凹征、发绀等。假膜脱落,可造成窒息死亡。

3. 鼻白喉 婴幼儿多见。原发性鼻白喉少见,多继发于咽白喉,可单独发生,也可与咽、喉白喉并存。主要表现为鼻塞、浆液血性鼻涕。鼻孔周围皮肤发红、糜烂、结痂,鼻前厅或中隔上可见假膜。全身症状轻,有张口呼吸或哺乳困难等。

4. 其他部位白喉 皮肤白喉、伤口白喉、眼结膜白喉及耳、口腔、食管、外阴、新生儿脐带等部位白喉,常仅有局部假膜,全身症状轻。但在疾病传播上有重要意义。

【并发症】

1. 中毒性心肌炎 是最常见的并发症,也是本病死亡的主要原因。常见于重型白喉病程的第2~3周。临床表现为极度乏力、面色苍白、呼吸困难,听诊心率加快或减慢、心音低钝、奔马律。ECG显示T波或ST段改变,或传导阻滞、心律失常,严重者出现心力衰竭。

2. 周围神经麻痹 多见于病程的第3~4周。常表现为软腭麻痹,患者说话不清,鼻音声重、进食呛咳及腭垂反射消失等症状。其次为颜面肌、眼肌及四肢肌麻痹等。一般在数周内恢复,多不留后遗症。

3. 继发感染 可继发其他细菌感染,引起支气管肺炎、化脓性淋巴结炎、淋巴结周围炎、中耳炎、鼻窦炎、败血症等。

4. 其他 少数病例可发生中毒性肾病、中毒性脑病等。

【实验室检查】

1. 血常规检查 白细胞总数多在$(10\sim20)\times10^9/L$,中性粒细胞增高。

2. 细菌学检查 取假膜与黏膜交界处标本涂片可见排列不规则的两端着色较深的棒状杆菌。标本接种于Loeffle血培养基,8~12 h可见白喉杆菌生长。还可用2%亚碲酸钾涂抹在假膜上,10~20 min后假膜变为黑色或深灰色为阳性,提示有棒状杆菌感染。荧光标记特异性抗体染色查白喉杆菌,阳性率和特异性均较高,可用于早期诊断。

3. 白喉毒素试验 取假膜或分泌物涂片,用荧光抗体法检测出白喉外毒素也可做出诊断。

【诊断与鉴别诊断】

1. 诊断

(1)流行病学资料 发病年龄、季节、预防接种史,白喉病人接触史等。

(2)临床表现 局部的假膜特征及伴有中毒症状。咽白喉咽部肿痛、颈部淋巴结肿大。喉白喉声音嘶哑、犬吠样咳嗽或伴有进行性喉梗阻症状。婴儿有顽固性鼻塞,流浆液性血性分泌物,鼻孔周围见糜烂,表皮剥脱,可能为鼻白喉。

(3)实验室检查 有典型临床表现同时细菌培养阳性,假膜或分泌物涂片检测出白喉外毒素即可确诊。

2. 鉴别诊断 咽白喉应与急性扁桃体炎、鹅口疮、毛状白斑、疱疹性咽峡炎等鉴别;喉白喉应与急性喉炎、喉头异物、喉头水肿等相鉴别;鼻白喉应与慢性鼻炎、鼻内异物相鉴别。

【治疗】

1. 一般治疗 卧床休息，一般不少于3周，假膜广泛者4~6周。高热量流质饮食，维持水电解质平衡。注意口腔、鼻部卫生，保持呼吸道通畅。

2. 病原治疗 尽早使用抗毒素和抗生素，是治疗本病的关键。

(1) 抗毒素 抗毒素(DTA)治疗是本病的特异性治疗方法。注射DTA前必须先做皮肤过敏试验，阳性者需进行脱敏治疗。

抗毒素的剂量：根据假膜部位、中毒症状、治疗早晚而定。早期轻型病人3万~5万U，肌内注射；早期中型病人3万~5万U，半量肌内注射，半量缓慢静脉滴注；重症或晚期病人6万~10万U，稀释于100~200 mL葡萄糖注射液中缓慢静脉滴注。剂量亦可按临床类型参照表3-5计算。

表3-5 白喉抗毒素用量

临床类型	用量(U)	注射途径	附注
前壁	10 000~20 000	肌内	重型者可
扁桃体	15 000~25 000	肌内或静脉	酌情加大
咽或喉	20 000~40 000	肌内或静脉	剂量
混合型或晚期	40 000~60 000	静脉	
重症或晚期	60 000~100 000	静脉	

用DTA后假膜脱落可堵塞气道，应注意观察处理。

皮肤过敏试验与脱敏疗法：白喉抗毒素为马血清制剂，注射前必须做马血清皮肤过敏试验，阴性者可应用，阳性者需做脱敏处理后才能应用。

皮肤过敏试验：取白喉抗毒素0.1 mL，用生理盐水稀释至1 mL，取0.1 mL稀释液于前臂屈侧做皮内注射，对侧用生理盐水做对照，观察30 min后，局部无红肿者，为阴性反应，可立即给予抗毒素注射；如局部有红肿而对照侧无红肿者，为阳性反应，需进行脱敏疗法处理。

脱敏疗法：用抗毒素小剂量逐渐递增的方法。首先采用1:20稀释血清0.05 mL皮下注射，如无反应，每隔20 min按下列顺序注射。①0.05 mL稀释20倍的抗毒素，皮下注射；②0.05 mL稀释10倍的抗毒素，皮下注射；③0.1 mL不稀释的抗毒素，皮下注射；④0.2 mL不稀释的抗毒素，皮下注射；⑤0.5 mL不稀释的抗毒素，肌内注射；⑥1 mL不稀释的抗毒素，静脉注射；⑦其余的估计治疗剂量从肌肉或静脉给予，在治疗过程中若发生反应，下一次必须减量。如出现急性超敏反应的表现，立即停止抗毒素注射，并注射0.1%肾上腺素0.5~1 mL。应用抗毒素后2~3周有时会出现血清病，可给予抗过敏药物治疗。

(2) 抗生素 与抗毒素同时应用。抗生素治疗可抑制白喉杆菌生长，减少细菌分泌外毒素，缩短病程和带菌时间。首选青霉素，80万~160万U/d，分2~4次肌内注射；儿童每日5万~10万U/kg，分2~3次。青霉素过敏者可选用红霉素，10~15 mg/(kg·d)，分3~4次口服。疗程7~10 d。也可用阿奇霉素或头孢菌素。

3.并发症治疗

(1)心肌炎 病人严格卧床休息6周以上。烦躁时给予镇静剂。改善心肌营养用1,6二磷酸果糖。可给予高渗葡萄糖、大量维生素B和维生素C、能量合剂等。严重者可用肾上腺皮质激素。发生心力衰竭者可用去乙酰毛花苷或毒毛花苷K治疗。

(2)周围神经麻痹 咽肌麻痹吞咽困难者予以鼻饲,以免发生吸入性肺炎;呼吸肌麻痹者可用呼吸机辅助治疗。

【预防】

1.控制传染源 按呼吸道传染病隔离治疗病人至症状消失、假膜脱落及连续2次咽拭子培养阴性方可解除隔离。带菌者应给予红霉素口服7 d,至细菌培养连续3次阴性,方可解除隔离。密切接触者检疫7 d,对细菌培养阳性的接触者应予隔离并予以抗生素治疗。若细菌培养阴性而锡克试验阳性者,注射白喉类毒素。体弱多病的易感儿童则用白喉抗毒素1 000 U,肌内注射,再注射白喉类毒素。

2.切断传播途径 病人住所用消毒剂喷洒,通风和紫外线照射;呼吸道分泌物及接触过的物品,可用煮沸或5%甲酚皂或5%苯酚液浸泡1 h。

3.保护易感人群

(1)自动免疫 应用百日咳菌苗、白喉类毒素、破伤风类毒素混合制剂(简称百白破疫苗)预防接种,是预防白喉的有效措施。接种方法见百日咳一节预防。7岁以上儿童首次免疫或流行期易感者,可用吸附精制白喉类毒素(diphtheria toxoid ,DT)或吸附精制白喉和破伤风类毒素。

(2)被动免疫 对于与白喉病人密切接触的易感者,可应用抗毒素(DTA)进行预防,成人DTA 1 000~2 000 U,儿童1 000 U,肌内注射,注射前需做皮试,有效预防期为2~3周,1个月后再行类毒素全程免疫。

(洛阳职业技术学院 杨少宗)

问题分析与能力提升

患儿,男,4岁。3 d出现咽痛,伴有畏寒、发热、食欲不振,当地医院诊断为"急性化脓性扁桃体炎",给予青霉素注射等处理后,患儿体温无明显下降,咽痛无好转,转院至上级医院后查体:T 39.9 ℃,HR 120次/min,BP 124/86 mmHg,急性病容,双颌下淋巴结黄豆大小,触痛明显,咽部明显充血水肿,咽喉壁有大量灰白色假膜,较厚,不易脱落。

问题与思考:①此病例可能的诊断是什么?②进一步确诊需要做哪些检查?

同步练习题(选择题)

1. 白喉致病的主要原因为 （ ）
   A. 假膜脱落造成机械性窒息 B. 细菌侵入血液引起败血症
   C. 白喉外毒素的作用引起全身中毒症状 D. 细菌内毒素引起中毒性休克
   E. 有侵袭力的白喉杆菌侵入呼吸道黏膜表层组织生长繁殖

2. 关于白喉下面哪个说法是不正确的 （ ）
   A. 传染源为病人和带菌者 B. 主要通过呼吸道飞沫传播
   C. 普遍易感，感染后免疫力持久 D. 锡克试验阳性，对白喉无免疫力
   E. 锡克试验阴性，对白喉无免疫力

3. 根据假膜部位不同，白喉可分为不同的类型，发病率最高的是 （ ）
   A. 咽白喉 B. 喉白喉
   C. 鼻白喉 D. 皮肤白喉
   E. 眼结膜白喉

4. 白喉最常见的并发症也是引起死亡的主要原因是 （ ）
   A. 中毒性脑病 B. 中毒性心肌炎
   C. 中毒性肾炎 D. 周围神经麻痹
   E. 其他化脓性感染

5. 下面哪个不是白喉假膜的特点 （ ）
   A. 大量纤维蛋白渗出，与坏死组织细胞、白细胞和细菌等凝固成纤维蛋白膜形成假膜
   B. 可取假膜周缘分泌物涂片，检查白喉杆菌
   C. 渗出物仅限于扁桃体，且常为点状黄白色渗出物，拭之极易脱落
   D. 根据假膜部位不同分类，最常见的是咽白喉
   E. 假膜脱落可引起气管、支气管梗阻

6. 引起白喉的局部病变和全身中毒症状主要是由于 （ ）
   A. 白喉杆菌产生的外毒素 B. 白喉杆菌引起的败血症
   C. 白喉杆菌产生的内毒素 D. 继发感染
   E. 白喉杆菌引起的菌血症

第八节 猩红热

猩红热(scarlet fever)为A组乙(β)型溶血性链球菌感染引起的急性呼吸道传染病。其临床主要表现为发热、咽峡炎、全身弥漫性鲜红色皮疹和疹退后明显的脱屑。少数患者患病后由于变态反应而出现心、肾、关节的损害。为我国法定乙类传染病。

【病原学】

A组乙(β)型溶血性链球菌呈球形或椭圆形，直径0.6~1.0 μm，常呈链状排列；革兰氏染色阳性，无芽孢、鞭毛，可形成荚膜。乙型溶血性链球菌的主要致病物质有毒素和蛋白酶。毒素主要是致热外毒素(红疹毒素)，可引起发热、红斑疹及全身毒血症表现。蛋白酶可使炎症扩散并引起组织坏死。A组链球菌的M蛋白有抗吞噬作用，还与链球菌感染所致的变态反应病变有关。

该菌体抵抗力较弱,加热 56 ℃ 30 min 死亡,对一般消毒剂敏感,3% ~5% 苯酚 15 min 可杀死。但在体外抵抗力强,在痰及脓液中生存数周。

【流行病学】

1. 传染源 猩红热患者和带菌者。正常人鼻咽部,皮肤可带菌。猩红热病人自发病前 24 h 至疾病高峰时期的传染性最强,脱皮时期的皮屑无传染性。

2. 传播途径 主要经空气飞沫传播。偶可经污染的生活用品或食品传播。个别情况下,病菌可由皮肤伤口或产妇产道侵入,而引起"外科猩红热"或"产科猩红热"。

3. 易感人群 人对猩红热普遍易感,感染后人体可产生抗菌免疫力和抗毒免疫力。A 组链球菌感染后机体主要产生抗 M 蛋白的抗体,它能消除 M 蛋白抗原对机体吞噬功能的抵抗作用,但具有型特异性。机体感染猩红热后可产生抗红疹毒素的抗体,但不同抗原性的红疹毒素间无交叉免疫。因而患猩红热后,若感染了另一种红疹毒素的 A 组链球菌仍可再发病。

4. 流行特征 一年四季均可发病。但以冬春季多见。好发年龄 5 ~15 岁。

【发病机制与病理解剖】

A 群乙型溶血性链球菌具有较强的侵袭力,在咽部黏膜及局部淋巴组织不断增殖产生毒素和细胞外酶,使机体发生感染性、中毒性和变态反应性病变。病理变化主要为:

1. 化脓性病变 病原体通过 M 抗原黏附于咽部黏膜使咽部和扁桃体产生炎性变化。细菌从局部经淋巴间隙进入附近组织,引起扁桃体周围脓肿、鼻旁窦炎、中耳炎、乳突炎、颈部淋巴结炎、蜂窝织炎等,少数重症患者细菌侵入血流,出现败血症及迁徙性化脓病灶。

2. 中毒性病变 红疹毒素自局部进入血液循环后,引起发热、头痛、皮疹等全身中毒症状。皮肤充血、水肿、白细胞浸润,形成典型的猩红热样皮疹。最后表皮死亡脱落。黏膜充血,有时呈点状出血,形成黏膜疹。肝、脾、淋巴结等有不同程度的单核细胞浸润、充血及脂肪变性。心肌混浊肿胀和变性,严重者有坏死。肾呈间质性炎症。

3. 变态反应性病变 部分患者在病期第 2 ~3 周时出现心、肾、滑膜组织等处的非化脓性炎症。可能与免疫复合物沉积或交叉免疫反应有关。

【临床表现】

潜伏期 2 ~5 d,也可少至 1 d,多至 7 d。典型病例具有三大特征性表现即发热、咽峡炎、皮疹。

1. 前驱期 多骤起畏寒、发热,重者体温可升到 39 ~40 ℃,伴头痛、咽痛、食欲减退,全身不适,恶心呕吐。婴儿可有谵妄和惊厥。咽红肿,扁桃体上可见点状或片状分泌物。软腭充血水肿,并可有米粒大的红色斑疹或出血点,即黏膜内疹,一般先于皮疹而出现。

2. 出疹期 皮疹为猩红热最重要的症候之一。起病后 1 ~2 d 出现。偶有至第 5 天出疹。从耳后、颈底及上胸部开始,1 d 内即蔓延及胸、背、上肢,最后及于下肢,少数需经数天才蔓延及全身。典型的皮疹为在全身皮肤充血发红的基础上散布着针帽大小,密集而均匀的点状充血性红疹,压之消退,去压后复现。偶呈"鸡皮样"丘疹,中毒重者可有出血疹,患者常感瘙痒。在皮肤皱褶处如腋窝、肘窝、腹股沟部可见皮疹密集呈线状,称为"帕氏线"。面部充血潮红,可有少量点疹,相形之下口鼻周围显得苍白,称"口周苍白圈"。病初起时舌苔白厚,舌乳头红肿以舌尖及边缘处为显著,称为"草莓舌"。2~3 d 后白苔开始脱落,舌面光滑呈肉红色,并可有浅表破裂,乳头仍突起,称"杨梅舌"。颌下及颈部淋巴结可肿大,有压痛,一般为非化脓性。出疹时体温更高,皮疹遍布全身时,体温逐渐下降,中毒症状消失,皮疹隐退。

皮疹于 48 h 内达到高峰,2~4 d 可完全消失。然后按出疹顺序开始消退,2~3 d 内退尽,但重症者可持续 5~7 d 甚至更久。

3. 恢复期　退疹后 1 周内开始皮肤脱屑,皮疹旺盛者则脱屑多,面颈部为细屑,躯干四肢为小鳞片状,手掌足掌为大片状脱皮,经 2~4 周脱完,无色素沉着,如能早期正确治疗,出疹轻,可无明显脱屑。

4. 类型

(1)普通型　为常见的类型。有低热、咽峡炎、典型的皮疹等症状,颌下淋巴结肿大,病程 1 周左右。

(2)中毒型　高热、剧吐、头痛等全身中毒症状明显,皮疹可呈片状或出血性瘀斑,甚至神志不清,可有中毒性心肌炎及周围循环衰竭、化脓性脑膜炎、中毒性休克、败血症等。

(3)脓毒型　咽颊局部黏膜坏死形成溃疡,有脓性假膜。可引起各种化脓性并发症和败血症,如化脓性中耳炎、鼻窦炎、乳突炎、颈淋巴结炎等。

【实验室及其他检查】

1. 血常规　白细胞总数升高达$(10~20)\times10^9/L$,中性粒细胞增多至80%以上,病情严重者胞质内可见中毒颗粒。出疹后血常规中嗜酸性粒细胞增多,可占5%~10%。

2. 免疫学检测　咽拭子涂片用免疫荧光法检测乙型溶血性链球菌抗原可快速诊断。

3. 病原学检查　咽拭子或其他病灶分泌物培养出乙型溶血性链球菌可确诊。

【诊断】

1. 流行病学史　冬春季节,易感者有与猩红热或咽峡炎病人接触史。

2. 临床特点　出现发热、咽峡炎、典型皮疹、帕氏线、口周苍白圈、草莓舌、杨梅舌等特征性表现及退疹时的脱屑、脱皮,可做出临床诊断。

3. 实验室检查　若检出内氏小体;病毒分离阳性;病毒 RNA 阳性;或病毒抗原阳性,均可确立诊断。

【鉴别诊断】

需与其他一般急性咽峡炎和麻疹、风疹、药疹等发疹性疾病相鉴别。

【治疗】

1. 一般治疗

(1)隔离、消毒 隔离患者6 d以上,直至咽拭子培养3次阴性,且无并发症时,可解除隔离。对咽拭子培养持续阳性者应延长隔离期。

(2)休息、营养 急性期应卧床休息。吃稀软、清淡食物,多喝水。保持口腔及皮肤清洁卫生,预防继发感染,年长儿可用生理盐水漱口。

2.对症治疗 高热可用较小剂量退热剂或用物理降温。若发生感染中毒性休克,应积极补充血容量,纠正酸中毒。对并发的中耳炎、鼻窦炎、肾炎、心肌炎等并发症,给予积极治疗。

3.病原治疗 首选药物为青霉素,早期应用可缩短病程、减少并发症。一般用药1 d后发热消退,皮疹很快消失。疗程至少10 d。也可以选用阿莫西林、红霉素、林可霉素、氯霉素等。

【预防】

猩红热目前尚无疫苗可预防。

1.猩红热患者应隔离治疗;猩红热流行期间,对可疑猩红热、急性咽炎和扁桃体炎患者,均应隔离治疗;对于带菌者可用常规治疗剂量的青霉素治疗,直至培养转阴,以控制传染源。

2.对与猩红热患者密切接触者,应严密观察,检疫7~12 d,有条件可做咽拭子培养,或预防性给予青霉素。

3.疾病流行期间,应避免到拥挤的公共场所,尤其是儿童。

(河南医学高等专科学校 李 平)

问题分析与能力提升

患儿,男,4岁,发热2 d,面部疹出,体温最高39 ℃,唇红,舌红,面部潮红水肿,眼睑水肿,畏光流泪。发热第3天,继之躯干四肢出现红色斑疹伴痒感,体温37~39 ℃。入院查体:T 38 ℃,P 102次/min,R 25次/min,BP 97/65 mmHg,神志清楚,精神欠佳,口唇无发绀,两肺呼吸音清,心界不大,HR 102次/min,律齐;腹平软,肝脾肋下未及;脑膜刺激征(-),病理征(-)。实验室:外周血 WBC 14.3×10^9/L, N 9.3×10^9/L, E 3.2×10^9/L。

问题与思考:①该患儿最可能的诊断是什么?②对该患儿如何进行治疗?③对于该疾病如何进行预防和控制?

同步练习题(选择题)

1.哪项不是诊断猩红热的主要依据 （　　）

A. 发热、咽痛、扁桃体红肿且可有脓性渗出物
B. 全身皮肤出现弥漫性鲜红色高出皮面的粟粒疹
C. 口腔、黏膜充血,有时可见舌质红、乳头红呈杨梅状
D. 出疹时可见到口周苍白圈
E. 常可发生变态反应性并发症

2. 猩红热的传播方式为　　　　　　　　　　　　　　　　　　　　　　　(　)
　A. 呼吸道传播　　　　　　　　B. 生食肉类
　C. 咽部充血　　　　　　　　　D. 虫媒传播
　E. 接触传播

3. 临床中猩红热和麻疹鉴别诊断最有意义的是　　　　　　　　　　　　　(　)
　A. 体温高低　　　　　　　　　B. 患者年龄
　C. 体液传播　　　　　　　　　D. 头痛、全身酸痛
　E. 出疹时间及皮疹特点

4. 猩红热病原治疗首选药物是　　　　　　　　　　　　　　　　　　　　(　)
　A. 青霉素　　　　　　　　　　B. 氯霉素
　C. 红霉素　　　　　　　　　　D. 四环素
　E. 喹诺酮类

5. 女,8岁,学生。1 d前出现发热,T 38.6 ℃,伴咽痛不适,自认为"感冒",服用"抗病毒口服液"后无效,第2天体温升高达39.4 ℃,颈部及上胸部出现弥漫充血性皮疹,并迅速蔓至躯干及四肢,皮疹压之褪色,疹间无正常皮肤。体检发现:咽充血明显,双侧扁桃体Ⅰ度肿大,其上可见少许脓性分泌物。WBC $16×10^9$/L,PLT $120×10^9$/L。本病例最可能的诊断是　　(　)
　A. 风疹　　　　　　　　　　　B. 麻疹
　C. 药疹　　　　　　　　　　　D. 猩红热
　E. 急性扁桃体炎

6. 男,14岁,学生,因"双眼睑水肿2 d"而入院就诊,1年前曾经出现低热、咽痛,发热第2天出现上胸部少许红色皮疹,自服"抗生素"3 d后热退、皮疹消退而停药。目前该患者诊断主要考虑
　　　　　　　　　　　　　　　　　　　　　　　　　　　　　　　　　(　)
　A. 尿路感染　　　　　　　　　B. 肾炎
　C. 肾病综合征　　　　　　　　D. 肝硬化
　E. 心衰

第九节　鼠　疫

鼠疫(plague)是鼠疫杆菌(亦称鼠疫耶尔森菌)引起的烈性传染病,系广泛流行于野生啮齿动物间的一种自然疫源性疾病。主要通过染菌的鼠蚤为媒介,经人的皮肤传入引起腺鼠疫,经呼吸道传入发生肺鼠疫,均可发展为败血症。临床表现为发热、严重毒血症症状、淋巴结肿大、肺炎、出血倾向等。该病传染性强,病死率高,为国际检疫的传染病和我国法定的甲类传染病。

【病原学】

鼠疫菌为肠杆菌科的耶尔森菌属。为革兰氏染色阴性、两端钝圆、两极浓染的短小杆菌,菌体无鞭毛及芽孢,有荚膜。该菌FI抗原即荚膜抗原,为糖蛋白,可用于血清

学诊断,其抗体有保护作用;V/W抗原为菌体表面抗原,可促使产生荚膜,具有抗吞噬作用,与细菌侵袭力有关。其致病物质主要有内毒素、外毒素(鼠毒素)和其他毒力因子。较其他革兰氏染色阴性菌毒性强,能引起发热、DIC、组织器官内溶血、中毒休克等反应。

该菌体对外界抵抗力较弱,100 ℃ 1 min、55 ℃ 15 min 或日光照射 4～5 h 可将其杀灭。对一般消毒剂敏感,如5%煤酚皂或苯酚、0.1%～0.2%升汞等在 20 min 内可将痰液中病原菌杀死。但在脓液、痰液中能存活 10～20 d,在蚤粪及土壤中能存活 6 个月至 1 年。

【流行病学】

1. 传染源　主要为鼠类和其他野生啮齿动物,肺鼠疫病人亦可作为传染源,在疾病早期即具有传染性。败血型鼠疫、腺肿发生破溃的腺鼠疫患者等也可作为传染源。无症状感染者不具有传染性。

2. 传播途径

(1)经跳蚤叮咬传播　最常见的是印鼠客蚤,其次是不同类型鼠疫自然疫源地宿主动物的主要寄生蚤。

(2)经直接接触传播　人类通过捕猎、宰杀、剥皮及食肉等方式直接接触染疫动物。鼠疫菌可以通过手部伤口,包括非常细小的伤口,如手指的倒刺等进入人体,然后经淋巴管或血液引起腺鼠疫或败血型鼠疫。

(3)经飞沫传播　肺鼠疫患者或动物呼吸道分泌物中含有大量鼠疫菌,可通过呼吸、咳嗽将鼠疫菌排入周围空气中,形成细菌微粒及气溶胶,造成肺鼠疫传播。

(4)实验室感染　鼠疫实验室工作人员由于防护不严、操作不当和实验室事故,可通过吸入、锐器刺伤等途径感染鼠疫。

3. 易感人群　人类对鼠疫普遍易感,没有天然免疫力,在流行病学上表现出的差异与接触传染源的机会和频次有关。

4. 流行特征　世界各地均存在鼠疫的自然疫源地,鼠间感染长期持续存在,对人类构成威胁。人间鼠疫杆菌感染以非洲、亚洲、美洲为多见。亚洲主要发生在越南、尼泊尔、缅甸、印度、蒙古等国,我国主要发生在云南和青藏高原。本病多发生在 7～11 月份,与鼠类繁殖活动有关。肺鼠疫常发生于冬季。人间鼠疫首发病例常与职业有关,如狩猎者等。

【发病机制与病理解剖】

当人类被携带鼠疫菌的跳蚤叮咬后,鼠疫菌经皮肤进入人体后,首先沿淋巴管到达局部淋巴结,在其中繁殖。引起出血性坏死性淋巴结炎,感染的腺体极度肿胀,充血坏死,即为"腺鼠疫"。周围组织亦水肿、出血。鼠疫菌可冲破局部的淋巴屏障,继续沿着淋巴系统扩散,侵犯其他淋巴结。鼠疫菌及内毒素,也可经淋巴循环系统进入血液循环,引起败血症,出现严重中毒症状,包括严重的皮肤黏膜出血,然后侵入肺组织引起继发性肺鼠疫。当人类吸入一定数量的鼠疫菌后,可引发原发性肺鼠疫。

【临床表现】

潜伏期 1~6 d,多为 2~3 d,个别病例可达 8~9 d。其中,腺型和皮肤型鼠疫的潜伏期较长,为 2~8 d;原发性肺鼠疫和败血型鼠疫的潜伏期较短,为 1~3 d。

鼠疫的全身症状主要表现为发病急剧,高热、寒战、体温突然上升至 39~41 ℃,呈稽留热。剧烈头痛,有时出现中枢性呕吐、呼吸促迫,心动过速,血压下降。重症病人早期即可出现血压下降、意识不清、谵语等。临床上大多表现为腺鼠疫、肺鼠疫和败血症型鼠疫等,近年来轻型鼠疫也较常见。

1. 腺鼠疫　是最多见的临床类型,除具有鼠疫的全身症状以外,受侵部位淋巴结肿大为其主要特点。一般在发病的同时或 1~2 d 内出现淋巴结肿大,以腹股沟、腋下、颈部等为多见。其主要特征表现为淋巴结迅速弥漫性肿胀,大小不等,质地坚硬,疼痛剧烈,与皮下组织粘连,失去移动性,周围组织亦充血、出血。由于疼痛剧烈,患侧常呈强迫体位。

2. 肺鼠疫　可分为原发性和继发性两种类型。原发性肺鼠疫是临床上最重的病型,毒血症状显著,寒战、高热、剧烈胸痛、呼吸急促、发绀、咳嗽、咳痰,最初为少量黏液或血性痰,很快转为大量泡沫状血痰,含有大量病菌。继而呼吸困难和发绀加剧,而肺部仅闻及散在湿啰音或胸膜摩擦音,故症状与体征很不相称。X 射线检查呈支气管肺炎改变。病人多于发病 2~3 d 死于中毒性休克、呼吸衰竭和心力衰竭。继发性肺鼠疫,往往在发病之前有腺鼠疫或败血型鼠疫的症状。当继发肺鼠疫时,常表现为病势突然增剧,出现咳嗽、胸痛、呼吸困难,鲜红色泡沫样血痰。

3. 败血型鼠疫　败血型鼠疫分为原发性和继发性两种类型。感染鼠疫菌后尚未出现局部症状即发展为败血症的为原发败血型鼠疫,而继发于腺鼠疫、肺鼠疫或其他类型鼠疫者则为继发败血型鼠疫。败血型鼠疫的主要表现为恶寒、高热、剧烈头痛、谵妄、神志不清、脉搏细速、心律不齐、血压下降、呼吸促迫,广泛出血,如皮下及黏膜出血、腔道出血等,若不及时抢救常于 1~3 d 内死亡。败血症型鼠疫和肺鼠疫因发绀和瘀斑,死后皮肤常呈黑紫色,故有"黑死病"之称。

4. 其他类型　如皮肤鼠疫、眼鼠疫、扁桃体鼠疫、肠鼠疫、脑膜型鼠疫等,均少见。

【实验室及其他检查】

1. 三大常规

（1）血常规　外周血白细胞总数升高达 $(20~30)\times10^9$/L,以中性粒细胞为主。可见红细胞、血红蛋白和血小板减少。

（2）尿常规　可见蛋白尿及血尿,尿沉渣中可见红细胞、白细胞和细胞管型。

（3）大便常规　大便潜血可阳性。

2. 凝血功能　肺鼠疫和败血型鼠疫患者在短期即可出现 DIC,表现为纤维蛋白原浓度减少(小于 200 mg/dL),凝血酶原时间和部分凝血激酶时间明显延长,D-二聚体和纤维蛋白原降解产物明显增加。

3. 脑脊液　脑膜炎型病例可表现为压力升高,外观混浊,白细胞常大于 4 000/mm^3,中性粒细胞为主,蛋白明显增加,葡萄糖和氯化物明显下降。

4. 胸部影像学　肺鼠疫患者的 X 射线片可随着病程的不同阶段而表现不同。

5.病原学检查 取痰、脓、血、脑脊液、淋巴结穿刺液等标本直接涂片染色镜检查找鼠疫杆菌。也可用血琼脂平板、肉汤等培养分离鼠疫杆菌。PCR方法检测鼠疫特异性基因。

6.免疫学检测 常用酶联免疫吸附试验(ELISA)测定FI抗体,或用抗鼠疫IgG测定FI抗原,阳性率高,有快速诊断价值。荧光抗体法(FA)亦较常用,即用荧光标记的特异性抗血清检测可疑标本,可快速准确诊断。间接血凝法(IHA)用鼠疫杆菌FI抗原检测血中FI抗体常用于回顾性诊断和流行病学调查。放射免疫沉淀试验(RIP)用于追溯诊断及免疫学研究。

【诊断】

1.流行病学史

(1)患者发病前10 d内到过动物鼠疫流行区。

(2)在10 d内接触过来自鼠疫疫区的疫源动物、动物制品、进入过鼠疫实验室或接触过鼠疫实验用品。

(3)患者发病前10 d内接触过具有临床特征的患者,并发生具有类似表现的疾病。

2.临床特点 起病急骤,有严重全身中毒症状,出血倾向,淋巴结肿大,肺炎表现或发生败血症等。

3.实验室检查 痰、脓、血液、淋巴结穿刺液、脑脊液等涂片染色镜检或培养阳性结果为确诊的依据。血清学、分子生物学检测有助于诊断。

【鉴别诊断】

1.腺鼠疫 腺鼠疫应与急性淋巴结炎、丝虫病、土拉菌病等鉴别。

(1)急性淋巴结炎 常继发于其他感染病灶。受累区域的淋巴结肿大、压痛,较重者,局部有红、肿、热、痛,并可伴畏寒、发热、头痛等全身症状。与腺鼠疫相比,全身症状较轻。

(2)丝虫病 本病急性期,淋巴结炎与淋巴管炎常同时发生,数天后可自行消退,全身症状轻微,晚上血片检查可找到微丝蚴。

(3)土拉菌病腺型 本病临床主要表现为高热、剧烈头痛、全身肌肉痛,夜间盗汗,肝脾大。腺型土拉菌病除上述全身症状外,表现为局部淋巴结疼痛,3~5 d出现淋巴结肿大、边界明显,可移动,皮色正常,无痛,无强迫体态。土拉菌病腺型淋巴结肿往往有坏死灶。结节性肉芽肿形成是其特殊性病变,有肉芽而无出血现象,是其病理上的主要标志,可与鼠疫鉴别。而鼠疫基本病变是血管和淋巴管内皮细胞损害及急性出血性、坏死性病变。

2.肺鼠疫 须与大叶性肺炎、支原体肺炎、肺型炭疽等鉴别。主要依据临床表现及痰病原学检查鉴别。

3.败血型鼠疫 败血型鼠疫需与其他原因所致败血症、钩端螺旋体病、流行性出血热、流行性脑脊髓膜炎相鉴别。应当根据流行病学、症状体征进行鉴别。并及时检测相应疾病的病原或抗体以明确诊断。

【治疗】

1. 一般治疗　提倡就地治疗,防止疾病扩散。病人应隔离在孤立建筑物内,肺鼠疫和败血症型鼠疫应住单人房间隔离。病区内应做到无鼠、无蚤,病人须经仔细灭蚤、淋浴后方可收入。卧床休息,注意维持水、电解质平衡。发热可使用解热镇痛药。高热者给予冰敷、乙醇擦浴等物理降温措施。儿童禁用水杨酸类解热镇痛药。必要时可应用镇静安神、镇痛剂。

2. 病情监测　密切观察病情变化和生命体征,对出现呼吸道症状者,每天定时或持续监测脉搏容积血氧饱和度(SPO_2),定期复查血常规、尿常规、血电解质、肝肾功能、心肌酶谱、痰培养、血培养(第一次标本应当在抗菌药物使用前留取)和 X 射线胸片,有条件者行动脉血气分析、肺部 CT 检查等。

3. 病原治疗　鼠疫的治疗仍以链霉素(SM)为首选,并强调早期、足量、总量控制的用药策略。为了达到更好的预后,常常联合其他类型抗生素。如喹诺酮、多西环素、β-内酰胺类或磺胺等。若因过敏等原因不能使用链霉素者,可考虑选用庆大霉素、氯霉素、四环素、多西环素、环丙沙星等。按临床分型给予不同治疗:

(1)腺鼠疫　链霉素成人首次 1 g,以后 0.5~0.75 g,q 4 h 或 q 6 h 肌内注射(2~4 g/d)。治疗过程中可根据体温下降至 37.5 ℃ 以下,全身症状和局部症状好转逐渐减量。病人体温恢复正常,全身症状和局部症状消失,按常规用量继续用药 3~5 d。疗程一般为 10~20 d,链霉素使用总量一般不超过 60 g。肿大的淋巴结切忌挤压,皮肤病灶可予 0.5%~1% 的链霉素软膏涂抹,必要时可在肿大淋巴结周围注射链霉素并施以湿敷。病灶化脓软化后可切开引流。

(2)肺鼠疫和鼠疫败血症　链霉素成人首次 2 g,以后 1 g,q 4 h 或 q 6 h 肌内注射(4~6 g/d)。直到体温下降至 37.5 ℃ 以下。全身症状和呼吸道症状显著好转后逐渐减量。疗程一般为 10~20 d,链霉素使用总量一般不超过 90 g。减量时要特别注意不要大幅度减量,防止病情反复。儿童参考剂量为 30 mg/(kg·d),2 次/d,并根据具体病情确定给药剂量。

【预防】

1. 管理传染源

(1)疫情监测　加强监测疫情,及时了解鼠间鼠疫动态及人间鼠疫疫情。发现鼠疫病人或疑似者,立即按甲类传染病报告。

(2)灭鼠控制鼠间鼠疫　杀灭家鼠和疫源地的野鼠及有关的啮齿类动物。死鼠及捕杀到的可疑动物应焚毁。

(3)严密隔离病人和疑似者　病人和疑似者应分别隔离。腺鼠疫隔离至淋巴结肿完全消退后再观察 7 d。肺鼠疫隔离至痰培养 6 次阴性。接触者医学观察 9 d,曾接受预防接种者应检疫 12 d。

2. 切断传播途径　加强国际检疫与交通检疫,对来自疫区的车、船、飞机严格检疫并灭鼠、灭蚤、消毒。对可疑旅客应隔离检疫。灭蚤可用 2%~4% 敌百虫或敌敌畏液喷洒。病室应无鼠、无蚤,定时消毒。病人的分泌物、排泄物及污染物品应彻底消毒或焚烧。病人尸体用尸袋严密包裹后焚毁。

3. 保护易感人群

(1) 个人保护 凡接触鼠疫或疑似鼠疫患者的人员,应采取加强防护。医护人员进入病房应着全套个人防护装备,主要包括防护眼镜、防护服、N95口罩、手套、鞋套等。

(2) 预防性治疗 对鼠疫患者的直接接触者、被疫区跳蚤叮咬的人、接触了染疫动物分泌物及血液者,以及鼠疫实验室工作人员操作鼠疫菌时发生意外事故的,均应当进行鼠疫预防性治疗。药物可选用四环素、多西环素(强力霉素)、磺胺、环丙沙星等。必要时可肌内注射链霉素进行预防性治疗,疗程均为 7 d。

(3) 预防接种 接种对象主要是疫区及周围人群,以及进入疫区的医务人员。进入疫区人员需提前10 d 接种鼠疫菌苗。采用鼠疫活菌苗皮下1次注射,15 岁以上 1 mL;7~14 岁 0.5 mL;6 岁以下 0.3 mL;亦可用划痕法:成人3滴,7~14 岁 2 滴,6 岁以下 1 滴(菌液浓度与注射者不同),在每滴菌苗上各划"#"字痕。通常于接种后10 d 产生抗体,1个月后达高峰,免疫期1年,每年需加强接种1次。

(河南医学高等专科学校 李 平)

问题分析与能力提升

患者,男性,37 岁。以"寒战高热、全身乏力、肌肉疼痛 3 d"入院就诊。查体:T 38.7 ℃,P 88 次/min,R 23 次/min,BP 105/72 mmHg,神志清,精神差。腹股沟多处淋巴结肿大,与组织粘连,局部红肿、剧痛。两肺呼吸音清,未闻及干、湿啰音。HR 88 次/min,律齐,无杂音。腹平软,肝脾无肿大;颈软,神经系统体征阴性。WBC 24×10^9/L,N 81%。追问病史,患者10 d 前曾到野外捕杀野鼠。

问题与思考:①根据病史,该患者最可能的诊断是什么?②对该患者如何进行治疗?③对于该疾病如何进行预防和控制?

同步练习题(选择题)

1. 人间鼠疫的主要传染源是 (   )
   - A. 旱獭
   - B. 黄鼠
   - C. 褐家鼠
   - D. 鼠蚤
   - E. 肺鼠疫患者

2. 鼠疫病死率极高,最严重的临床类型是 (   )
   - A. 肺鼠疫
   - B. 腺鼠疫
   - C. 败血症型鼠疫
   - D. 肠鼠疫
   - E. 皮肤鼠疫

3. 鼠疫的主要传播媒介是 (   )

A. 旱獭 B. 黄鼠

C. 褐家鼠 D. 鼠蚤

E. 肺鼠疫患者

4. 在鼠疫的血清检查中,可对鼠疫感染做出快速诊断的是 （ ）

A. 间接血凝法(IHA) B. 酶联免疫吸附试验(ELISA)

C. 放射免疫沉淀试验(RIP) D. 荧光抗体试验(FA)

E. PCR 法

5. 关于鼠疫的流行特点哪项不正确 （ ）

A. 有一定的季节性 B. 暴发流行多见

C. 与鼠类活动和鼠蚤繁殖有关 D. 有明显的地方性

E. 病后可获持久免疫力

6. 属于我国甲类传染病的是 （ ）

A. SARS B. 登革热

C. 肺炭疽 D. 艾滋病

E. 鼠疫

第十节 炭 疽

炭疽(anthrax)是由炭疽杆菌所致的动物源性传染病,属于自然疫源性疾病。主要在食草动物(羊、牛、马等)中流行,人类因接触病畜或带菌畜产品、吸入带菌的尘埃或食用病畜肉而感染,发生皮肤、肺或肠炭疽,主要并发症有败血症和脑膜感染。临床上以皮肤炭疽最常见,除有全身毒血症状外,病变部位皮肤坏死、溃疡,形成特征性黑色焦痂并因此得名"炭疽"。其次为肺炭疽和肠炭疽,可继发炭疽杆菌败血症和炭疽脑膜炎,为我国法定的乙类传染病。

【病原学】

炭疽杆菌为需氧芽孢杆菌属,革兰氏阳性杆菌,两端平切,呈长链状排列,形如竹节,无鞭毛,在人或动物体内形成荚膜,在外界环境中可形成芽孢,荚膜具有抗吞噬作用和很强的致病性。该菌为致病菌中最大的细菌。炭疽杆菌可产生:①荚膜多肽抗原,有抗吞噬作用,与毒力有关;②菌体多糖抗原,耐热;③炭疽外毒素,是保护性抗原、致死因子和水肿因子3种毒性蛋白组成的复合物,毒力很强,能引起炭疽的典型中毒症状,3种成分单独存在不能发挥作用;④芽孢抗原。

该菌体对外界抵抗力较弱,100 ℃ 1 min、55 ℃ 15 min 或日光照射 4~5 h 可将其杀灭。对一般消毒剂敏感,如5%煤酚皂或苯酚、0.1%~0.2%升汞等在20 min内可将痰液中病原菌杀死。但在脓液、痰液中能存活10~20 d,在蚤粪及土壤中能存活6个月至1年。该菌芽孢抵抗力很强,在土壤中可存活20余年,在皮毛制品中可存活90年。煮沸 40 min 或 140 ℃ 干热 3 h,高压蒸气 10 min、1∶2 500 碘液 10 min、3% 过氧化氢 1 h、5%苯酚或2%~5%高锰酸钾 24 h、20%漂白粉和石灰乳浸泡 2 d 可将其杀灭。

【流行病学】

1. 传染源 主要为患病的草食动物如羊、牛、马、猪等家畜,以及羚羊、鹿、象等野生动物。人与人之间极少传播。

2. 传播途径 皮肤接触病畜的血液、分泌物、排泄物或带菌的畜制品引起皮肤炭疽;吸入带炭疽芽孢的尘埃、飞沫等可引起肺炭疽;摄入被污染的食物或饮用水引起肠炭疽。

3. 易感人群 人类对炭疽普遍易感,感染后可获得持久免疫力,保护性抗体具有保护作用。

4. 流行特征 多为散发,偶有局部流行。牧区多见,其次为半农半牧区和农区,四季均可发生,夏秋发病多,尤常见于6~9月份,多见于牧民、农民、屠宰及皮毛加工工人、兽医、实验室人员。

【发病机制与病理解剖】

炭疽杆菌的主要致病物质是外毒素和荚膜。病原菌通过破损的皮肤或黏膜侵入人体后,芽孢迅速在局部繁殖,产生炭疽外毒素和形成荚膜。炭疽外毒素导致皮肤、肺、肠组织出血、坏死、水肿和全身感染中毒症状;还可损伤血管的内皮细胞,使血管壁的通透性增加,血浆外渗,有效血容量减少;激活内凝血系统及释放凝血物质,致微循环内血栓形成,使组织缺氧缺血加重。荚膜则有利于感染的扩散,当机体抵抗力降低时,致病菌即沿淋巴管及血管扩散,形成败血症和脑膜炎。

病理改变主要为脏器、组织的出血性浸润、坏死和水肿。皮肤炭疽呈痈样肿胀、炭样黑色痂皮,四周为凝固性坏死区;由于真皮神经纤维的中毒性损害,故病灶处无痛感。肺炭疽呈出血性小叶性肺炎,气管、支气管、胸膜、纵隔、心包亦可受累。肠炭疽表现为急性肠炎,主要在回盲部肠壁呈弥漫出血性浸润、高度水肿,甚至形成溃疡,腹膜也有出血性渗出。上述病灶中均能检出炭疽杆菌。

【临床表现】

潜伏期一般为1~5 d,最短12 h,最长12 d。皮肤炭疽1~12 d,肺炭疽1~7 d(可短至12 h),肠炭疽12~18 h。

1. 皮肤炭疽 约占95%,病变多见于裸露部位皮肤,如面、颈、肩、手和脚等。初为细菌侵入处出现斑疹或丘疹,次日出现水疱;第3~4天局部呈现出血性坏死,稍凹陷,伴周围组织肿胀及成群小疱疹;第5~7天坏死区溃疡形成,直径1~5 cm,血样渗出物结成黑炭状焦痂,痂下为肉芽组织,其周围皮肤浸润及水肿范围扩大。病变区无明显疼痛及压痛,微痒。焦痂于1~2周内脱落,留下肉芽创面,经1~2周愈合后形成瘢痕。常有发热(38~39℃)、头痛、关节痛、全身不适等中毒症状。局部淋巴结常肿大,可有脾大。

2. 肺炭疽 少见。急性起病,轻者有低热、全身不适、肌痛、乏力、胸闷、咳嗽、咯黏液血丝痰。2~4 d后症状加重,出现寒战、高热、咳嗽加重、咯血、胸痛、发绀、呼吸困难等表现,继而出现呼吸衰竭。肺部体征与病情常不相符,仅可闻及散在的细湿啰音及喘鸣音,部分病人可有胸膜炎体征。常并发败血症和感染性休克,病死率高。

3. **肠炭疽** 极少见。可表现为急性肠炎型或急腹症型。急性肠炎型似食物中毒,表现为发热、恶心、呕吐、腹痛、腹泻、水样便,常在数日内康复。急腹症型病人全身中毒症状严重,呕吐、腹胀、腹痛、腹泻、血水样便,有腹肌紧张、压痛、反跳痛等腹膜炎征象,常并发败血症和中毒性休克而死亡。

4. **炭疽败血症** 由炭疽杆菌侵入血液循环引起。常继发于严重皮肤炭疽、肺炭疽和肠炭疽。除原发症状加重外,寒战、高热等全身感染中毒症状严重,可迅速出现感染性休克和 DIC 而危及生命。

5. **炭疽脑膜炎** 常继发于炭疽败血症。起病急骤,有剧烈头痛、呕吐、抽搐、昏迷,脑膜刺激征阳性。脑脊液多呈血性,压力高,细胞数多,可检出炭疽杆菌。常因误诊延误治疗而死亡。

【实验室及其他检查】

1. **血常规** 白细胞总数增高,一般为 $(10\sim20)\times10^9$/L,少数可高达 $(60\sim80)\times10^9$/L,中性粒细胞显著增多。血小板可减少。

2. **病原学检查** 分泌物、水疱液、血液、脑脊液培养阳性是确诊依据。涂片染色可见粗大的革兰氏阳性、呈竹样排列的杆菌有助于临床诊断。亦可将上述标本接种于兔、豚鼠、小白鼠等皮下组织,24 h 内出现典型水肿、出血者为阳性反应,接种动物多于 36~48 h 死亡,取血、组织液及肝、脾组织镜检可找到炭疽杆菌。

3. **免疫学检测** 有间接血凝法、ELISA 法、荧光免疫法等,主要用于炭疽的回顾性诊断和流行病学调查。抗荚膜抗体和 PA 外毒素抗体的免疫印迹试验对未及时获得病原学诊断依据的病例是特异和敏感的方法。

【诊断】

1. **流行病学史** 与草食动物接触密切的农牧民、兽医、皮毛、皮革加工人员等,或近期有疫区旅居史者。

2. **临床特点** 根据病人病史,结合临床各型的特征性表现:皮肤炭疽为无痛性非凹陷性水肿、焦痂溃疡等典型皮肤改变;肺炭疽的特点是肺部 X 射线表现为出血性肺炎和纵隔影增宽;肠炭疽的特点为出血性肠炎。起病急骤,有严重全身中毒症状,出血倾向,淋巴结肿大,肺炎表现或发生败血症等。

3. **实验室检查** 从标本中涂片或培养分离出炭疽杆菌即可确诊。

【鉴别诊断】

1. **皮肤炭疽** 应与痈、蜂窝织炎、丹毒等鉴别,该类感染病灶充血、疼痛、水肿较轻,很少有皮肤出血和皮肤炭黑色干痂;恙虫病,感染局部出现不痒的红色丘疹、水疱,破裂后形成小溃疡,1~2 d 后中央坏死结成黑色焦痂,但焦痂多在腋窝、腹股沟、会阴、肛门处。可伴全身浅表淋巴结肿大、肝脾大及全身性发疹。血清变形杆菌凝集反应阳性。

2. **肺炭疽** 应与肺炎链球菌肺炎、钩端螺旋体病肺出血型、肺鼠疫等鉴别。根据临床表现很难鉴别,须结合流行病学资料和病原学检查方能鉴别。

3. **肠炭疽** 应与急性菌痢、出血性坏死肠炎及急腹症等鉴别。急性菌痢常有阵发性腹痛,黏液脓血便,伴里急后重,粪便里检出痢疾杆菌可确诊;出血性坏死性肠炎常有特殊臭味血便,粪便中无致病菌检出,借此可与急性肠炎型肠炭疽鉴别;肠炭疽急腹症型病情危机,需通过急诊手术才能与其他急腹症鉴别。

【治疗】

1. 一般治疗

(1) 严密隔离 污染物或排泄物严格按照芽孢的消毒要求进行消毒或焚烧。

(2) 休息与营养 卧床休息,多饮水,进高热量流质或半流质饮食,对呕吐、腹泻或进食不足者可静脉补液。

2. 对症治疗 对有发热、出血者,给予降温、止血等处理。肾上腺糖皮质激素可减轻水肿及毒血症状。对皮肤水肿严重和重症病人,每日使用氢化可的松 100~300 mg,分次静脉滴注。对肺炭疽注意保持呼吸道通畅,并吸氧。积极防治感染性休克,纠正水、电解质平衡紊乱。有 DIC 者及时应用肝素等。皮肤炭疽病灶宜用 1:2 000 高锰酸钾液洗涤,并敷以抗生素软膏。切勿挤压及切开引流,以防感染扩散甚至导致败血症。

3. 病原治疗 首选药物是青霉素 G,尚未发现耐药菌株。皮肤型炭疽用青霉素 G,每天 240 万~320 万 U,静脉注射,疗程 7~10 d;肺、肠炭疽和并发脑膜炎者,应用大剂量青霉素 G,400 万~800 万 U,每 6 h 一次,静脉滴注。对青霉素过敏者可选用环丙沙星、强力霉素、红霉素、氯霉素等。

【预防】

1. 管理传染源 皮肤炭疽的患者按照传染病防治法规定的乙类传染病进行管理,其中肺炭疽按照甲类传染病管理,患者严密隔离至痊愈,其分泌物和排泄物应彻底消毒,分泌物、排泄物培养 2 次阴性(间隔 5 d),接触者医学观察 8 d。对疫区草食动物进行包括动物减毒疫苗接种、动物检疫、病畜治疗和焚烧深埋等处理。

2. 切断传播途径 必要时应封锁疫区。加强食品卫生监督,严禁病畜肉流入市场。对可疑污染的皮毛原料应严格消毒。防止水源污染,加强饮食、饮水及乳制品的监督。

3. 保护易感人群 加强卫生宣传教育,普及预防知识。对疫区的人群,特别是从事畜牧业、屠宰业、兽医、畜产品收购、加工的人员,可给予炭疽杆菌减毒活菌苗 0.1 mL 皮肤划痕法接种,每年接种 1 次。如有皮肤破损,立即涂擦 3%~5% 碘酊。密切接触者可口服一般剂量抗生素。接触肺炭疽者应进行预防性治疗,口服环丙沙星,每次 500 mg,2 次/d,或口服多西环素,每次 100 mg,2 次/d,共 60 d,亦可服用四环素。

(河南医学高等专科学校 李 平)

问题分析与能力提升

患者,男性,34 岁。以"发热、右手掌水疱、肿胀 3 d"入院就诊。查体:T 38.6 ℃,P 98 次/min,R 22 次/min,BP 112/74 mmHg,神志清,精神差。右手掌可见一 1 cm×2 cm 黑色结痂,周围有数个丘疹,病灶周围皮肤明显水肿,触痛不明显。右腋下可触及一 3 cm×2 cm 淋巴结,活动度好,有压痛。两肺呼吸音清,未闻及干、湿啰音。HR 98 次/min,律齐,无杂音。腹平软,肝脾无肿大;颈软,神经系统体征阴性。WBC 14×10⁹/L,N 84%。追问病史,患者 3 d 前曾宰杀病牛。

问题与思考:①根据病史,该患者最可能的诊断是什么?②对该患者如何进行治疗?③对于该疾病如何进行预防和控制?

同步练习题(选择题)

1. 炭疽杆菌的抵抗力很强,主要是因为它有 ( )
   - A. 荚膜
   - B. 芽孢
   - C. 外毒素
   - D. 内毒素
   - E. 鞭毛

2. 确诊炭疽病的条件是 ( )
   - A. 有感染动物接触史
   - B. 特征性黑色焦痂
   - C. 外周血 WBC 显著升高
   - D. 涂片或培养分离到炭疽
   - E. 炭疽外膜抗原 ELASA 试验阳性

3. 治疗炭疽病时首选的抗生素是 ( )
   - A. 青霉素
   - B. 环丙沙星
   - C. 地塞米松
   - D. 氯霉素
   - E. 四环素

4. 男性,32 岁,牧民,3 d 前出现干咳、低热,2 d 后体温升至 39 ℃,曾口服氧氟沙星,伴胸痛、呼吸困难、口唇发绀,双肺未闻及干、湿啰音,痰涂片发现革兰氏阳性杆菌,经抢救无效死亡。该患者最可能的诊断是 ( )
   - A. 大叶性肺炎
   - B. ARDS
   - C. 脓胸
   - D. 肺炭疽
   - E. 肺结核

5. 男性,兽医,3 d 前出现发热伴全身肌痛,2 d 前上臂皮肤破损处出现小的痒丘疹,并迅速发展为含血性液体的水疱,血常规 WBC 19×10⁹/L。该患者最可能的诊断为 ( )
   - A. 肾综合征出血热
   - B. 皮肤炭疽
   - C. 败血症
   - D. 重型水痘
   - E. 带状疱疹

第十一节 布鲁菌病

布氏杆菌病(brucellosis)又称布鲁菌病,简称布病,是由布氏杆菌引起的人畜共患全身性传染病,其临床特点为发热、多汗、肌肉关节痛及肝脾大等。为我国法定的乙类传染病。

【病原学】

布氏杆菌为革兰氏阴性短小球杆菌,无鞭毛,不形成芽孢,毒力菌株可有菲薄的荚膜。布氏杆菌属分为6个种19个生物型,即羊种(1~3型),牛种(1~7,9型),猪种(1~5型)及绵羊型附睾种、沙林鼠种、犬种(各1个生物型)。国内以羊种菌最多,牛种菌次之,猪种菌仅存在于少数地区。布氏杆菌含内毒素,有致病作用,其中羊布氏杆菌致病力最强,感染后临床症状最重,猪布氏杆菌次之。

该菌属对日光、热力、常用化学消毒剂等均较敏感;日光照射10~20 min、湿热60℃ 10~20 min可杀死,100℃立刻死亡,3%漂白粉澄清液、甲酚皂数分钟即可杀灭。但在自然环境中活力强,如在奶、乳制品、皮毛、冻肉中可生存数周至数月。

【流行病学】

1. 传染源　与人类有关的传染源主要是羊、牛及猪,其次是犬。染菌动物首先在同种动物间传播,造成带菌或发病,随后波及人类。病畜的分泌物、排泄物、流产物及乳类含有大量病菌,如实验性羊布氏病流产后每毫升乳含菌量高达3万个以上,带菌时间可达1.5~2年,所以是人类最危险的传染源。各型布鲁菌在各种动物间有转移现象。羊、牛、猪是重要的经济动物,家畜与畜产品与人类接触密切,从而增加了人类感染的机会。患者也可以从粪、尿、乳向外排菌,但人与人传染极少。

2. 传播途径　①皮肤黏膜:直接接触病畜或其排泄物、阴道分泌物、娩出物;或在饲养、挤奶、剪毛、屠宰以及加工皮、毛、肉等过程中没有注意防护,可经皮肤微伤或眼结膜受染;也可间接接触病畜污染的环境及物品而受染。②消化道:食用被病菌污染的食品、水或食生乳及未熟的肉、内脏而受染。③呼吸道:病菌污染环境后形成气溶胶,可发生呼吸道感染。这三种途径在流行区可两种或三种途径同时发生。④其他:如苍蝇携带,蜱叮咬也可传播本病。

3. 易感人群　人类对布氏杆菌普遍易感,病后可获得一定免疫力,不同种布氏杆菌间有交叉免疫,再次感染发病者有2%~7%,疫区居民可因隐性染病而获得免疫力。

4. 流行特征　本病一年四季均可发病,但以家畜流产季节为多。牧区发病率高于农区,农区高于城市。流行区在发病高峰季节(春末夏初)可呈点状暴发流行。患病与职业有密切关系,兽医、畜牧者、屠宰工人、皮毛工等明显高于一般人群。发病年龄以青壮年为主,男多于女。牧区存在自然疫源地,但疫区流行强度受布鲁氏菌种、型及气候,人们的生活水平与对牧畜、牧场管理情况的影响。

【发病机制与病理解剖】

布氏杆菌自皮肤或黏膜侵入人体,随淋巴液到达淋巴结,被吞噬细胞吞噬。如细菌未被杀灭,则在胞内生长繁殖,形成局部原发病灶,此阶段相当于潜伏期。细菌在吞噬细胞内大量繁殖导致细胞破裂,大量细菌进入血液循环形成菌血症。细菌随血流至全身,在肝、脾、淋巴结、骨髓等处的单核巨噬细胞系统内繁殖,形成多发性病灶,并进而在血流中生长、繁殖,引起败血症。布氏杆菌释放出内毒素及菌体其他成分,引起毒血症。内毒素引起一系列病理损伤和临床表现。机体免疫功能正常,清除病菌而获痊愈。如果免疫功能低下或感染的菌量大、毒力强,则部分细菌又可被吞噬细胞带入各组织器官形成新感染灶。经一定时期后,感染灶的细菌生长繁殖再次入血,导致疾病复发。机体的各组织器官,网状内皮系统因细菌、细菌代谢产物及内毒素作用,引起炎症反应。慢性期则以变态反应为主,Ⅰ、Ⅱ、Ⅲ、Ⅳ型变态反应在布氏杆菌病的发病机制中可能都起一定作用。本病病变广泛,除肝、脾、骨髓、淋巴结受损外,还累及骨、关节、血管、神经、内分泌及生殖系统,其中以单核吞噬细胞系统的病变最为显著。

病灶的主要病理变化:①渗出性改变,主要见于肝、脾、淋巴结、心、肾等处,浆液性炎性渗出,夹杂少许细胞坏死;②增生性改变,淋巴、单核吞噬细胞增生,常伴纤维细胞增殖;③肉芽肿形成,病灶里由上皮样细胞、巨噬细胞及淋巴细胞、浆细胞组成肉芽肿、肉芽肿纤维化,可致组织器官硬化。

【临床表现】

潜伏期一般为1~3周,平均为2周。部分病例潜伏期更长。

1. 发热　典型病例表现为波状热,常伴有寒战、头痛等症状,可见于各期患者。部分病例可表现为低热和不规则热型,且多发生在午后或夜间。

2. 多汗　急性期病例出汗尤重,可湿透衣裤、被褥。

3. 肌肉和关节疼痛　为全身肌肉和多发性、游走性大关节疼痛。部分慢性期病例还可有脊柱(腰椎为主)受累,表现为疼痛、畸形和功能障碍等。

4. 乏力　几乎全部病例都有此表现。

5. 肝、脾及淋巴结肿大　多见于急性期病例。

6. 其他　男性病例可伴有睾丸炎,女性病例可见卵巢炎;少数病例可有心、肾及神经系统受累表现。

7. 临床分期　①急性期:具有上述临床表现,病程在6个月以内。②慢性期:病程超过6个月仍未痊愈。

【实验室及其他检查】

1. 血常规　白细胞计数多正常或偏低,淋巴细胞相对增多,有时可出现异常淋巴细胞,少数病例红细胞、血小板减少。

2. 红细胞沉降率　急性期可出现红细胞沉降率加快,慢性期多正常。

3. 免疫学检测

(1) 平板凝集试验　虎红平板(RBPT)或平板凝集试验(PAT)结果为阳性,用于初筛。

(2)试管凝集试验(SAT)　滴度为1∶100 ++及以上或病程一年以上滴度1∶50 ++及以上;或半年内有布鲁菌疫苗接种史,滴度达1∶100 ++及以上者。

(3)补体结合试验(CFT)　滴度1∶10 ++及以上。

(4)布病抗-人免疫球蛋白试验(Coomb's)　滴度1∶400 ++及以上。

4.病原学检查　血液、骨髓、关节液、脑脊液、尿液、淋巴组织等培养分离到布鲁菌。急性期血液、骨髓、关节液阳性率较高,慢性期阳性率较低。

【诊断】

应结合流行病学史、临床表现和实验室检查进行诊断。

1.疑似病例　符合下列标准者为疑似病例:

(1)流行病学史　发病前与家畜或畜产品、布鲁菌培养物等有密切接触史,或生活在布病流行区的居民等。

(2)临床表现　发热,乏力,多汗,肌肉和关节疼痛,或伴有肝、脾、淋巴结和睾丸肿大等表现。

2.临床诊断病例　疑似病例免疫学检查第1项(初筛试验)阳性者。

3.确诊病例　疑似或临床诊断病例出现免疫学检查第2、3、4项中的一项及以上阳性和(或)分离到布鲁菌者。

4.隐性感染病例　有流行病学史,符合确诊病例免疫学和病原学检查标准,但无临床表现。

【鉴别诊断】

1.伤寒、副伤寒　伤寒、副伤寒患者以持续高热、表情淡漠、相对脉缓、皮肤玫瑰疹、肝脾大为主要表现,而无肌肉、关节疼痛、多汗等布病表现。实验室检查血清肥达反应阳性,伤寒杆菌培养阳性,布鲁菌病特异性检查阴性。

2.风湿热　布鲁菌病与风湿热均可出现发热及游走性关节痛,但风湿热可见风湿性结节及红斑,多合并心脏损害,而肝脾大、睾丸炎及神经系统损害极为少见。实验室检查抗链球菌溶血素"O"为阳性,布鲁菌病特异性检查阴性。

3.风湿性关节炎　慢性布鲁菌病和风湿性关节炎均使关节疼痛严重,反复发作、阴天加剧。风湿性关节炎多有风湿热的病史,病变多见于大关节,关节腔积液少见,一般不发生关节畸形,常合并心脏损害,血清抗链球菌溶血素"O"滴度增高,布鲁菌病特异性实验室检查阴性有助于鉴别。

4.其他　布鲁菌病急性期还应与结核病、败血症等鉴别,慢性期还应与其他关节损害疾病及神经官能症等鉴别。

【治疗】

1.一般治疗　注意休息,补充营养,高热量、多维生素、易消化饮食,维持水及电解质平衡。高热者可用物理方法降温,持续不退者可用退热剂等对症治疗。

2.抗菌治疗　治疗原则为早期、联合、足量、足疗程用药,必要时延长疗程,以防止复发及慢性化。常用四环素类、利福霉素类药物,亦可使用喹诺酮类、磺胺类、氨基糖苷类及第三代头孢类药物。治疗过程中注意监测血常规、肝肾功能等。

(1) 急性期治疗

一线药物：多西环素合用利福平或链霉素。①多西环素 100 mg/次，2 次/d，6 周+利福平 600~900 mg/次，1 次/d，6 周；②多西环素 100 mg/次，2 次/d，6 周+链霉素肌内注射 15 mg/kg，1 次/d，2~3 周。

二线药物：不能使用一线药物或效果不佳的病例可酌情选用以下方案：多西环素合用复方新诺明或妥布霉素；利福平合用氟喹诺酮类。①多西环素 100 mg/次，2 次/d，6 周+复方新诺明，2 片/次，2 次/d，6 周；②多西环素 100 mg/次，2 次/d，6 周+妥布霉素肌内注射 1~1.5 mg/kg，8 h1 次，1~2 周；③利福平 600~900 mg/次，1 次/d，6 周+左氧氟沙星 200 mg/次，2 次/d，6 周；④利福平 600~900 mg/次，1 次/d，6 周+环丙沙星，750 mg/次，2 次/d，6 周。

难治性病例可加用氟喹诺酮类或第三代头孢菌素类。一线药物+氟喹诺酮类或第三代头孢菌素类。隐性感染病例是否需要治疗目前尚无循证医学证据，建议给予治疗。

(2) 慢性期治疗　抗菌治疗：慢性期急性发作病例治疗多采用四环素类、利福霉素类药物，用法同急性期，部分病例需要 2~3 个疗程的治疗。

(3) 并发症治疗　①合并睾丸炎病例抗菌治疗同上，可短期加用小剂量糖皮质激素。②合并脑膜炎病例在上述抗菌治疗基础上加用第三代头孢类药物，并给予脱水等对症治疗。③合并心内膜炎、血管炎、脊椎炎、其他器官或组织脓肿病例，在上述抗菌药物应用的同时加用第三代头孢菌素类药物；必要时给予外科治疗。

(4) 特殊人群治疗

儿童：可使用利福平联合复方新诺明治疗。利福平 10~20 mg/(kg·d)，1 次/d，6 周+复方新诺明儿科悬液(6 周~5 个月)120 mg、(6 个月~5 岁)240 mg、(6~8 岁)480 mg，2 次/d，6 周。8 岁以上儿童治疗药物选择同成年人。

孕妇：可使用利福平联合复方新诺明治疗。妊娠 12 周内选用第三代头孢菌素类联合复方新诺明治疗。①妊娠 12 周内：利福平 600~900 mg/次，1 次/d，6 周+第三代头孢菌素类，2~3 周；②妊娠 12 周以上：利福平 600~900 mg/次，1 次/d，6 周+复方新诺明，2 片/次，2 次/d，6 周。复方新诺明有致畸或核黄疸的危险。

【预防】

1. 管理传染源　对牧场、乳厂和屠宰场的牲畜定期检疫。检出的病畜应及时隔离治疗，必要时宰杀。病畜的流产物及死畜必须深埋，对其污染的环境用 20% 漂白粉或 10% 石灰乳消毒。病畜乳及其制品必须煮沸消毒。皮毛消毒后应放置 3 个月以上，方可运出疫区。病、健畜分群分区放牧，病畜用过的牧场须经 3 个月自然净化后才能供健康畜使用。急性期病人须隔离至临床症状消失，血、尿培养阴性。

2. 切断传播途径　加强对畜产品的卫生监督，生乳经巴氏消毒法灭菌或煮沸后出售，禁食病畜肉及乳品。防止病畜或患者的排泄物污染水源。对与牲畜或畜产品接触密切者，要进行宣传教育，做好个人防护。

3. 保护易感人群　除注意防护外，重要措施是进行菌苗免疫。凡接触牛、羊、猪、犬等牲畜的饲养员、挤奶员、兽医、屠宰人员、皮毛加工员及炊事员等，均应进行预防接种。

(河南医学高等专科学校　李　平)

问题分析与能力提升

患者,男性,24岁。以"间断发热、多汗、游走性大关节疼痛2个月"入院就诊。查体:T 39 ℃,P 92次/min,R 23次/min,BP 106/70 mmHg,神志清,精神差。巩膜无黄染,两肺呼吸音清,未闻及干、湿啰音。HR 92次/min,律齐,无杂音。腹平软,肝肋下2 cm,脾肋下1 cm。颈软,神经系统体征阴性。WBC 4×10^9/L,红细胞沉降率32 mm/h。追问病史,在家务农,家中养羊。

问题与思考: ①根据病史,该患者最可能的诊断是什么?②对该患者如何进行治疗?③对于该疾病如何进行预防和控制?

同步练习题(选择题)

女,30岁,因"发热、多汗伴关节疼痛1个月"入院。该于1个月前无明显诱因出现发热,体温最高39.2 ℃,呈间歇热,热后大汗,伴有大关节游走性疼痛,半月后疼痛固定,主要集中在膝关节,曾用头孢类抗菌药物间断治疗,无效。查体:T 38.6 ℃,神清语利,颈、颌下及腹股沟淋巴结肿大,无触痛。腹软,肝肋下3 cm,脾肋下1 cm。实验室检查:WBC 4.5×10^9/L,L 43%,Hb 110 g/L;肝功能:ALT:350 U/L,AST:140 U/L,余正常。提示:以收集动物(牛、羊为主)皮革为职业。

1. 该患者最可能的诊断是 ( )
   A. 结核病 B. 伤寒
   C. 类风湿关节炎 D. 败血症
   E. 布鲁菌病

2. 为迅速明确诊断,立即进行的检查是 ( )
   A. 布鲁菌凝聚试验 B. 血培养+药敏
   C. 红细胞沉降率 D. PPD试验
   E. 生化检查

3. 此例患者应首选的治疗方案是 ( )
   A. 联合抗菌足疗程 B. 脱敏疗法
   C. 镇痛剂 D. 物理降温
   E. 激素

4. 关于布鲁菌病描述错误的是 ( )
   A. 布鲁菌属分为6个种
   B. 革兰氏阴性短小球杆状杆菌
   C. 布鲁菌在自然环境中生命力较强,对常用化学消毒剂较敏感
   D. 传染源主要为患者
   E. 病后可获得一定免疫力,不同种布鲁菌间有交叉免疫

5. 对布鲁菌病的临床表现,说法正确的是 ( )
   A. 发热,多伴出汗 B. 发热多为弛张热

C. 关节痛因感染性关节炎所致　　　　　D. 关节痛多发生在小关节

E. 可出现睾丸肿痛,但发生率低,不是布鲁菌病的特征临床表现

6. 下列哪项不符合布鲁菌病急性期的治疗原则　　　　　　　　　　　　　　（　　）

A. 关节疼痛剧烈者可应用镇痛剂

B. 抗菌治疗多采用联合用药,剂量足,疗程够

C. 中毒症状明显者可适当应用肾上腺皮质激素

D. 尽早采用菌苗疗法

E. 应选择能进入细胞内的药物,抗生素可选用多西环素、利福平、氟喹诺酮类药物

第四章 立克次体感染性疾病

立克次体的种类很多,不同的立克次体引起不同的立克次体病。其中对人类致病的 5 个属分别是立克次体属、柯克斯体属、东方体属、埃立克体属、巴尔通体属。

立克次体是一种介于病毒和细菌之间的微生物,在代谢衰退的细胞内生长旺盛,形态多样,对广谱抗菌药敏感。

人类立克次体病分为五大组:①斑疹伤寒组,包括流行性斑疹伤寒和地方性斑疹伤寒;②斑点热组,包括落基山斑点热、纽扣热、昆士兰斑点热、北亚蜱传斑点热、立克次体痘;③恙虫病组的恙虫病;④Q 热组中为 Q 热;⑤阵发性立克次体病组,包括战壕热。

立克次体病具有的共同特点是:①有共同的储存宿主,如啮齿类动物(鼠类)、家畜(牛、羊)等。②传播途径主要为虫媒传播,被立克次体感染的吸血节肢动物,如人虱、鼠蚤、硬蜱及恙螨等,在叮咬时把病原体传染给易感者;病后可获得持久免疫力,各病之间有交叉免疫力。③有相似的病理变化,主要表现为广泛的血管周围炎和血栓性血管炎。④临床表现主要是急性起病、发热、皮疹、中枢神经系统症状及肝脾大。⑤外斐反应常用来协助诊断。⑥广谱抗菌药物治疗效果好。

立克次体病多数是自然疫源性疾病,呈世界性或地域性流行。目前,我国存在的立克次体病主要是流行性斑疹伤寒、地方性斑疹伤寒、恙虫病和 Q 热。

第一节 流行性斑疹伤寒

流行性斑疹伤寒(epidemic typhus)又称虱传斑疹伤寒(louse-borne typhus),是由普氏立克次体引起,以人虱为传播媒介所致的急性传染病。患者以急性起病、高热、剧烈头痛、皮疹与中枢神经系统症状为主要表现。40 岁以上患者病情更为严重。自然病程 2~3 周。为我国法定丙类传染病。

【病原学】

普氏立克次体为立克次体属,斑疹伤寒群,呈多形性球杆状,革兰氏染色阴性。病原体的化学组成及其代谢产物包括蛋白质、糖、脂肪、磷脂、DNA、RNA、多种酶类及内毒素样物质。胞壁中含有肽聚糖和脂多糖,后者有内毒素活性,病原体裂解时释出。

普氏立克次体主要寄生于人体小血管内皮细胞胞质内及体虱肠壁上皮细胞内。普氏立克次体含有两种抗原：一是耐热的组特异性可溶性抗原，可区分斑疹伤寒和其他立克次体病；二是不耐热的种特异性颗粒性抗原，可用来区分两型斑疹伤寒。病原体与变形杆菌某些 X 株（如 OX_{19} 株）有共同的耐热性多糖类抗原，因此可借助外斐反应进行辅助诊断。普氏立克次体耐低温和干燥，对紫外线及一般消毒剂均敏感。

【流行病学】

1. 传染源　患者是本病唯一的传染源，从潜伏期末至热退后数天均有传染性，病后第 1 周传染性最强，传染期约 3 周。个别患者病后立克次体可长期存活于单核巨噬细胞内，当机体免疫力降低时引起复发，称为复发性斑疹伤寒。

2. 传播途径　体虱是主要传播媒介，头虱、阴虱偶可传播本病。当虱叮咬患者时，病原体随血液进入虱肠内，侵入肠壁上皮细胞内增殖，约 5 d 后胀破细胞，大量立克次体溢入肠腔，随虱粪排出，或因虱体被压碎而散出，可通过因瘙痒的抓痕侵入皮肤。虱粪中的立克次体偶可随尘埃经呼吸道、口腔或眼结膜感染人体。人虱适宜生活于 29 ℃ 左右，当患者发热或死亡，人虱移至新宿主而引发新的感染与传播。

3. 易感人群　人群普遍易感，儿童病情较轻，60 岁以上老人病情较重，病死率较高。病后可获得持久免疫力，并与地方性斑疹伤寒有一定的交叉免疫。但少数因免疫力不足偶尔再次感染，或体内潜伏的立克次体再度增殖引起复发。

4. 流行特征　本病呈世界性分布，冬、春季多见。发病率高低与生活水平、卫生状况直接相关，自然灾害、贫困及卫生条件差，增加人虱繁殖的机会，易引起流行。随着卫生条件的改善及预防措施的加强，本病的群体发病率显著下降，主要见于非洲，我国仅有少数散发轻型病例。

【发病机制与病理解剖】

主要为病原体所致的血管病变、毒素引起的毒血症及变态反应。病原体侵入人体后，先在小血管和毛细血管内皮细胞内繁殖，引起血管内皮细胞病变，细胞溶解破裂。其释放的内毒素样物质引起微循环障碍和相应组织器官损伤的临床表现。病程第 2 周出现的变态反应加重病变的发生。

小血管炎是本病的基本病变，典型病变是形成斑疹伤寒结节，即增生性、血栓性和坏死性血管炎及其周围的炎症细胞浸润而形成的肉芽肿。病变遍及全身，以皮肤、心肌、脑及脑膜、骨骼肌、肺、肾、肾上腺及睾丸等部位明显。

【临床表现】

潜伏期多为 10～14 d。临床表现可分三型：

1. 典型斑疹伤寒

（1）发热　起病急骤，体温在 1～2 d 内迅速上升至 39 ℃ 以上，第 1 周呈稽留热，第 2 周起有弛张热趋势。高热持续 2～3 周后，于 3～4 d 内降至正常。常伴有寒战、乏力、剧烈头痛、全身肌肉酸痛、面部及眼结膜充血等全身毒血症状。

（2）皮疹　是流行性斑疹伤寒的重要体征。90% 以上患者于发病第 4～5 天开始出疹，初见于胸背部，1～2 d 内遍及全身，但面部、手掌、足底多无皮疹。皮疹大小形状不一,直径 2~4 mm,由起初的鲜红色充血性斑丘疹,逐渐变为暗红色皮疹或瘀点,压之褪色,多孤立存在,不融合。持续 1~2 周后消退,瘀点样疹可持续至 2 周。常遗留色素沉着或脱屑,但无焦痂。个别小儿患者可无皮疹。

(3) 中枢神经系统症状 极为明显且出现早,于第 2 周达高峰。持续、剧烈头痛是本病的突出症状,伴有头晕、耳鸣及听力减退,也可出现反应迟钝、烦躁、谵妄,偶有脑膜刺激征,手、舌震颤,甚至大小便失禁,昏迷,吞咽困难等。

(4) 肝脾大 约 90% 患者在病后第 3~4 天出现轻度脾大,少数患者有肝大。

(5) 心血管系统症状 脉搏常随体温升高而加速,合并中毒性心肌炎时可有心音低钝、心律失常、奔马律、低血压,甚至循环衰竭。

(6) 其他 可出现咳嗽、胸痛、呼吸急促、恶心、呕吐、腹胀、便秘等呼吸道、消化道症状,严重者可发生急性肾功能衰竭。

2. 轻型斑疹伤寒 少数散发病例多呈轻型。其特点是:①热程短,持续 8~9 d;②热度较低,体温多在 39 ℃以下,呈弛张热;③全身中毒症状较轻,但全身酸痛、头痛较明显,但很少出现意识障碍和其他神经系统症状;④常无皮疹,或可见稀少的充血性皮疹,1~2 d 即消退;⑤肝脾大者少见。

3. 复发型斑疹伤寒 又称布-津(Brill-Zinsser)病。初次感染后,普氏立克次体在人体淋巴结中能够存在多年,且无任何临床表现。一旦出现机体的免疫功能下降,立克次体再度繁殖而致疾病复发。临床特点是无季节性,散发,大龄人群组发病率高;病程短,7~11 d,呈轻型经过;出现低热,热型不规则;无皮疹,或仅有稀少斑丘疹;神经系统症状轻。

【并发症】

支气管肺炎是流行性斑疹伤寒的常见并发症,也可并发心肌炎、中耳炎、腮腺炎、脑膜脑炎等,偶可并发指、趾、鼻尖等处坏死或坏疽。轻型病例和复发型斑疹伤寒很少出现并发症。

【实验室及其他检查】

1. 血、尿常规 白细胞计数多在正常范围,中性粒细胞常升高,嗜酸性粒细胞减少或消失;血小板常减少。尿蛋白常呈阳性。

2. 脑脊液检查 有脑膜刺激征者脑脊液白细胞和蛋白稍增高,糖常在正常范围。

3. 血清学检测

(1) 外斐反应 又叫变形杆菌 OX_{19} 凝聚试验,是诊断流行性斑疹伤寒最为常用的血清学检查方法。当抗体效价≥1:160 或病程中有 4 倍以上增高者有诊断价值。该试验多在第 1 周出现阳性,病程第 2~3 周达高峰,持续数周至 3 个月。但特异性差,不能与地方性斑疹伤寒鉴别,与回归热螺旋体、结核杆菌、钩端螺旋体等病原体发生交叉凝集而出现假阳性。复发型斑疹伤寒的外斐反应多呈阴性。

(2) 立克次体凝集反应 以普氏立克次体颗粒抗原与患者血清做凝集反应,特异性强,阳性率高。效价 1:40 即为阳性。病程第 5 天阳性率达 85%,第 16~20 天可达 100%。此方法虽然与莫氏立克次体有一定交叉,但后者效价较低,故仍可与莫氏立克次体相鉴别。

(3) 补体结合试验 以普氏立克次体与患者血清做补体结合试验效价≥1∶32有诊断意义,第1周阳性率为50%~70%,第2周可达90%以上,低效价可维持10~30年,亦可用于流行病学调查。此方法特异性强,有助于流行性和地方性斑疹伤寒的鉴别。

(4) 间接血凝试验 用斑疹伤寒立克次体可溶性抗原致敏绵羊或家兔的红细胞,进行微量间接血凝试验。其灵敏度较外斐反应及补体结合试验高,特异性强,与其他群立克次体无交叉反应,便于流行病学调查及早期诊断。但不能区别流行性和地方性斑疹伤寒。

(5) 间接免疫荧光试验 用两种斑疹伤寒立克次体做抗原进行间接免疫荧光试验,检查抗体,特异性强,灵敏度高,可鉴别流行性与地方性斑疹伤寒。检测特异性IgM及IgG抗体,IgM抗体的检出有助于早期诊断;IgG抗体有助于鉴别初次感染和复发。

4. 病原体分离 一般不用于临床诊断。取发热期(最好5 d以内)患者血液3~5 mL接种于雄性豚鼠腹腔,7~10 d豚鼠发热,阴囊仅有轻度发红而无明显肿胀,取其睾丸鞘膜和腹膜刮片或取脑、肾上腺、脾组织涂片染色镜检,可在细胞质内查见大量立克次体。亦可将豚鼠脑、肾上腺、脾等组织制成悬液接种鸡胚卵黄囊分离立克次体。

5. 核酸检测 用DNA探针或PCR方法检测普氏立克次体核酸特异性好、快速、敏感,有助于早期诊断。

【诊断】

1. 流行病学资料 当地有斑疹伤寒流行或1个月内去过疫区,有被虱叮咬史及与带虱者接触史的患者,应警惕本病。

2. 临床表现 出现突发高热,剧烈头痛,全身肌肉酸痛;病后第4~5天出疹,自躯干上部开始1~2 d内迅速波及全身,由充血性转呈暗红色,少数发生出血疹;中枢神经系统症状较为明显,常有肝脾大。

3. 实验室检查 外斐反应滴度1∶160或效价呈4倍以上升高即可诊断。有条件也可加做其他血清学试验。

【鉴别诊断】

1. 伤寒 多见于夏、秋季,起病较缓慢,全身中毒症状较轻,皮疹出现较晚,特征性表现如淡红色玫瑰疹、数量较少、多见于胸腹部,可有相对缓脉。白细胞计数减少,肥达反应阳性,诊断依赖于血及骨髓培养伤寒杆菌阳性。

2. 肾综合征出血热 有明显的区域性。以发热、出血、休克和肾损害为主要表现,典型患者有发热期、低血压休克期、少尿期、多尿期和恢复期5期经过。血清学检测特异性IgM抗体阳性。

3. 地方性斑疹伤寒 见表4-1。

表4-1　流行性斑疹伤寒和地方性斑疹伤寒的鉴别

鉴别要点	流行性斑疹伤寒	地方性斑疹伤寒
病原体	普氏立克次体	莫氏立克次体
疾病性质	中度~重度	轻度~中度
流行特点	流行性,多见于冬春季节	地方散发性,多见于夏秋季节
皮疹数量	较多	较少
血小板减少	常见	少见
外斐反应	强阳性	阳性,但滴度较低
接种试验	一般不引起豚鼠睾丸肿胀	引起豚鼠睾丸严重肿胀
病死率	6%~30%	<1%

4.其他　注意与恙虫病、回归热、钩端螺旋体病、麻疹、风疹、传染性单核细胞增多症等鉴别。

【治疗】

1.一般治疗　卧床休息,供给足够的热量,维持水、电解质平衡。注意个人卫生,保持皮肤清洁,做好护理,防止并发症。

2.病原治疗　病原治疗是本病的主要治疗措施。多种能抑制细菌的抗生素,如多西环素(doxycycline)、四环素(tetracycline)常规剂量给药对本病及复发型斑疹伤寒均具特效,服药后12~24 h病情即有明显好转,热退后再用3~4 d可停药。多西环素成人剂量200 mg/d,每天2次口服,儿童剂量酌减。大环内酯类药物对本病亦有较好疗效,常用红霉素、罗红霉素、阿奇霉素。罗红霉素的常用剂量为成人300 mg/d,儿童20~40 mg/(kg·d),分2次口服。阿奇霉素,成人剂量为0.25 g,1次/d,口服,不能口服者可改用静脉给药。

3.对症治疗　高热者给予物理降温或小剂量退热药;剧烈头痛者予以止痛镇静剂;有严重毒血症症状伴低血容量者可考虑补充血浆、低分子右旋糖酐等,并短期应用肾上腺皮质激素。

【预防】

改善卫生条件、普及个人卫生知识、灭虱是预防本病的关键措施。

1.管理传染源　早期隔离患者,并对其灭虱消毒,隔离治疗至热退后12 d。密切接触者灭虱并医学观察21 d。

2.切断传播途径　防虱、灭虱是关键。加强卫生宣教,勤沐浴更衣。发现患者后,同时对患者及接触者进行灭虱。

3.保护易感者　对疫区居民、新入疫区人员进行疫苗接种,国内常用灭活鼠肺疫苗。第一年注射3次,以后每年加强1次,6次以上可获较持久的免疫力。减毒E株活疫苗曾在国外被广泛使用,但因其较重的不良反应,现已较少使用。新一代的DNA疫苗将有望控制流行性斑疹伤寒。

(漯河医学高等专科学校　张　剑)

问题分析与能力提升

患者,男,36岁,以"高热、头痛5 d伴皮疹1 d"入院。发病前2周曾经出差。体检:T 39.8 ℃,P 114 次/min,BP 120/80 mmHg,意识清楚,查体合作,躯干、四肢满布充血性皮疹,浅表淋巴结无肿大,心、肺无异常,腹软,肝不大,脾肋缘下2cm,质软。生理反射存在,病理反射(−)。实验室检查:Hb 35 g/L,WBC 4.9×10^9/L, PLT 120×10^9/L。

问题与思考:①该患者最可能的诊断及诊断依据是什么?②为明确诊断应进行哪些检查?③请制订该患者目前的治疗方案。

同步练习题(选择题)

1. 流行性斑疹伤寒的传播媒介是 ( )
   A. 恙螨   B. 跳蚤
   C. 虱子   D. 蚊
   E. 鼠类

2. 流行性斑疹伤寒的皮疹多出现于热程 ( )
   A. 第1天   B. 第2天
   C. 第3天   D. 第5天
   E. 第10天

3. 地方性斑疹伤寒的病原体是 ( )
   A. 普氏立克次体   B. 莫氏立克次体
   C. 伤寒沙门菌   D. 回归热包柔体
   E. 钩端螺旋体

4. 地方性斑疹伤寒的传染源主要是 ( )
   A. 患者   B. 家禽
   C. 家畜   D. 家鼠
   E. 蝙蝠

第二节　恙虫病

恙虫病(tsutsugamushi disease)又名丛林斑疹伤寒(scrub typhus),是由恙虫病东方体(Orientia tsutsugamushi)引起的一种急性自然疫源性传染病。鼠类是主要的传染源,通过恙螨幼虫(chigger)叮咬人体致病。临床表现以急性起病、发热、焦痂或溃疡、淋巴结肿大、肝脾大及周围血液白细胞减少为主要特征。

【病原学】

恙虫病东方体呈球形或球杆状,革兰氏染色阴性。恙虫病东方体在原代鼠肾细胞、原代鸡胚细胞、Hela 细胞中生长良好。恙虫病东方体与变形杆菌 OX_k 株有交叉免疫原性,临床上利用变形杆菌 OX_k 的抗原与患者的血清进行凝集反应,有助于本病的诊断。恙虫病东方体抵抗力弱,对各种消毒方法均敏感。

【流行病学】

1. 传染源　鼠类是主要传染源。鼠类感染后常无症状而成为储存宿主。人患本病后,虽然血液中也有恙虫病东方体,但被恙螨幼虫叮咬的可能性极小,故患者作为传染源的意义不大。

2. 传播途径　恙螨是唯一的传播媒介。带病原体的恙螨叮咬人体是唯一的传播途径。传播本病的恙螨有数十种,在我国最主要的是红恙螨和地理恙螨。恙螨的生活周期包括卵、幼虫、蛹、稚虫和成虫 5 期,其中只有幼虫是寄生性,当人在疫区的草地上工作、活动或坐卧时,被带有病原体的幼虫叮咬而得病。

3. 易感人群　人群普遍易感,农民、从事野外工作的青壮年因暴露机会多,发病率较高。

4. 流行特征　本病主要流行于亚洲太平洋地区,尤以东南亚多见。在我国,本病流行区包括广东、福建、广西、江西、湖南、云南、四川等省、自治区,以东南沿海地区为多发。一般为散发,亦可流行。我国南北流行的季节有差异,南方省区多发生于夏、秋季,见于 5～11 月份,以 6～8 月份为高峰,与此期间降雨集中引起地面恙螨扩散有关。但北方省份多发于秋、冬季,发病以 9～12 月份为多,10 月份是流行高峰,与恙螨及野鼠的密度增加有关。

【发病机制与病理解剖】

病原体从恙螨幼虫叮咬处侵入人体,先在叮咬局部组织细胞内繁殖,引起局部的皮肤损害;同时,病原体直接或经淋巴系统进入血流,形成恙虫病东方体血症。恙虫病东方体死亡后所释放的内毒素是引起全身毒血症状和多脏器病变的主要因素。

基本病理变化为全身小血管炎、血管周围炎及单核巨噬细胞增生。被恙螨叮咬的局部皮肤先有充血、水肿,形成丘疹,继成小水疱,水疱中央坏死、出血,形成圆形或椭圆形的黑色痂皮,称为焦痂。痂皮脱落可呈溃疡。焦痂或溃疡附近的淋巴结显著肿大,并可伴全身淋巴结肿大。亦可累及肝、脾、心脏等器官。

【临床表现】

潜伏期 4～20 d,常为 10～14 d。

1. 发热及全身中毒症状　起病急骤,体温迅速上升,1～2 d 内达 39～41 ℃,呈弛张热或不规则热型,持续 1～3 周。常伴有寒战、剧烈头痛、全身酸痛、疲乏、嗜睡、食欲下降、恶心、呕吐等,体征可有颜面及颈胸部潮红、结膜充血、焦痂或溃疡、淋巴结肿大、皮疹、肝脾大等。病程进入第 2 周后,病情常加重,可出现神经系统、循环系统、呼吸系统的症状。少数患者可有广泛的出血现象,如鼻出血、胃肠道出血等。危重病例呈严重的多器官损害,出现心、肝、肾功能衰竭及循环衰竭,还可发生DIC,第3周后,患者体温渐降至正常,症状减轻至消失,并逐渐康复。但如未及时得到有效的病原治疗,部分患者可病重死亡。

2. 焦痂与溃疡　焦痂与溃疡为本病的特征,对临床诊断最具意义。可见于70%～100%的患者。人被受感染的恙螨幼虫叮咬后,局部随即出现红色丘疹,继成水疱,然后发生坏死和出血,随即结成黑色痂皮,形成焦痂。焦痂呈圆形或椭圆形,大小不等,直径可为2～15 mm,多为4～10 mm。其边缘突起,如堤围状,周围有红晕,如无继发感染,则不痛不痒,也无渗液。痂皮脱落后即成溃疡,其基底部为淡红色肉芽创面,起初常有血清样渗出液,而后逐渐减少,形成一个光洁的凹陷面,偶有继发性化脓现象。多数患者仅有1个焦痂或溃疡,偶见2～3个,亦有多至11个的报告。焦痂可见于体表任何部位,但由于恙螨幼虫喜好叮咬人体湿润、气味较浓及被压迫的部位,故焦痂多见于腋窝、外生殖器、腹股沟、会阴、肛周和腰背等处。患者发病时通常已有焦痂,因此体格检查时应细致,以免遗漏。

3. 淋巴结肿大　焦痂附近的局部淋巴结常明显肿大(可借此寻找焦痂),大者如核桃,小者如蚕豆,可移动,常伴疼痛和压痛,不化脓,多见于腹股沟、腋下、耳后等处,消退较慢,在疾病的恢复期仍可扪及。全身表浅淋巴结常轻度肿大。

4. 皮疹　皮疹多出现于病程的第4～6天,少数病例可于发病时即出现,或迟至第14天才出现。发生率各地报道差别较大(35.34%～100%),可能与就诊时病期不同及病情轻重程度不同有关。皮疹常为暗红色充血性斑丘疹,少数呈出血性,不痒,大小不一,直径为2～5 mm,多散在分布于躯干和四肢,面部很少,手掌和脚底部更少,极少数可融合成麻疹样皮疹。皮疹持续3～7 d后消退,不脱屑,可遗留少许色素沉着。有些患者于病程第7～10天可在口腔软、硬腭及颊部黏膜上发现黏膜疹或出血点。

5. 肝脾大　肝大占10%～30%,脾大占30%～50%,质软,表面平滑,可有轻微触痛。

【并发症】

较常见的并发症是中毒性肝炎,支气管肺炎,心肌炎,脑膜脑炎,消化道出血和急性肾功能衰竭等。

【实验室及其他检查】

1. 血常规检查　周围血白细胞数多减少或正常,重型患者或有并发症时可增多,分类常有中性粒细胞核左移、淋巴细胞数相对增多。

2. 血清学检查

(1) 外斐反应　患者血清中的特异性抗体能与变形杆菌OX_k抗原产生凝集反应,为诊断提供依据。外斐反应最早可于第4天出现阳性,到病程第1周末约30%阳性,第2周末约为75%,第3周可达90%左右,效价自1∶160～1∶1280不等。第4周阳性率开始下降,至第8～9周多转为阴性。效价在1∶160或以上有诊断意义。若在病程中隔周进行检查,如效价升高4倍以上,则诊断意义更大。本试验的特异性较低,其他疾病如钩端螺旋体病也可出现阳性。

(2) 补体结合试验　阳性率较高,特异性较强。补体结合抗体在体内的持续时间较长,可达5年左右。最好选用当地流行株做抗原或采用多价抗原,这样可提高检测的阳性率。

(3)免疫荧光试验 用间接免疫荧光试验检测血清中特异性抗体,在病程的第1周末开始出现阳性,第2~3周末达高峰,2个月后效价逐渐下降,但可持续数年。

(4)斑点免疫测定(dot immunoassay) 用于检测患者血清中的特异性IgM或IgG抗体,其中特异性IgM抗体的检测有早期诊断价值。该法敏感性高,特异性强,可区分各种血清型。

(5)酶联免疫吸附试验(ELISA)与酶免疫测定(EIA) 可做各种血清型恙虫病东方体的特异性IgM或IgG抗体检测,敏感度和特异性与斑点免疫测定相仿,亦可用于血清分型,但操作更简便。

(6)病原学检查 ①病原体分离:可采用动物实验、鸡胚卵黄囊接种或HeLa细胞培养等方法分离恙虫病东方体。②分子生物学检查:采用PCR技术可检测细胞、血液等标本中的恙虫病东方体基因,具有敏感度高、特异性强的特点,对于本病诊断及血清型的鉴定有一定价值。

【诊断】

1.流行病学资料 发病前3周内是否到过恙虫病流行区,在流行季节有无户外工作、露天野营或在林地草丛上坐、卧等。

2.临床表现 起病急、高热、颜面潮红、焦痂或溃疡、皮疹、浅表淋巴结肿大、肝脾大,尤以发现焦痂或特异性溃疡最具临床诊断价值。对怀疑患本病的患者应仔细寻找焦痂或溃疡,它多位于肿大、压痛的淋巴结附近。

3.实验室检查 血常规检查、外斐反应等方法检测抗体有助于诊断。

【鉴别诊断】

本病主要与钩端螺旋体病、伤寒、斑疹伤寒、登革热和肾综合征出血热等鉴别。

【治疗】

采用病原治疗、对症及全身支持治疗的综合治疗措施。

1.一般治疗 宜卧床休息,进食易于消化的食物,加强护理,注意口腔卫生,定时翻身。重症患者应加强观察,及时发现各种并发症和合并症,采取适当的治疗措施。高热可用冰敷、乙醇拭浴等物理降温,酌情使用解热药物,但慎用大量发汗的解热药。烦躁不安时可适量应用镇静药物。

2.病原治疗 氯霉素、四环素和红霉素对本病有良好疗效,用药后大多在1~3 d内退热。氯霉素剂量,成人2 g/d,儿童25~40 mg/(kg·d),4次分服,口服困难者可静脉滴注给药。热退后剂量减半,再用7~10 d,以防复发。四环素的剂量与氯霉素相同,但四环素对儿童的不良反应较多,宜慎用。红霉素的成人剂量为1 g/d。

此外,多西环素、罗红霉素、阿奇霉素、诺氟沙星、甲氧苄啶(TMP)等,对本病亦有疗效。然而,青霉素类、头孢菌素类和氨基糖苷类抗生素对本病无治疗作用。

少数患者可出现复发,用相同的抗生素治疗同样有效。

【预防】

1. 控制传染源 主要是灭鼠。应采取综合措施,用各种捕鼠器与药物灭鼠相结合。常用的灭鼠药物有磷化锌、安妥和敌鼠等。患者不必隔离,接触者不检疫。

2. 切断传播途径 关键是避免恙螨幼虫叮咬。不要在草地上坐卧,在野外工作活动时,必须扎紧衣袖口和裤脚口,并可涂上防虫剂,如邻苯二甲酸二苯酯或苯甲酸苄酯等。此外,应改善环境卫生,除杂草,消除恙螨孳生地,或在丛林草地喷洒杀虫剂消灭恙螨。

3. 保护易感人群 目前恙虫病疫苗尚处于实验研究阶段。

(漯河医学高等专科学校 张 剑)

问题分析与能力提升

患者,男,53岁,以"寒战、高热伴剧烈头痛1周"入院。查体:T 39.5 ℃,烦躁,结膜充血,头面及颈胸部皮肤潮红,躯干及四肢可见散在充血性斑丘疹,左会阴处有1个焦痂,左腹股沟淋巴结肿大,蚕豆大小,压痛(+),肝右肋缘下2 cm,质软、压痛(+)。胸部X射线检查示心肺正常。实验室检查:Hb 120 g/L,WBC $5.4×10^9$/L,N 74%,L 28%;外斐反应 OX_K 1∶160;尿蛋白(+);ALT 120 U/L。

问题与思考:①该患者的初步诊断及诊断依据是什么?②需与哪些疾病进行鉴别诊断?③应如何进行治疗?

同步练习题(选择题)

1. 恙虫病皮疹的特点是 (   )
   A. 病程第4~6天出疹   B. 暗红色,出血性斑丘疹
   C. 瘙痒明显   D. 多分批出现
   E. 类似麻疹,多扩散至面部,手掌足底部

2. 下列有关恙虫病正确的描述是 (   )
   A. 通过鼠排泄物传播   B. 血常规检查白细胞增多
   C. 急性自然疫然性疾病   D. 发热持续时间短,多于1周内退热
   E. 血培养是确诊的方法

3. 对恙虫病的流行病学特点,描述错误的是 (   )
   A. 鼠类是主要传染源   B. 恙螨是主要传播媒介
   C. 从事野外工作者发病率高   D. 多发生在夏秋季,北方以秋冬季多见
   E. 病后有持续免疫,不会再次感染

4. 患者,男,35岁,因"发热、头痛1周,全身性皮疹2 d"入院。查体:T 39 ℃,结膜充血,双肺底

可闻及湿啰音,以右肺底明显。腹股沟淋巴结肿大,如蚕豆大小,伴疼痛,压痛(+),躯干及四肢暗红色斑丘疹,压之褪色。血常规:WBC 5.6×10^9/L,N 72%,L 28%;尿蛋白(+),BUN 6.5 mmol/L。

(1)为明确诊断,首选的检查方法是 ( )
  A. 血培养+药敏   B. 外斐反应
  C. 登革热抗体   D. 小鼠接种病原分离
  E. 病毒分离

(2)病原治疗应选用 ( )
  A. 氯霉素   B. 青霉素 G
  C. 头孢菌素   D. 阿米卡星
  E. 利巴韦林

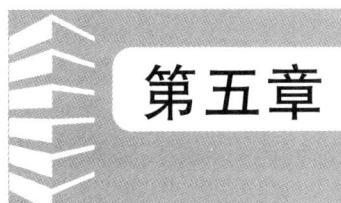

第五章 螺旋体感染性疾病

第一节 钩端螺旋体病

钩端螺旋体病(leptospirosis)简称钩体病,是由致病性钩端螺旋体(简称钩体)所引起的急性自然疫源性传染病,鼠和猪是两大主要传染源,是我国法定管理乙类传染病。起病急骤、早期临床表现为高热、全身酸痛、眼结膜充血、腓肠肌压痛、浅表淋巴结肿大等钩端螺旋体败血症,中期出现各脏器损害和功能障碍及出血倾向,后期多数患者恢复,少数逐渐出现各种变态性反应引起的后发症。重症患者可发生严重肝肾功能衰竭和肺弥漫性出血,常危及患者生命。

【病原学】

钩端螺旋体属螺旋体目,呈细长丝状,有 12~18 个螺旋,菌体的一端或两端弯曲成钩状。钩体革兰氏染色阴性,在光学显微镜下,镀银染色易查见。在暗视野显微镜或相差显微镜下,可看见钩体沿长轴做旋转运动,有较强的穿透力。电镜观察到钩体结构包括圆柱形菌体、轴丝(又称鞭毛)和外膜 3 部分,外膜具有抗原性和免疫原性,其相应抗体为保护性抗体,宿主感染时首先产生外膜抗体。

钩体需氧,常用含兔血清培养基培养,培养的适宜温度为 28~30 ℃,生长缓慢,需 1 周左右。用幼龄豚鼠腹腔内接种分离,可显著提高分离阳性率。钩体抵抗力弱,在干燥环境下数分钟死亡,对常用的各种消毒剂均无抵抗力,极易被稀盐酸、70% 乙醇、含氯石灰、苯酚和肥皂水灭活。钩体对理化因素的抵抗力较弱,如紫外线、温热 50~55 ℃,30 min 均可被杀灭。但在 pH 值 7.0~7.5 的潮湿土壤和水中,可存活 1~3 个月。

钩体的抗原结构复杂,全世界已发现 24 个血清群,200 多个血清型,新菌型仍在不断发现中。钩体的型别不同,其毒力和致病性也不同,我国已知有 19 群 74 型,并有新群不断发现,常见的流行群是黄疸出血群、波摩那群、犬群、流感伤寒群、澳洲群、秋季群、七日群和爪哇群。其中波摩那群分布最广,是洪水型和雨水型的主要菌群;黄疸出血群毒力最强,是稻田型的主要菌群。我国北方地区主要以波摩那群为主,南方则主要以黄疸出血群为主。

【流行病学】

1. 传染源　鼠类和猪是主要的宿主和传染源。鼠类以黑线姬鼠为主，所带菌群主要为黄疸出血群，其次为波摩那群、犬群和流感伤寒群，是我国南方稻田型钩体病的主要传染源。人带菌时间短，排菌量小，人尿为酸性，不宜钩体生存，故一般认为人作为传染源的意义不大。

2. 传播途径　鼠和猪的带菌尿液污染了外界环境，当易感人群接触了疫水和土壤，经由破损的皮肤和黏膜侵入人体是最主要的途径。屠宰家畜过程中，可因接触病畜或带菌牲畜的排泄物、血液和脏器等而受感染。个别患者经鼠、犬咬伤，护理患者，或实验室工作人员感染。也可因食用了被鼠尿污染的食物和水，经口腔和食管黏膜而感染。

3. 人群易感性　人群对该病普遍易感，感染后可获较强同型免疫力，部分型间或群间有一定的交叉免疫。新迁入疫区人群由于缺乏免疫力，其发病率往往高于疫区居民，病情也较重。

4. 流行特征

（1）人群分布　常与疫水接触者多为农民、渔民、下水道工人、屠宰工人及饲养员，因而从事农业、渔业劳动者发病率较高，以青壮年为主，男性高于女性，疫区儿童亦易感染。

（2）地区分布　本病分布广泛，热带、亚热带地区较为流行。我国除新疆、甘肃、宁夏、青海外，其他地区均有本病散发或流行，尤以西南和南方各省多见。

（3）季节分布　全年均可发病，主要流行于夏、秋季，6～10月份发病最多。

（4）流行形式　主要为三个类型：稻田型，雨水型，洪水型，其主要特征见表5-1。

表5-1　钩体病主要流行类型及其特点

鉴别要点	稻田型	雨水型	洪水型
主要传染源	鼠类	猪与犬	猪
主要菌群	黄疸出血群	波摩那群	波摩那群
传播因素	鼠尿污染	暴雨积水	洪水淹没
感染地区	稻田、水塘	地势低洼村落	洪水泛滥区
发病情况	较集中	分散	较集中
国内地区	南方水稻耕作区	北方和南方	北方和南方
临床类型	流感伤寒型 黄疸出血型 肺出血型	流感伤寒型	流感伤寒型 少数脑膜脑炎型

【发病机制与病理解剖】

钩体经破损或正常皮肤与黏膜如口腔、鼻、肠道及眼结膜等侵入人体后，经淋巴管或直接进入血流繁殖产生毒素，钩体因具有特殊的螺旋状运动，且分泌透明质酸，穿透能力较强,3～7 d内形成钩体败血症,出现临床上的全身毒血症候群。起病3～14 d,钩体进入内脏器官,使其受到不同程度损害,造成中期多个器官损伤。多数患者为单纯败血症,内脏器官损害轻,少数患者有较重的内脏损害,出现肺出血、黄疸、肾衰竭、脑膜脑炎等。起病后数天至数月进入恢复期或后发症期,因免疫反应,可出现后发热、眼后发症和神经系统后发症等。

基本病变为全身毛细血管中毒性损害,轻者常无明显内脏器官损害,病理改变轻微,而感染中毒型微血管功能出现显著改变。病理改变的突出特点是机体器官功能障碍严重,而组织形态变化轻微的不一致性。肺部的主要病变为弥漫性出血。最初的病变为毛细血管出血而非炎症性,开始呈少量点状出血,后逐渐扩大,融合成片或成团块。肝的主要病变有肝细胞变性肿胀、实质内炎症细胞浸润及淤胆,偶有小叶中央坏死,多靠近汇管区,并有少数淋巴细胞浸润,门静脉周围区明显水肿。可能由于肝的炎症、坏死,毛细胆管的阻塞及溶血等多种因素而出现黄疸,以及由此引起的凝血功障碍,故临床可见严重黄疸、出血,甚者造成急性肝功能衰竭。肾毛细血管病变导致间质水肿,轻度淋巴细胞浸润,严重者可有肾小管缺血性坏死,导致肾功能不全及肾功能衰竭。脑膜及脑实质有炎症细胞浸润及血管轻微病变。某些类型的钩体,如波摩那型,可引起眼及中枢神经系统的特异性免疫变态反应,导致眼葡萄膜炎及脑闭塞性动脉炎等严重后发症。虽然钩体可直接侵入眼部和中枢神经系统,但其血管的病理改变仍以内膜的明显增生为主,而炎症反应轻微,较符合变态反应性疾病的特点。

【临床表现】

因感染的钩体类型不同和机体免疫状态的差异,钩体病临床表现极为复杂多样。钩体病的潜伏期为7～14 d,平均10 d,最短2 d,最长者可达4周。本病的典型临床经过可分为早、中、晚三个阶段。

1. 早期(钩体败血症期) 在起病2～3 d内,为早期钩体败血症期。各型钩体病以全身感染中毒为主要特点,表现为三大症状:发热、肌肉酸痛(腓肠肌及腰背部酸痛较明显)、身软(全身乏力、肢体软弱),三大体征:眼红、腿痛(腓肠肌压痛,重者拒压)、淋巴结肿大尤以腹股沟淋巴结及腋下淋巴结红、肿、疼痛明显。

2. 中期(器官损伤期) 起病后3～10 d,进入器官损伤期,为症状明显阶段。临床表现差异很大,视受累器官不同和感染的菌型差异而表现不同,病情轻重亦较悬殊。

(1)流感伤寒型 此型最多见。患者无明显器官损害,是早期临床表现的延续,经治疗热退或自然缓解,病程一般5～10 d。

(2)肺出血型 在早期感染中毒表现的基础上,于病程2～5 d开始,病情加重而出现不同程度的肺出血。本型是无黄疸钩体患者常见的死亡原因。

肺出血轻型:痰中带血或咯血,无呼吸困难与发绀。肺部无明显体征或闻及少许啰音,X线胸片仅见肺纹理增多、点状或小片状阴影,经及时而适当治疗较易痊愈。

肺弥漫性出血型:发热及中毒症状进行性加重,患者出现不同程度咯血,呼吸、脉搏加快,出现奔马律,双肺湿啰音,表现为肺弥漫性大出血,X射线胸片可见双肺广泛点片状阴影,危重患者表现极度烦躁不安、昏迷、发绀、呼吸不规律、大咯血,继而可在口鼻涌出不凝泡沫状血液,迅速窒息死亡。

黄疸出血型:又称外耳病。于病程4～8 d出现进行性加重的黄疸、出血和肾损害。肾衰竭是黄疸出血型的主要原因,占死亡病例的60%~70%。

(3)肾衰竭型 钩体病发生肾损害亦十分常见,轻者仅有少量蛋白尿、细胞及管型,重者因急性肾衰出现少尿或无尿,以及不同程度的氮质血症,黄疸出血型的肾损害最为突出但单纯肾衰竭型较少见。

(4)脑膜脑炎型 脑膜脑炎型为流行中少见的类型,在感染中毒症状出现不久,即表现为非脓性脑膜炎或脑炎的症状,出现严重头痛,烦躁,颈抵抗、凯尔尼格征、布鲁津斯基征阳性等脑膜炎表现,以及嗜睡、神志不清、谵妄、瘫痪、抽搐与昏迷等脑炎表现。严重者可发生脑水肿、脑疝及呼吸衰竭。

3.后期(恢复期或后发症期) 钩体病急性期过后,在恢复期的早期或晚期,可出现发热、眼部症状或中枢神经系统症状等一系列临床表现,一般认为是由机体感染后的变态反应所引起,称为钩体病的后发症。出现时间可在病后2周左右,亦可长达病后6个月,以波摩那型及犬型钩端螺旋体感染最常见。

(1)后发热 热退后1~5 d,再次出现发热,38 ℃左右,不需抗生素治疗,经1~2 d而自行退热。后发热与青霉素剂量、疗程无关。

(2)眼部后发症 包括巩膜表层炎、中心性视网膜炎、玻璃体混浊及葡萄膜炎等,以葡萄膜炎最常见。葡萄膜炎常侵犯双眼,对视力影响较大,尤其是重症患者病情迁延,视力不易恢复。

(3)钩体病神经系统后发症 包括脑膜炎、脊髓炎、多发性神经炎和脑动脉炎,以脑动脉炎最常见和最严重。神经系统后发症最常发生于急性期症状不典型或隐性感染者。其出现时间较晚,多数在发病后2~6个月,主要临床表现是由动脉炎所致脑缺血,因而引起渐进性瘫痪,常表现为短暂的反复发作,其瘫痪随着血管病变的好转或侧支循环的建立而逐渐恢复。

【实验室检查】

1.一般检查 血白细胞总数和中性粒细胞轻度增高或正常,红细胞沉降率增高。重型患者可有外周血中性粒细胞核左移,血小板数量下降。约2/3的患者尿常规有轻度蛋白尿,镜检可见红细胞、白细胞及管型。

2.血清学检查

(1)显微凝集试验(MAT) 检测血清中存在特异性抗体,一般在病后1周出现阳性,15~20 d达高峰。1次凝集效价≥1:400,或早、晚期两份血清比较,抗体效价呈现4倍以上增长即有诊断意义。此法是目前国内最常用钩体血清学诊断方法。

(2)酶联免疫吸附试验(ELISA) 近年国外已较广泛应用。ELISA测定钩体IgM抗体,其特异性和敏感性均高于显微凝集试验。在鉴定原因不明脑膜炎的病因方面有较高的价值。

3.病原学检查

(1)血培养 发病1周内抽血接种于柯氏培养基,28 ℃培养1~8周阳性率为20%~70%。由于培养时间长,对急性期患者帮助不大。

(2)分子生物学检查 应用PCR可特异、敏感、简便、快速。适于钩体病发生血清转换前的早期诊断。

【诊断】

1. 流行病学史　发病前 1～28 d 有疫水或动物尿或血接触史。
2. 早期主要症状和体征

(1) 发热　起病急,可有畏寒。短期内体温可达 39 ℃ 左右,常为弛张热。

(2) 肌痛　全身肌痛,特别是腓肠肌痛。

(3) 乏力　全身乏力,特别是腿软明显。

(4) 眼结膜充血　轻者主要在眼球结膜、外眦及上下穹窿部,重者除角膜周围外的全球结膜血管扩张呈网状,无分泌物,不痛,不畏光。

(5) 腓肠肌压痛　双侧腓肠肌压痛,重者拒按。

(6) 淋巴结肿大　主要为表浅淋巴结及腹股沟淋巴结肿大,一般为 1～2 cm,质偏软,有压痛,无化脓。

以上三症状(即寒热、酸痛、全身乏力)和三体征(即眼红、腿痛、淋巴结肿大)是钩体病的典型临床表现。

3. 实验室诊断　①从血液(前 7 d)或脑脊液(第 4～10 天)或尿液(10 d 后)分离到钩端螺旋体。②从血液或尿液或脑脊液检测到钩端螺旋体核酸。③病人恢复期血清比早期血清抗钩端螺旋体抗体效价升高 4 倍或 4 倍以上。

【鉴别诊断】

钩体病的临床表现复杂多样,特别是病程早期极易误诊,因此钩体病应注意与下列疾病鉴别。

1. 上呼吸道感染及流行性感冒　上呼吸道感染者一般卡他症状较明显,而钩体病具有一定特征性的眼结膜充血,无分泌物,不伴畏光,突出的腓肠肌疼痛和淋巴结肿大及化验检查,均有助于鉴别诊断。

2. 急性黄疸型肝炎　急性黄疸型肝炎一般发热不高,常在热退后出现黄疸,逐渐加深,持续时间较长,常伴有明显食欲不振、恶心及呕吐等消化道症状。实验室有关项目的检查对鉴别诊断帮助极大。

3. 大叶性肺炎　注重流行病学史的追询,特别在短期内动态观察症状和肺部湿啰音的发展,进行实验室相关检查,均有助于鉴别诊断。

【治疗】

钩体病的治疗原则是"三早一就",即早发现、早诊断、早治疗和就地治疗。包括一般治疗、抗菌治疗、各器官损害的治疗及后发症的治疗,应根据病人的病情,确定不同的治疗方案。

1. 一般治疗　早期卧床休息,给予易消化、高热量饮食,补充液体和电解质,适当补充 B 族维生素和维生素 C。高热酌情给予物理降温,并加强病情观察与护理。

2. 病原治疗　杀灭病原菌是治疗本病的关键和根本措施,因此强调早期应用有效的抗生素。钩体对多种抗菌药物敏感,如青霉素、庆大霉素、四环素、第三代头孢菌素和喹诺酮类等。

(1) 青霉素　为治疗钩体病首选药物。常用剂量为 40 万每小时肌内注射 1 次,疗程7 d,或至退热后3 d。由于青霉素首剂后患者易发生赫氏反应,有人主张青霉素以小剂量肌内注射开始,首剂5万U,4 h后10万U,渐过渡到每次40万U。或者在应用青霉素的同时静脉滴注氢化可的松200 mg,以避免赫氏反应。

赫氏反应是一种青霉素治疗后加重反应,多在首剂青霉素后半小时至4 h发生,是因为大量钩体被青霉素杀灭裂解后释放毒素所致,当青霉素剂量较大时容易发生。故用青霉素治疗钩体病时,宜采用小剂量和分次给药。其表现为患者突然出现寒战、高热、头痛、全身痛,心率和呼吸加快,原有症状加重,部分患者出现体温骤降、四肢厥冷。一般持续30 min至1 h。因可诱发肺弥漫性出血,须高度重视。赫氏反应亦可发生于其他钩体敏感抗菌药物的治疗过程中。

(2)庆大霉素 能抑制钩体的繁殖,对青霉素过敏者可改用庆大霉素8万U,每6 h肌内注射1次,疗程同青霉素。

(3)四环素 0.5 g,每6 h口服1次,疗程5~7 d。

3. 对症治疗 对于病情较重钩体病患者均宜常规给予镇静剂,必要时2~4 h重复1次。

(1)赫氏反应 尽快使用镇静剂,以及静脉滴注或静脉注射氢化可的松。

(2)肺出血型 尤其是肺弥漫性出血型,及早加强镇静剂使用,给予氢化可的松缓慢静脉注射。酌情使用强心剂。应注意慎用升压药和提高血容量的高渗溶液,补液不宜过快过多,以免加重出血。

(3)黄疸出血型 加强护肝、解毒、止血等治疗,可参照病毒性肝炎的治疗。如有肾功能衰竭,可参照急性肾功能衰竭治疗。

4. 后发症治疗

(1)后发热、反应性脑膜炎 一般采取简单对症治疗,短期即可缓解。

(2)葡萄膜炎 可采用1%阿托品或10%去氧肾上腺素滴眼扩瞳,必要时可用肾上腺糖皮质激素治疗。

(3)闭塞性脑动脉炎 大剂量青霉素联合肾上腺糖皮质激素治疗,辅以血管扩张药物等。

【预防】

采取综合性预防措施,灭鼠、防鼠,管理好猪、犬,预防接种是控制钩体病流行和减少发病的关键。

1. 控制传染源

(1)灭鼠 疫区应因地制宜,采取各种有效办法尽力消灭田间鼠类,同时也要消灭家舍鼠类。

(2)猪的管理 开展圈猪积肥,不让畜尿粪直接流入附近的水沟、池塘、稻田,防止雨水冲刷,加强检疫,畜用钩体疫苗预防注射等。

(3)犬的管理 消灭野犬,对拴养家犬进行检疫。

2. 切断传播途径 改造疫源地,改善环境卫生、加强消毒和做好防护。

3. 保护易感人群

(1)预防接种 目前常用的钩体疫苗是一种灭活全菌疫苗。对易感人群在钩体病流行前1个月完成菌苗接种,一般是4月底或5月初。接种后1个月左右产生免疫力,该免疫力可保持1年左右。

(2)药物预防 对进入疫区短期工作的高危人群,可服用多西环素预防,0.2 g,每周1次。对高度怀疑受钩体感染但尚无明显症状者,可每天肌内注射青霉素80万~120万U,连续2~3 d。

(信阳职业技术学院 郝艳红)

问题分析与能力提升

男性,27岁,寒战、发热伴头痛、头晕、乏力3 d,眼睛胀痛不适,下肢肌肉疼痛1 d。体检:BP 110/70 mmHg,T 38.5 ℃,P 75次/min,全身皮肤黏膜无黄染,浅表淋巴结未触及。RBC 5.4×10^{12}/L,Hb 135 g/L,WBC 11.0×10^9/L,N 0.57,L 0.22,ALT 137 U/L。经询问10 d前在废弃多年的池塘中作业。

问题与思考:①可能的诊断是什么?②需要完善哪些检查?

同步练习题(选择题)

1. 钩端螺旋体病的主要传染源是 ( )
   A. 猪、牛、马　　　　　　　　　　B. 猫、鼠、兔
   C. 鸡、鸭、鹅　　　　　　　　　　D. 犬、猫、羊
   E. 猪、鼠、犬

2. 钩端螺旋体病,稻田型的传染源是 ( )
   A. 鼠　　　　　　　　　　　　　　B. 猪
   C. 牛　　　　　　　　　　　　　　D. 犬
   E. 羊

3. 无黄疸型的钩端螺旋体病人常见死亡原因是 ( )
   A. 中毒性休克　　　　　　　　　　B. 急性肺水肿
   C. 肺大出血　　　　　　　　　　　D. 急性肾功能衰竭
   E. 急性心肌损伤

4. 钩端螺旋体病最常见的临床类型是 ( )
   A. 单纯型(流感伤寒型)　　　　　　B. 肺大出血型
   C. 黄疸出血型　　　　　　　　　　D. 胸膜炎型
   E. 肾功能衰竭型

5. 不属于钩端螺旋体病后期并发症的是 ( )
   A. 后发热　　　　　　　　　　　　B. 虹膜睫状体炎
   C. 反应性脑膜炎　　　　　　　　　D. 肾损害
   E. 闭塞性脑动脉炎

6. 钩端螺旋体病的临床表现 ( )

A. 长期持续高热　　　　　　　　　　B. 发热、咳嗽、咯白色黏痰
C. 发热、头痛、结膜充血、腓肠肌痛　　D. 发热、恶心、呕吐、腹痛
E. 发热、咳嗽

7. 钩端螺旋体病的病理变化基础是 （　）
   A. 肺毛细血管出血　　　　　B. 急性肝功能不全
   C. 急性肾功能不全　　　　　D. 播散性血管内凝血
   E. 全身毛细血管中毒性损害

8. 我国钩端螺旋体病人最常见的死亡原因是 （　）
   A. 重度黄疸　　　　　　　　B. 肾功能损害
   C. 呼吸衰竭　　　　　　　　D. 消化道大出血
   E. 脑膜脑炎

9. 钩端螺旋体病的病原治疗应首选药物是 （　）
   A. 四环素　　　　　　　　　B. 青霉素
   C. 庆大霉素　　　　　　　　D. 链霉素
   E. 氯霉素

10. 男,38岁,因"畏寒、高热、头痛、全身肌肉酸痛 4 d 于 8 月 20 急诊"入院。发病前 10 d 曾有水田劳动史。体检:T 39.4 ℃,眼结合膜充血,皮肤、巩膜轻度黄染,腋下可见出血点,左侧腹股沟触及 2 个蚕豆大小淋巴结。化验:外周血 WBC 8.4×10^9/L,N 0.78,尿蛋白(+),镜检每高倍镜视野见 WBC 10～15 个,RBC 10～20 个。诊断首先考虑为 （　）
    A. 病毒性肝炎　　　　　　　B. 钩端螺旋体病
    C. 急性肾炎　　　　　　　　D. 流行性出血热
    E. 疟疾

第二节　梅　毒

梅毒(syphilis)是由梅毒螺旋体(苍白螺旋体,Treponema pallidum)感染引起的一种全身性的慢性传染性疾病,为我国法定乙类传染病。主要通过性接触传播,可经胎盘传播。本病的特点是病程的长期性和隐匿性,病原体可侵犯任何器官,临床表现出各种不同的症状,导致组织破坏、功能失常,甚至危及生命。

【病原学】

梅毒螺旋体因其透明,一般染色法不宜着色,又称苍白螺旋体,镀银染色法呈现棕褐色。形似细密的弹簧,螺旋弯曲规则,平均 8～14 个,两端尖直,长 6～15 μm,宽 0.1～0.2 μm,是一类细长、柔软、弯曲呈螺旋状,运动活泼的原核细胞型微生物。螺旋体有细胞壁和细胞膜,以二分裂方式繁殖,菌体内外膜之间有内鞭毛,基因组特点及生物学性状与革兰氏阴性菌相似。对砷剂、青霉素、四环素、红霉素等敏感。

梅素螺旋体对外界抵抗力极弱,在干燥条件下不易生存。肥皂水、一般消毒剂及加热 42 ℃ 以上均易将其杀灭。血液中螺旋体在 4 ℃ 条件下放置 3 d 后可死亡,故血库冷藏 3 d 以上的血液就无传染梅毒的危险。对化学消毒剂敏感,1%～2% 苯酚处理数分钟内即死亡。

【流行病学】

1. 传染源　梅毒是人类独有的疾病,显性和隐性梅毒患者是传染源。梅毒螺旋体感染者的分泌物、血液中含大量梅毒螺旋体。感染后未治疗者1~2年内传染性最强,随着患病日期延长,传染性越来越小,感染超过4年性接触基本无传染性。

2. 传播途径　根据感染方式的不同,可分为获得性梅毒和先天梅毒。

获得性梅毒病人早期是重要传染源,95%以上是通过危险或无保护的性行为感染的,在性行为中接触了显性感染者的生殖器、肛周、直肠、乳头、舌、咽、手指等部位的硬下疳形成感染。梅毒螺旋体也可以间接接触传染,如通过接吻、哺乳和被患者分泌物污染的衣裤、被褥等日常用品造成传播,不过情况较少。

新生儿在自然分娩过程中由于头部或肩部擦伤处接触了产道而发生硬下疳。

先天梅毒又称胎传梅毒,未经治疗的一期、早期和晚期潜伏梅毒孕妇经胎盘传播的概率较高,妊娠4个月后螺旋体可通过胎盘、脐静脉由母体传染给胎儿。梅毒螺旋体从受染母体经胎盘进入胎儿体内,并扩散至肝、脾、肾等器官中大量繁殖,引起胎儿全身性感染,可引起流产、早产、死产;或生出梅毒患儿。病程超过4年、未经治疗的梅毒孕妇仍可传染胎儿,但随着病期延长,传染性逐渐减弱。

3. 易感人群　由于中国不同地区社会经济水平及地区差异,梅毒感染率存在差别,经济发达省份感染率较高。16~39岁的性活跃人群尤其是多个性伴侣者发病率较高,应加强对未婚、育龄男女性病及性健康的健康教育。

【发病机制与病理解剖】

梅毒螺旋体经完整的黏膜表面或皮肤的微小破损进入人体,菌体在局部繁殖后数小时进入局部淋巴结,2~3 d后经血播散全身。发病原因除了与梅毒螺旋体的数量、毒力等有关外,机体的免疫反应在梅毒的发生、发展及痊愈中起着非常重要的作用。梅毒的免疫反应极其复杂,在梅毒螺旋体感染的不同病期,细胞免疫和体液免疫均可部分参与,两者的协同作用能保护机体抵抗再感染,同时与梅毒变化不定的临床症状有关。梅毒早期出现的体液免疫和细胞免疫反应,对梅毒螺旋体的清除起重要作用,如原发病灶螺旋体被杀死,生殖器溃疡会自然消退,残存的梅毒螺旋体在体内繁殖6~8周大量入血,全身播散引起二期早发梅毒;病原体绝大多数被杀死后,再次进入无症状期,在机体抵抗力低下时,15%~40%未经治疗的潜伏梅毒患者最终发展为三期梅毒,累及中枢神经系统、心血管系统和皮肤、骨骼,最终因并发症而死亡。

各期梅毒性皮损及组织病理学损伤与淋巴细胞、巨噬细胞和浆细胞的浸润及伴随不同程度的血管损害有关,晚二期梅毒及三期梅毒常出现由上皮样细胞及巨细胞组成的肉芽肿样浸润。

【临床表现】

感染梅毒后,由于机体的抵抗力和螺旋体的活动性之间的关系,多次发生活动期与潜伏期的交替,每个患者的病程经过、症状轻重、潜伏期等均有差异。根据传播途径及临床表现的不同,将梅毒分为后天梅毒(获得性梅毒)、先天梅毒及潜伏梅毒。

(一) 后天梅毒

一般可分为一、二、三期梅毒。

1. 一期梅毒　为硬下疳,梅毒螺旋体进入人体 2~4 周,在螺旋体首先侵入的部位发生红色至暗红色豌豆大小的硬结,稍隆起于皮肤或黏膜表面,称为初期硬结,常发生在阴茎、阴唇、阴道口等处。多数患者仅发生一处硬下疳,但由于性行为的改变,多发性硬下疳增多。硬下疳为边缘清楚,周边呈隆起的浅表性无痛性或轻度疼痛性溃疡,直径数毫米至 2 cm 不等,溃疡表面无脓液,有少量浆液性渗出或较厚的纤维膜不易除去,如不治疗,溃疡 3~8 周自行愈合,一般不留瘢痕。由于硬下疳表面有大量的梅毒螺旋体,传染性极强。

2. 二期梅毒　第一期梅毒如不治疗,在机体免疫作用下,原发灶中梅毒螺旋体大部分被杀死,硬下疳自然消退,进入无症状期,此即一期潜伏梅毒。残存的梅毒螺旋体继续在体内繁殖,经 6~8 周大量入血,全身播散,引起二期早发梅毒,引起全身广泛性皮肤黏膜病变,也可侵犯骨骼、关节、内脏、心血管及神经系统等。

(1) 前驱症状　皮疹出现前常伴有发热、头痛、骨骼疼痛等流感样表现,持续 3~5 d,待皮疹出现后逐渐消退或者与梅毒早期皮疹短时间重叠。

(2) 皮肤损害　皮肤黏膜损害主要表现斑疹(玫瑰疹)、丘疹、脓疱疹等,又称二期梅毒疹。

斑疹:又称梅毒性玫瑰疹,圆形或椭圆形,直径 0.5~1.0 cm,浅红色至深玫瑰色,可伴有轻度瘙痒,常由躯干开始,波及腹部、四肢内侧,对称分布。掌跖部为深红色斑疹,可有轻度脱屑,对二期梅毒的诊断有特征性。

丘疹:梅毒丘疹形态多样,发生稍迟于斑疹,主要在面部、躯干、外阴、四肢屈侧出现,突出于皮肤表面,颜色为红色或暗红色,表面光滑或有鳞屑。

脓疱疹:多发生在体弱和营养较差者,较少见。主要发生在躯干、四肢、面部,表现为潮红基底上的脓疱,表面有浅表或深性溃疡,愈合后可留瘢痕。

(3) 黏膜损害

黏膜斑:通常好发于口腔黏膜、小阴唇、阴道黏膜、宫颈,开始为红斑,逐渐发展为表面糜烂,呈乳白色,边界清楚,表面有大量梅毒螺旋体,传染性极强。

扁平疣:患者口唇、外阴、肛周会出现扁平湿疣,表现为灰白色、红色、暗红色突起的平坦斑块,女性较男性易发生,可融合成菜花状或分叶状,表面可有糜烂或覆盖有浆液性分泌物,内含梅毒螺旋体。

(4) 骨关节损害　表现为骨膜炎、关节炎、滑囊炎及腱鞘炎等,骨膜炎最常见,多发生于长骨。自觉症状有持续性钝痛,白天和活动时症状较轻,晚上和休息时较重,皮肤和体温多不增高。

(5) 眼损害　可有虹膜睫状体炎、脉络膜炎、视网膜炎、视神经炎、角膜炎、结膜炎、巩膜炎等,发病率不高,可影响视力。

(6) 神经损害　一类为无症状神经梅毒,仅脑脊液有异常变化;一类为显性神经梅毒,临床症状明显,可引起脑神经麻痹、颅内压增高、梅毒性脑膜炎、脑血管梅毒常并存,主要侵犯脑动脉造成管壁增厚、狭窄,导致脑血供不足。

(7) 梅毒性淋巴结病　表现为全身无痛性的淋巴结肿大,以滑车上淋巴结肿大更有意义,质地较硬,孤立,不与皮肤粘连,不化脓,不破溃。

(8)内脏梅毒 少见,可有梅毒肝炎、胆管周围炎、肾病、胃肠道疾病等。

(9)二期复发梅毒 未经治疗或治疗不当的二期早发梅毒,经过2~3个月后可自行消退,在1~2年后又重新出现皮疹,以血清复发为最多,皮肤黏膜、眼、骨骼、内脏损害也可复发。皮疹数目较少,皮疹较大,形状呈花伞形或环形,分布不对称,更具浸润性,持续时间更长,破坏性大。

3. 三期梅毒 因早期梅毒未经治疗或治疗不充分而导致,可发生在感染后2年,也可在感染20年后发病。晚期梅毒的损害不仅限于皮肤黏膜,并可侵犯任何内脏器官或组织,破坏性大,病程长,可危及生命,血清反应多为阳性,但传染性小。

(1)皮肤黏膜损害

1)结节性梅毒疹 为皮下结节,常排列呈环形、弧形或蛇形,好发于头面部、肩部、背部及四肢伸侧,可自然消退,可留有浅表萎缩性瘢痕和色素沉着或色素减退斑,新旧皮损可此起彼伏,迁延数年,无自觉症状。

2)梅毒性树胶肿 又称梅毒瘤,是三期梅毒的标志,也是破坏性最强的皮损,好发于头皮、前额及小腿等处,结节数量少,小腿起初为单发的无痛性皮下结节,逐渐增大,中心逐渐软化破溃,形成圆形或多环形溃疡,有稠厚的树胶样分泌物。上腭及鼻部树胶样肿可致硬腭、鼻中隔穿孔,形成鞍鼻等。

3)近关节结节 又称梅毒性纤维瘤,少见,对称发生于肘、膝、髋关节附近的无痛性皮下结节,圆形或卵圆形,大小不一,表面皮肤正常。

(2)骨梅毒 发生率仅次于皮肤黏膜损害,主要为长骨骨膜炎,表现为骨骼疼痛、骨膜增生,胫骨受累后形成佩刀胫,骨髓炎、关节炎可导致病理性骨折、骨穿孔、关节畸形。

(3)眼梅毒 类似于二期梅毒眼损害。

(4)心血管梅毒 多发生在感染10~20年后。表现为单纯性主动脉炎、主动脉瓣闭锁不全、主动脉瘤、冠状动脉口狭窄、心肌树胶肿。

(5)晚期神经梅毒 主要有无症状神经梅毒、脑膜血管梅毒、脊髓痨、麻痹性痴呆等。

(二)先天梅毒

先天梅毒在胎期由梅毒孕妇血行通过胎盘传染于胎儿,故亦称胎传梅毒,通常约在怀孕4个月经胎盘传染,胎儿可死亡或流产,如孕妇感染梅毒5年以上,胎儿在子宫内传染就不大可能,特点是不发生硬下疳,早期病变较后天梅毒为重,晚期较轻,心血管受累少,骨骼,感官系统如眼、鼻受累多见。

1. 早期先天梅毒 2岁以内为早期先天梅毒,多在出生3周至3个月之间发生,表现为早产、营养不良、消瘦、烦躁等症状,皮肤苍白松弛,面如老人。常伴有轻微发热,皮疹与后天二期梅毒略同,有斑疹、斑丘疹、丘疹、脓疱疹等,可有梅毒性鼻炎,有脓性分泌物及痂皮,可堵塞鼻腔,可使患者呼吸及吮乳困难,常出现吮乳呛入气管引起剧烈咳嗽。

少数病儿可发生树胶肿,骨损害。骨损伤在早期先天梅毒最常发生,梅毒性指炎造成弥漫性梭形肿胀,累及一指或数指,有时伴有溃疡;骨髓炎常见,多发于长骨,其次有骨软骨炎,骨膜炎,疼痛,四肢不能活动,似肢体麻痹,故称梅毒性假瘫。

2.晚期先天梅毒 超过2岁为晚期先天梅毒,损害与早期后天梅毒相似,以角膜炎、骨损害和神经系统损害常见,一般不发生心血管梅毒。

(1)皮肤黏膜梅毒 发病率低,以树胶肿为主,可引起上腭、鼻中隔穿孔和鞍鼻。

(2)基质性角膜炎 多在青春期前后发病,多为双侧性,也可先发生于一侧,继而发生于另一侧,急性发作,角膜充血、混浊、畏光、流泪、视力减退;同时还可有虹膜睫状体炎、角膜白斑或致盲。本病常与神经性耳聋、赫秦生齿同时发生。

(3)神经性耳聋 多见于15岁以下患者,发病突然,通常侵犯双侧,有时有耳鸣、头晕,可致耳聋。抗梅疗法或其他治疗效果较差。

(4)赫秦生齿 门齿发育不良,中央呈半月形缺陷,排列稀疏呈梳状齿,两端窄、中间粗的腰鼓状,齿尖集中于咬合面中部,形如桑葚,称为桑葚齿。

(5)骨损害 骨膜炎常累及胫管,可引起骨前面肥厚隆起呈弓形,故称为佩刀胫,有疼痛;关节积水,通常为两膝关节积液,轻度强直,无红、肿、热、痛。

(三)潜伏梅毒

潜伏梅毒是指已被确诊为梅毒患者,无梅毒临床表现,脑脊液检查正常,而仅梅毒血清反应阳性者,或有明确的梅毒感染史,从未发生任何临床表现者,称潜伏梅毒,感染时间2年以内为早期潜伏梅毒,2年以上为晚期潜伏梅毒。早期潜伏性梅毒有传染性,晚期潜伏梅毒一般无接触传染性,但潜伏梅毒的孕妇可感染子宫内的胎儿,亦可因献血感染给受血者。

【实验室检查】

1.梅毒螺旋体检查 一期、二期梅毒和早期先天性梅毒应采用暗视野显微镜检查皮损分泌物中的苍白密螺旋体,阳性者应见到有规律螺旋运动的病原体。

2.梅毒血清学实验

(1)非梅毒螺旋体抗原血清试验(类脂质血清反应) 适用于常规实验及大量人群的筛查实验;可做定量实验用于观察疗效、复发和再感染。方法有:性病实验室试验、快速血浆反应素环状卡片试验、血清不加热的反应素试验。

(2)梅毒螺旋体抗原血清试验 敏感性及特异性都高,用于证实试验,尤其适用于晚期梅毒,即使患者经过足够的抗梅毒治疗,血清反应仍可保持阳性,因此不用于临床观察疗效、复发和再感染。有荧光密螺旋体抗体吸收试验(FTA-ABS试验)、梅毒螺旋体抗体微量血凝试验(MHA-TP)、梅毒螺旋体制动试验(TPI)。

(3)脑脊液检查 用于检查神经梅毒,包括细胞计数、蛋白定量、VDRL。脑脊液细胞数升高,总蛋白升高,脑脊液白细胞计数是判断疗效的敏感指标。

【诊断】

由于梅毒临床表现复杂多样,且病程很长,诊断时必须结合病史、体格检查及化验结果,进行综合分析判断。

1.一期梅毒的诊断标准

(1)病史 有不洁性交史,或性伴感染史,或多性伴史。潜伏期3周。

(2)临床表现 如单个无痛的硬下疳,多发生在外生殖器。

(3)实验室检查 梅毒螺旋体暗视野检查、核酸扩增试验检测梅毒螺旋体核酸阳性。非梅毒螺旋体血清学试验阳性,感染不足6周,可为阴性;梅毒螺旋体血清学试验阳性,感染不足4周可为阴性。

2.二期梅毒诊断标准

(1)病史 有不洁性交,或性伴感染史,或多性伴史或有输血史(供血者为早期梅毒病人);可有一期梅毒史,病程在2年以内。

(2)临床表现 多种皮疹如玫瑰疹,斑丘疹,黏膜损害,虫蛀样脱发,全身不适,淋巴结肿大;可出现梅毒性骨关节损害、眼损害、神经系统及其他内脏损害等。

(3)实验室检查 梅毒螺旋体暗视野检查、核酸扩增试验检测梅毒螺旋体核酸或梅毒血清试验阳性。

3.三期梅毒的诊断标准

(1)病史 有不洁性交,或性伴感染史,或多性伴史;可有一期或二期梅毒史,病程在2年以上。

(2)临床表现

1)晚期良性梅毒 皮肤黏膜损害表现为头面部及四肢伸侧的结节性梅毒疹,大关节附近的近关节结节,皮肤、口腔、舌咽树胶肿,上颚及鼻中隔黏膜树胶肿可导致上颚及鼻中隔穿孔和马鞍鼻。也可发生骨梅毒及其他内脏梅毒,累及骨骼及关节、呼吸道、消化道、肝脾、泌尿生殖系统及内分泌腺等。

2)眼梅毒 少数可发生虹膜睫状肌炎、视网膜炎及间质性角膜炎等,可致失明。

3)神经梅毒 可发生脑膜神经梅毒(出现头痛、呕吐、颈项强直等)、脑膜血管梅毒(出现闭塞性脑血管综合征表现,偏瘫、失语、癫痫发作等)、脑实质梅毒(出现麻痹性痴呆、脊髓痨等),也可为无症状性神经梅毒,仅有脑脊液异常发现。

4)心血管梅毒 可发生单纯性主动脉炎、主动脉瓣闭锁不全、主动脉瘤等。

(3)实验室检查 非TP抗原血清试验大多阳性,也可阴性,TP抗原血清试验阳性;组织病理检查见三期梅毒典型的组织病理变化;脑脊液检查(神经梅毒):白细胞计数≥$10×10^6$/L、蛋白量>500 mg/L、VDRL试验阳性。

4.隐性梅毒(潜伏性)诊断标准

(1)流行病学史 多数有不安全性行为史,或性伴感染史,或多性伴史。

早期隐性梅毒:在近2年内有以下情形。①有明确的不安全性行为史,而2年前无不安全性行为史;②有过符合一期或二期梅毒的临床表现,但当时未得到诊断和治疗者;③性伴有明确早期梅毒感染史。

晚期隐性梅毒:感染时间在2年以上。无法判断感染时间者亦可视为晚期隐性梅毒。

既往无明确的梅毒诊断或治疗史。

(2)临床表现 无任何梅毒临床表现。

(3)实验室检查 非梅毒螺旋体血清学试验、梅毒螺旋体血清学试验均为阳性。有条件可进行脑脊液检查以排除无症状神经梅毒。

5.先天梅毒诊断标准

(1)流行病学史 生母为梅毒患者。

(2)临床表现

1)早期胎传梅毒 2岁以内发病,类似于获得性二期梅毒。发育不良;皮肤损害常为水疱-大疱、红斑、丘疹、扁平湿疣;口周及肛周形成皲裂,愈后可遗留放射状瘢痕;梅毒性鼻炎及喉炎;骨髓炎、骨软骨炎及骨膜炎;可有全身淋巴结肿大、肝脾大、贫血等。

2)晚期胎传梅毒　2岁以后发病,类似于获得性三期梅毒,出现炎症性损害(间质性角膜炎、神经性耳聋、鼻或腭树胶肿、克勒顿关节等)或标志性损害(前额圆凸、马鞍鼻、佩刀胫、锁胸关节骨质肥厚、腔口周围皮肤放射状裂纹、赫秦生齿等)。

3)隐性胎传梅毒　胎传梅毒未经治疗,无临床症状,梅毒血清学试验阳性,脑脊液检查正常,年龄<2岁者为早期隐性胎传梅毒,>2岁者为晚期隐性胎传梅毒。

(3)实验室检查　暗视野梅毒螺旋体检测或核酸扩增试验阳性,非梅毒螺旋体、梅毒螺旋体血清学试验阳性。

需要与皮肤结核、孢子丝菌病、慢性皮肤溃疡、麻风和皮肤肿瘤等相鉴别。主要根据其母有患梅毒病史,有典型损害和体征,从鼻分泌物或胎盘脐带取材查到梅毒螺旋体、梅毒血清试验阳性。

【鉴别诊断】

1. 一期梅毒(硬下疳)　需要与软下疳、生殖器疱疹、固定性药疹等相鉴别。
2. 二期梅毒　需要鉴别的疾病有玫瑰糠疹、银屑病、病毒疹等。
3. 三期梅毒　要与皮肤结核、孢子丝菌病、慢性皮肤溃疡、麻风和皮肤肿瘤相鉴别。

【治疗】

治疗原则:早诊断,早治疗,疗程规律,剂量足够,定期临床和实验室随访,性伴侣同查同治。

1. 常用的驱梅药

(1)青霉素类　首选药物,常用苄星青霉素G、普鲁卡因青霉素G、水剂青霉素G,心血管梅毒患者不用苄星青霉素。

(2)头孢曲松钠　是高效的抗梅毒药,可作为青霉素过敏者优先选择的替代治疗药物。

(3)四环素类和红霉素类　疗效较青霉素差,可作为青霉素过敏者的替代治疗药物。

2. 治疗方案的选择

(1)早期梅毒　苄星青霉素G 240万U,分两侧臀部肌内注射,每周1次,连续2~3次;普鲁卡因青霉素G 80万U/日,肌内注射,连续10~15 d,总量800万~1 200万U。对青霉素过敏者,四环素2.0 g/d,多西环素200 mg/d,连服15 d;或连续口服红霉素类药物2.0 g/d,连服15 d。

(2)三期梅毒　苄星青霉素G 240万U,1次/周,分两侧臀部肌内注射,连续3~4次。或普鲁卡因青霉素G 80万U/d,肌内注射,连续20 d。青霉素过敏者可用四环素或红霉素类药物30 d,剂量同上。

(3)梅毒性心血管病　应住院治疗,如有心衰,首先治疗心衰,待心功能代偿时再驱梅治疗,为避免吉海反应,驱梅前1 d开始口服强的松(20 mg/次,2次/d,连续3 d)。首选水剂青霉素G,首日10万U,1次/d,肌内注射;第2日20万U,2次/d,肌内注射;第3日40万U,2次/d,肌内注射。自第4日起普鲁卡因青霉素G 80 U/d,连续15 d为一疗程,共2个疗程,疗程间歇2周。青霉素过敏者处理同上。

(4)神经梅毒 应住院治疗,为避免治疗中产生吉海反应,在注射青霉素前一天口服强的松(同上)。

首选水剂青霉素G 1 200万~2 400万 U/d,分4~6次静脉滴注,连续10~14 d,继以氨苄青霉素G 240万U肌内注射,1次/周,连续3次;或普鲁卡因青霉素G,240万U/d,肌内注射,同时口服丙磺舒每0.5 g/次,分4次,共10~14 d,再用苄星青霉素G 240万U,1次/周,肌内注射,连续3次,青霉素过敏者治疗同上。

5. 妊娠合并梅毒 根据孕妇梅毒的分期不同,采用相应的方案进行治疗,用法用量与同期其他梅毒患者相同。妊娠初3个月与妊娠末3个月各进行一个疗程(禁用四环素)。青霉素过敏者选用红霉素类药物口服。

6. 先天性梅毒

(1)早期先天梅毒 脑脊液异常者首选水剂青霉素G 10万~15万U/(kg·d),分2次静脉滴注,共10~14 d。或普鲁卡因青霉素G 5万U/(kg·d),肌内注射,连续10~14 d。脑脊液正常者选用苄星青霉素G 5万U/(kg·d),一次注射(分两侧臀肌)。如无条件检查脑脊液者,可按脑脊液异常者治疗。

(2)晚期先天梅毒 水剂青霉素G 20万~30万U/(kg·d),分4~6次静脉滴注,连续10~14 d;或普鲁卡因青霉素G,5万U/(kg·d),肌内注射,连续10~14 d为一疗程,可用1~2个疗程,较大儿童剂量不超过成人同期剂量。青霉素过敏者选用红霉素,10~15 mg/(kg·d),分4次口服,连续30 d。

【预防】

遵守道德规范,严禁淫乱,避免不洁性行为。病人的衣物及用品,如毛巾、衣服、剃刀、餐具、被褥等,要在医务人员指导下进行严格消毒,以杜绝传染源。

对可疑病人均应进行预防检查,做梅毒血清试验,以便早期发现新病人并及时治疗;追踪病人的性伴侣,并进行必要的预防性检查和治疗,未治愈前配偶绝对禁止性生活。对可疑患梅毒的孕妇,应及时给予预防性治疗,以防止将梅毒传染给胎儿。早期梅毒治疗后,应定期随访2~3年,第1年每3个月,第2年每6个月,第3年年末各检查一次,如一切正常可停止观察。

(信阳职业技术学院 郝艳红)

问题分析与能力提升

患者女性,25岁,因"外阴生殖器溃疡"入院。患者于7个月前出现阴道分泌物异常,白带增多,有臭味近3个月,1个月前出现外阴硬结、溃烂,不痛不痒。体检:头面部、躯干四肢皮肤无异常,心肺无杂音,两侧腹股沟有多个大小不等淋巴结肿大,质硬,无触痛,皮肤无红肿。后阴唇联合处有一直径1.2 cm突出皮肤表面圆形硬结,边界清楚,中心有浅表性溃疡,无脓性分泌物,质地较硬,无触痛。

问题与思考: ①本病首先考虑何种诊断？②为明确诊断需要做哪些检查？

同步练习题(选择题)

1. 引起梅毒的病原体是 （ ）
   - A. 难辨梭菌
   - B. 苍白螺旋体
   - C. 甲型溶血性链球菌
   - D. 人类乳头状瘤病毒
   - E. HIV

2. 以下哪一项不是梅毒的感染途径 （ ）
   - A. 性接触
   - B. 血液传播
   - C. 垂直传播
   - D. 接吻
   - E. 蚊虫叮咬

3. 下列哪种药物不能治疗梅毒 （ ）
   - A. 苄星青霉素 G
   - B. 四环素
   - C. 阿昔洛韦
   - D. 红霉素
   - E. 头孢曲松钠

4. 梅毒的分期不包括下列哪一项 （ ）
   - A. 一期梅毒
   - B. 亚急性期梅毒
   - C. 三期梅毒
   - D. 早期先天性梅毒
   - E. 二期梅毒

5. 一期梅毒可出现 （ ）
   - A. 硬下疳
   - B. 阴茎群集性水疱
   - C. 尿道黄色大量脓性分泌物
   - D. 玫瑰疹
   - E. 躯干部红斑

6. 二期梅毒患者需做 （ ）
   - A. TPPA RPR
   - B. 醋酸白试验
   - C. HIV
   - D. 衣原体检查
   - E. 真菌涂片

7. 女性,20 岁,服务业人员,未婚,不否认有性交行为。半月前躯干、四肢、双手掌跖出现红斑,无痒痛感,查躯干、四肢可见玫瑰色椭圆形斑疹,对称分布,掌跖部黄豆大小铜红色领圈样脱屑。

   (1) 该患者应考虑为哪种疾病 （ ）
   - A. 玫瑰糠疹
   - B. 梅毒
   - C. 红斑狼疮
   - D. 麻疹
   - E. 结节性红斑

   (2) 要确诊还应做哪项检查 （ ）
   - A. RPR TPPA
   - B. 抗-HIV
   - C. 抗-HEV
   - D. RPR
   - E. 红细胞沉降率

   (3) 若确诊为梅毒首选治疗药物是 （ ）
   - A. 四环素
   - B. 红霉素
   - C. 头孢曲松钠
   - D. 青霉素类
   - E. 拜复乐

第六章 原虫与蠕虫感染性疾病

第一节 阿米巴病

阿米巴病（amoebiasis）是由溶组织内阿米巴（entamoebahis tolytica）原虫感染引起，是我国法定乙类管理传染病。按病变部位和临床表现的不同，分为肠阿米巴和肠外阿米巴。肠阿米巴的主要病变部位在结肠，在少数病例病原体可进一步移行到肝、肺和脑，偶尔蔓延到肛周皮肤、泌尿、生殖等器官。

一、肠阿米巴病

肠阿米巴病是溶组织内阿米巴所致的肠道感染，主要病变部位在近端结肠和盲肠，典型表现有腹痛、腹泻、果酱色粪便等，伴痢疾样症状，又称为阿米巴痢疾（amebic dysentery）。本病易反复发作转为慢性，也可导致肠外并发症。

【病原学】

溶组织内阿米巴有滋养体和包囊两个发育阶段。

1. 滋养体 溶组织内阿米巴的滋养体具有侵袭性，其形态多变且不规则，大小在 20~60 μm，以二分裂法增殖，可吞噬组织和红细胞，具有侵袭与破坏组织的能力，多见于急性患者的粪便和病灶组织中，又称组织型滋养体。小滋养体直径 10~20 μm，伪足少，以宿主肠液、细菌、真菌为食，不吞噬红细胞，寄生于结肠腔，又称肠腔型滋养体。小滋养体为大滋养体和包囊的中间型，当宿主免疫功能及肠道环境恢复正常时，形成包囊。

滋养体抵抗力弱，在体外极易死亡，且易被胃酸杀灭，无传播作用。

2. 包囊 呈球形，直径 10~20 μm，未成熟包囊含 1~2 个核，成熟的包囊含 4 个核，是溶组织阿米巴的感染期，成熟包囊含有 4 个核，为感染期，仅存在于宿主的粪便内。包囊对外界抵抗力较强，在粪便中能存活 2 周以上，在水中能存活 5 周，普通饮水消毒的余氯浓度无杀灭作用，但加热至 50 ℃ 数分钟即可杀死，10% 苯酚、50% 乙醇可杀死包囊。

【流行病学】

1. 传染源　人是溶组织阿米巴的主要宿主。粪便中持续排出包囊者为主要传染源,包括无症状包囊携带者、慢性病人、恢复期病人。急性期病人常排出大量滋养体,但在外界环境中迅速死亡,故急性期病人不是传染源。

2. 传播途径　主要的传播途径是因进食了被阿米巴包囊污染食物和水感染。此外,苍蝇、蟑螂也可起一定的传播作用。

3. 易感人群　人群普遍易感。人群感染后抗体滴度虽高,但不具保护作用,故重复感染较多见。营养不良、免疫低下及接受免疫抑制剂治疗者,发病率高,病情较重。

4. 流行特征　阿米巴病遍及世界各地,但以热带及亚热带地区为多见。在中国多见于南方,但在夏季也常见于北方。感染率的高低与当地经济条件、卫生状况、生活环境和饮食习惯有关,通常农村高于城市,夏秋季多见,青壮年男性感染率较高。

【发病机制与病理解剖】

包囊污染的食物和水经口摄入后,受肠内碱性消化液的作用,包囊脱囊成滋养体。若机体状态良好,滋养体在肠壁变为包囊,成为无症状排包囊者。若原虫侵袭力较强或机体营养不良、感染、肠道菌群失调或肠壁受损,小滋养体可侵入肠壁组织发育成大滋养。大滋养体通过机械运动、分泌组织酶,侵入肠壁黏膜组织内,引起组织溶解坏死,形成局限性脓肿,还可分泌具有肠毒素样活性的物质,可引起肠蠕动增加、痉挛。肠组织内滋养体可随血流进入肝、肺、脑等部位,引起栓塞和梗死,以及迁徙性感染,造成液化和脓肿,形成肠外阿米巴病。

好发部位依次为盲肠、升结肠、直肠和乙状结肠。病变为孤立而色泽较浅的小脓肿,破溃后形成边缘不整、口小底大的大小不一烧瓶样溃疡,内含溶解的细胞碎片、黏液和滋养体。当继发细菌感染时,黏膜可广泛充血水肿,若溃疡不断深入,可并发肠出血和肠穿孔。慢性期病变组织破坏与修复并存,肠黏膜上皮增生,肠壁肥厚,可有肠息肉、肉芽肿或呈瘢痕性狭窄。

【临床表现】

潜伏期一般为3周,可短至数日,长可达1年以上。

1. 无症状型(包囊携带者)　临床上最常见的类型,此型常不出现临床症状,多次粪检时发现阿米巴包囊。当被感染者的免疫力低下时可转变为急性阿米巴痢疾。

2. 急性阿米巴痢疾

(1) 轻型　临床症状表现较轻,常有腹痛、腹泻,粪便中有溶组织内阿米巴滋养体和包囊。肠道病变轻微,有特异性抗体形成。当机体抵抗力下降时,可发生痢疾样症状。

(2) 普通型　起病缓慢,全身症状轻,可无发热或低热,以腹痛、腹泻开始。典型表现为黏液血便、呈果酱样,便量中等,粪质较多,有腥臭味,每日3~10次及以上。若病变累及直肠,可有里急后重,伴有腹胀,轻度腹痛,盲肠与升结肠部位轻度压痛。大便镜检可发现滋养体。历时数日或几周后典型症状可自行缓解,未经治疗或治疗不彻底者易复发或转为慢性。症状轻重与病变程度有关,如病变局限于盲肠、升结肠,黏膜溃疡较轻时,仅有便次增多,偶有血便。溃疡明显时表现为典型阿米巴痢疾。

(3) 重型　此型少见,多发生在感染严重、体弱、营养不良、孕妇或接受激素治疗者。起病急，畏寒、高热、恶心、呕吐，出现剧烈腹痛及腹胀，随之排出洗肉水样或水样大便，有奇臭，伴里急后重和腹部压痛，每日十余次。有不同程度的脱水与电解质紊乱，有时可出现休克，肠出血、肠穿孔或腹膜炎。如不积极抢救，可于1～2周内因毒血症或并发症死亡。

3. 慢性型　急性阿米巴痢疾患者的临床症状若持续存在达2个月以上，则转为慢性。慢性阿米巴痢疾患者常表现为食欲不振、贫血、乏力、腹胀、腹泻，粪便呈黄糊状，带有少量黏液及血液，有腐臭味，每日3～5次，体检肠鸣音亢进、右下腹压痛较常见。临床症状可持续存在或反复发作，经常有腹痛、腹泻反复发作，或与便秘交替出现。疲劳、受寒、饮食不慎等均可诱发症状，易并发阑尾炎和肝脓肿。

【并发症】

1. 肠道并发症

(1) 肠出血　肠黏膜溃疡侵袭肠壁血管引起不同程度肠出血。浅表溃疡渗血可致小量出血，可有血便。侵袭大血管，或肉芽肿破坏溃疡达黏膜下层，可出现大量出血，病情危急，常因出血而致休克。

(2) 肠穿孔　急性肠穿孔多发生于暴发型或有深溃疡的患者，是威胁生命最严重的并发症。穿孔部位多见于盲肠、阑尾和升结肠，穿孔使肠腔内容物进入腹腔，形成局限性或弥漫性腹膜炎。以慢性穿孔多见，肠粘连后常形成局部脓肿或穿入附近器官形成内瘘，一般无剧烈腹痛，而有进行性腹胀、肠鸣音消失及局限性腹膜刺激征。X射线检查可见膈下游离性气体。

(3) 阑尾炎　临床症状与阑尾炎相似，但易发生穿孔。

(4) 结肠病变　慢性病例由增生性病变引起，包括阿米巴瘤、肉芽肿及纤维性狭窄。多见于盲肠、乙状结肠及直肠等处，部分病人发生完全性肠梗阻或肠套叠。

(5) 直肠-肛周瘘管　溶组织内阿米巴滋养体自直肠侵入，形成直肠-肛周瘘管，也可为直肠-阴道瘘管，管口常有粪臭味的脓液流出。若只做手术不做病原治疗，常复发。

2. 肠外并发症　阿米巴滋养体自肠道经血液或淋巴蔓延至肠外器官，或直接侵犯肝、肺、胸膜、心包、脑、泌尿生殖道或邻近皮肤，形成相应各脏器脓肿或溃疡，其中以阿米巴肝脓肿最常见。

【实验室检查】

1. 血常规检查　暴发型与普通型阿米巴痢疾伴细菌感染时，血白细胞总数增高，以中性粒细胞比例增高为主，轻型、慢性阿米巴痢疾白细胞总数和分类均正常。少数患者嗜酸性粒细胞比例增多。

2. 粪便镜检　粪便外观呈暗红色果酱样，腥臭、粪质多，含血及黏液。在粪便镜检可发现滋养体和包囊、大量红细胞、少量白细胞和夏科-莱登晶体，发现伪足运动、吞噬红细胞的阿米巴滋养体具有确诊意义。为提高粪检阳性率，标本必须新鲜，勿与尿液混合，注意保温保湿，在室温下必须在30 min内检查。

3. 血清学检查

(1) 检测特异性抗体　抗体可在血清中存在相当长的一段时间，故阳性结果反映既往或现在感染。常用ELISA、间接血凝试验(IHA)、间接荧光抗体试验(IFTA)等检测溶组织内阿米巴滋养体的 IgG 或 IgM 抗体。血清学检查 IgG 抗体阴性者,一般可排除本病,特异性 IgM 抗体阳性提示近期或现症感染,阴性者不排除本病。

(2)检测特异性抗原　单克隆抗体、多克隆抗体检测患者粪便溶组织内阿米巴滋养体抗原灵敏度高特异性强,检测阳性可作为明确诊断的依据。

4. 分子生物学检查　DNA 探针杂交技术、PCR 可应用于检测或鉴定患者粪便、脓液或血液中溶组织内阿米巴滋养体 DNA,也是特异和灵敏的诊断方法。

5. 结肠镜检查　必要时做结肠镜检查,可见肠壁大小不等散在性溃疡,中心区有黄色脓液渗出物,边缘整齐,周围有充血,溃疡间黏膜正常,取溃疡边缘部分涂片及活检可查到滋养体。

【诊断】

1. 流行病学资料　患者有不洁食物史或与慢性腹泻病人密切接触史。

2. 临床表现　起病较缓慢,中毒症状轻,主要表现为腹痛、腹泻,每日排暗红色果酱样大便 3~10 次,每次粪便量较多,有特殊腥臭味。患者常无发热或有低热,常无里急后重感,但腹胀、腹痛、右下腹压痛常较明显,肠鸣音亢进。

3. 实验室检查　粪便中检测到阿米巴滋养体和包囊可确诊。可在血清中检出抗溶组织内阿米巴滋养体的抗体。粪便中可检出溶组织内阿米巴滋养体抗原与特异性 DNA。

4. 诊断性治疗　临床上高度怀疑本病而又无法确诊时,可选用抗阿米巴药物试验性治疗,如疗效明显,诊断亦可成立。

【鉴别诊断】

1. 细菌性痢疾　急性起病,临床上以发热、腹痛、腹泻、里急后重感及黏液脓血便为特征,呈黏液脓血样,粪质少,左下腹压痛常见。血中白细胞总数增多,中性粒细胞比例升高。粪便镜检有大量红细胞、白细胞,并有脓细胞。培养可有痢疾杆菌生长。

2. 细菌性食物中毒　有不洁食物进食史,同食者常同时或先后发病,潜伏期较短,多为数小时。急性起病,呕吐常见,脐周压痛,每次排便量较多,中毒症状较重。剩余食物、呕吐物或排泄物培养可有致病菌生长。

3. 血吸虫病　患者有疫水接触史。间歇性腹痛、腹泻、肝脾大,粪便稀薄,呈黏液血性便。血中白细胞总数与嗜酸粒细胞显著增多。慢性与晚期血吸虫病,有长期不明原因的腹痛、腹泻、便血、肝脾大,粪检出血吸虫虫卵或孵出毛蚴,血吸虫循环抗原或抗体阳性。

4. 直肠癌、结肠癌　有排便习惯改变并有不畅感,粪便变细且含有血液,有渐进性腹胀感。肛门指检查、结肠镜检查和钡剂灌肠有助于诊断。

5. 肠结核　长期低热盗汗、消瘦,粪便多呈黄色稀糊状,带黏液而少脓血,腹泻与便秘交替。大多数患者有原发性结核灶存在。

6. 慢性非特异性溃疡性结肠炎　临床表现与肠阿米巴病相似。粪便多次病原体检查阴性,血清阿米巴抗体阴性,病原治疗无效时常需考虑本病,结肠镜检查有助于诊断。

【治疗】

1. 一般治疗　急性期应卧床休息,肠道隔离至症状消失、大便连续 3 次查不到滋养体和包囊,给流质、半流质少渣食物,慢性患者应加强营养,注意避免进食刺激性食物。腹泻严重时应注意补充水分和热量。重型患者给予输液、输血等支持治疗。

2. 病原治疗

(1) 硝基咪唑类 对阿米巴滋养体有强大杀灭作用,是目前治疗肠内、外各型阿米巴病的首选药物。该类药物偶有一过性白细胞减少和头昏、眩晕、共济失调等神经系统障碍。妊娠3个月内、哺乳期及有血液病史和神经系统疾病者禁用。

甲硝唑:成人口服0.4 g/次,每日3次,10 d 为一个疗程。儿童每日35 mg/kg,分3次服,10 d 为一个疗程。重型阿米巴病可选甲硝唑静脉滴注,成人每次0.5 g,每隔8 h一次,病情好转后每12 h一次,或口服,疗程10 d。

替硝唑:成人2 g/d,1次口服,连服5 d 为一个疗程。重型阿米巴病可静脉滴注。

其他硝基咪唑类:成人口服奥硝唑每次0.5 g,每日2次,10 d 为一个疗程。成人口服塞克硝唑每日2 g,1次口服,连服5 d 为一个疗程。

(2) 二氯尼特 又名糠酯酰胺(furamide)是目前最有效的杀包囊药物,口服每次0.5 g,每日3次,疗程10 d。孕妇禁用。

(3) 抗菌药物 主要通过作用于肠道共生菌而影响阿米巴生长,尤其在合并细菌感染时效果好。可选用巴龙霉素、喹诺酮类等抗菌药物。

3. 并发症治疗 肠出血严重者应及时输血,肠穿孔者应在替硝唑和抗生素控制下进行外科手术。

【预防】

1. 管理传染源 彻底治疗患者和无症状排包囊者,在治疗期间禁止从事餐饮行业。

2. 切断传播途径 做好卫生宣教工作,加强粪便管理,消灭蟑螂、苍蝇,防止食物、饮水被污染。

3. 保护易感人群 平时注意个人卫生,饭前便后洗手。不饮生水,不吃生菜。

二、肝阿米巴病

肝阿米巴病是(hepatic amebiasis)是由溶组织内阿米巴通过门静脉到达肝,引起肝细胞溶化、坏死,形成脓肿,是阿米巴肠病最常见的肠外并发症,以长期发热、肝大疼痛、全身消耗、血白细胞增多等为主要临床表现,且易导致胸部并发症。

【发病机制与病理解剖】

结肠溃疡中阿米巴滋养体借其侵袭力进入门静脉系统,亦可通过肠壁直接侵入肝,或经淋巴系统到达肝内,引起小静脉炎和周围静脉炎,可形成微静脉内因栓塞,使肝缺血、坏死;阿米巴的溶组织作用可造成局部液化性坏死而形成脓肿。自原虫侵入至脓肿形成,平均需时1个月以上。因原虫经门静脉血行扩散,故早期以多发性小脓肿较为常见,以后相互融合形成单个大脓肿。脓肿较大时,可使肝包膜伸展而引起疼痛,并向周围组织侵袭,引起各种并发症。

脓肿所在部位深浅不定,以大的单个为多见,以右叶顶部居多,肠阿米巴主要病变多在盲肠、升结肠,该处血流大部分进入肝右叶。因原虫经门静脉血行扩散,故早期以多发性小脓肿较为常见,以后才互相融合而形成单个大脓肿。脓肿中央为片状坏死区,其脓液为液化的肝组织,呈巧克力酱样,有腥臭味,含有溶解和坏死的肝细胞、红细胞、白细胞、脂肪、夏科-莱登晶体及残余组织。脓肿壁薄,有些坏死组织未彻底液化,外观似棉絮状。慢性脓肿可引发细菌继发感染,如大肠埃希菌、葡萄球菌、变形杆菌、产气杆菌及产碱杆菌等。细菌感染后,脓液失去其典型特征,呈黄色或黄绿色,有臭味,并有大量脓细胞,临床上可出现毒血症表现。

【临床表现】

本病的发展过程一般比较缓慢,其发病可在肠阿米巴发病数周至数年后。

临床表现取决于脓肿的大小、部位、病程长短及有无并发症等,但大多数病人起病较缓慢,病程较长,此期间主要表现为发热、盗汗等症状开始。发热以弛张热或间歇热多见,清晨体温较低,黄昏时体温最高,夜间热退而盗汗,可持续数月。多有食欲不振、腹胀、恶心、呕吐、体重减轻、虚弱乏力、消瘦、精神不振、贫血等亦常见。肝区疼痛、局部肿大和压痛伴叩击痛。当脓肿向上发展时,因刺激膈神经,疼痛可放射至右肩胛部或右腰背等处,如脓肿位于右膈顶部,可因压迫或炎症刺激右膈肌及右下肺而导致右侧胸腔积液、胸膜炎,病人有气急、咳嗽及肺底湿啰音等。浅表性较大的脓肿可出现右下胸、上腹部膨隆,压痛和波动感。脓肿位于肝前下缘时,表现为右上腹部可有压痛、反跳痛及肌紧张,似胆囊炎;脓肿位于右叶中央部位时,症状不明显,待脓肿增大时,才出现下垂样疼痛;左叶肝脓肿时,疼痛出现早,类似溃疡病穿孔表现或有剑突下肝大或中、左上腹部包块。本病很少引起脾大,多发性脓肿时可出现黄疸。

慢性期病例可延迟数月甚至1~2年。发热多不明显,多呈消瘦、贫血、营养不良性水肿,少数患者肝大可向邻近器官或组织穿破而并发脓胸、肺脓肿、膈下脓肿、心包积液、弥漫性或局限性腹膜炎。

【诊断】

1. 临床表现 起病缓慢,有持续或间歇的发热,食欲不佳,右上腹痛,肝大、肝区疼痛及叩击痛,有阿米巴痢疾病史或腹泻病史,抗菌药治疗无效,需要考虑本病。

2. 实验室检查

(1)血常规 急性期白细胞总数多增加,以中性粒细胞增加为主;慢性期白细胞多正常,血红蛋白降低。

(2)粪便检查 少数患者粪便中可找到溶组织内阿米巴滋养体和包囊。

(3)肝脓肿穿刺检查 选择局部压痛最明显处或在B超定位下进行,一般多在右侧腋中线第7、8肋间穿刺,可获得典型脓液呈棕褐色、黏稠、有腥臭味的脓液,即有诊断意义。离心沉淀物内可能找到阿米巴滋养体或阿米巴抗原,即可确诊。

(4)肝功能检查 ALT及其他项目多数在正常范围。

(5)血清学检查 应用血清学检查溶组织内阿米巴IgG抗体阴性者,一般可排除本病,特异性IgM抗体阳性提示近期或现症感染,阴性不能排除本病。但克隆抗体检测患者粪便阿米巴滋养体抗原阳性可明确诊断。

(6)分子生物学检查 DNA探针杂交技术、PCR检测溶组织内阿米巴DNA,有助于诊断。

(7)影像学检查

1)超声检查 B型超声显像肝大,显示肝区液性暗区,同时能了解脓肿的大小、范围、数目,有助于引导穿刺定性诊断与治疗。

2)X射线检查 右膈肌抬高、运动受限、局部隆起;有时可见胸膜反应或积液。

3. 诊断性治疗 经各种检查不能确诊而又高度疑似本病时,可用高效、速效的阿米巴药物如甲硝唑等治疗,若治疗有效,可以确诊。

【鉴别诊断】

1. 细菌性肝脓肿 表6-1。

表6-1 阿米巴肝脓肿与细菌性肝脓肿的鉴别诊断

鉴别要点	阿米巴肝脓肿	细菌性肝脓肿
病史	有肠阿米巴病史	常在败血症或腹部化脓性疾病后发生
症状	起病缓慢,病程长、毒血症轻	起病急,毒血症显著,如高热、寒战
肝	肿大与压痛显著,可局部隆起,脓肿常为大型单个,右叶多见	肿大不显著,局部压痛轻,一般无局部隆起,脓肿常为小型,多发
肝穿刺	脓量多,大多呈棕褐色,可找到阿米巴滋养体	脓液少,黄白色,细菌培养阳性,肝组织病理检查可见病变
血常规检查	白细胞轻、中度增高,细菌培养阴性	白细胞总数、中性粒细胞显著增多,细菌培养可阳性
阿米巴抗体	阳性	阴性
治疗反应	甲硝唑、氯喹治疗有效	抗生素治疗有效
预后	相对较好	易复发

2. 原发性肝癌 一般无明显发热、有慢性肝炎病史或肝硬化病史,消瘦明显,质硬而表面不平。甲胎蛋白阳性,B型超声波、CT扫描、肝动脉造影、磁共振检查及肝穿刺活组织检查均有诊断价值。

3. 其他 肝棘球蚴病、急性血吸虫病、膈下脓肿、胆囊炎、胆石症等亦应鉴别。

【治疗】

阿米巴性肝脓肿病程较长,患者全身情况较差,应加强营养和全身支持疗法,给予热量、高蛋白质、补充足量维生素。

1. 病原学治疗 抗阿米巴治疗应选用组织内杀阿米巴药物为主,并辅以肠内抗阿米巴药予以根治。

(1)硝基咪唑类

甲硝唑:为首选药物,疗效高,毒性小,疗程短。成人每次口服0.4,每日3次,10 d为一个疗程。一般病情2周左右恢复,脓腔吸收在4个月左右,必要时,可重复使用。重症者可静脉输液,成人每次0.5 g,每隔8 h一次,疗程10 d。

替硝唑:疗效好,副反应少,疗效短。成人每日2.0 g,清晨1次口服,5 d为一个疗程。重者可静脉输液。

氯喹:硝基咪唑类治疗无效时可用氯喹替换。口服磷酸氯喹,成人口服第1、2天每天 0.5 g,每日 2 次,以后每天服 0.25 g,每日 2 次,2~3 周为一个疗程。

(2)抗生素　阿米巴肝脓肿并发细菌感染者可选用病原菌敏感的抗生素。

2. 肝穿刺引流　B 超显示肝脓肿直径在 3 cm 以上,靠近体表者;经 5~7 d 药物治疗无明显改变者;脓肿位置浅表,压痛明显,随时有穿孔危险者,可行肝穿刺引流,以加快脓肿愈合。应于抗阿米巴治疗后 2~4 d,在 B 超探查定位下进行。穿刺次数不宜过多,以免继发感染。每次穿刺尽量吸尽脓液,脓液黏稠,应注入生理盐水冲洗后,再抽取;较大脓肿在抽脓后,可注入甲硝唑 0.5 g,有助于脓腔愈合。

3. 外科治疗　适应证:肝左外叶脓肿经抗阿米巴药物治疗不见效,穿刺又可能损伤腹腔脏器或污染腹腔者;脓肿穿入胸腔或腹腔,并发脓胸或腹膜炎者;经抗阿米巴药物治疗及穿刺排脓后症状无改善者;脓肿伴继发细菌感染,经综合治疗无效者;多发性脓肿,至穿刺引流困难或失败者。

(信阳职业技术学院　郝艳红)

问题分析与能力提升

患者,女,61 岁,发热、腹泻 1 个月。患者 1 个月前出现大便次数增多,每天 3~5 次,不成形,到社区门诊以"感染性腹泻"治疗,具体用药不详。半月前粪便中带血,呈鲜红色,未见脓性分泌物。体检:T 38.5 ℃,P 80 次/min,腹胀明显,腹部无压痛,肝大质硬,严重贫血貌,精神状态欠佳。WBC 5.0×10^9/L,N 0.5,E 1%。

问题与思考:①可能的诊断是什么?②该如何确诊?

同步练习题(选择题)

1. 肠阿米巴病最常见的病变部位是　　　　　　　　　　　　　　　　　　(　　)
   A. 盲肠、升结肠　　　　　　　　B. 空肠、回肠
   C. 直肠、乙状结肠　　　　　　　D. 盲肠、回肠
   E. 结肠、空肠

2. 阿米巴病组织损伤主要是由什么引起的　　　　　　　　　　　　　　　(　　)
   A. 释放的毒素　　　　　　　　　B. 机械性损伤
   C. 继发感染　　　　　　　　　　D. 迟发型变态反应
   E. 接触性溶解细胞作用及水解酶使组织破坏

3. 肠阿米巴病典型的病变是　　　　　　　　　　　　　　　　　　　　　(　　)
   A. 肠黏膜水肿增厚散在浅表溃疡
   B. 肠黏膜弥漫性充血、水肿、浅表溃疡与大量渗出物
   C. 正常黏膜上散在的孤立而颜色较淡的小脓肿,破溃后形成边缘不整、口小底大的烧瓶样溃疡

D. 黏膜广泛充血、水肿和溃疡,触之易出血
E. 弥漫性纤维蛋白渗出性炎症

4. 暴发型肠阿米巴病发生直接原因是 （　）
   A. 感染原虫的数量多　　　　　　　B. 机体免疫功能低下
   C. 虫株毒力强　　　　　　　　　　D. 继发细菌感染,黏膜发生广泛急性炎症改变
   E. 机体对原虫过敏反应

5. 确诊肠阿米巴痢疾依赖于 （　）
   A. 大便镜检有红白细胞及夏科-莱登结晶
   B. 暗红色果酱样大便
   C. 腹泻腹痛全身症状轻,抗菌药物治疗无效
   D. 大便中发现阿米巴滋养体
   E. 甲硝唑治疗后腹泻好转

6. 溶组织内阿米巴原虫侵入肝最主要的途径是 （　）
   A. 经胆道逆行入肝　　　　　　　　B. 穿透结肠壁直接入肝
   C. 经门静脉入肝　　　　　　　　　D. 经肝静脉入肝
   E. 经局部淋巴管入肝

7. 关于阿米巴肝脓肿和细菌性肝脓肿的鉴别诊断,最重要的指标是 （　）
   A. 起病缓急　　　　　　　　　　　B. 毒血症状轻重
   C. 局部症状的轻重　　　　　　　　D. 脓液的颜色
   E. 脓肿的个数和大小

8. 男,32岁,10 d来腹痛、腹泻,每日大便4~6次,呈暗红色果酱样。体检右下腹压痛。粪便镜检红细胞(+++),白细胞(+),WBC 为 $9.1\times10^9/L$,RBC $3.7\times10^{12}/L$。对本例诊断最有参考价值的实验室检查是 （　）
   A. 粪便镜检溶组织内阿米巴包囊　　B. 粪便镜检寄生虫卵
   C. 粪便培养致病菌　　　　　　　　D. 粪便涂片检菌
   E. 粪便镜检溶组织内阿米巴滋养体

第二节　疟　疾

疟疾(malaria)是由疟原虫感染引起的寄生虫病,主要由按蚊叮咬传播,是我国法定乙类管理传染病。临床上以反复发作的间歇性寒战、高热、继之出大汗后缓解为特点。间日疟及卵形疟可出现反复发作,引起贫血和脾大。恶性疟发热不规律,病情较重,可引起脑型疟等凶险发作。

【病原学】

感染人类的疟原虫共有四种:间日疟原虫(Plasmodium vivax)、卵形疟原虫(P. ovale)、三日疟原虫(P. malariae)、恶性疟原虫(P. falciparum)。在我国引起疟疾发病的主要是间日疟原虫和恶性疟原虫,三日疟原虫少见,而卵形疟原虫罕见。疟原虫由细胞膜、细胞质和细胞核组成。吉姆萨染色或瑞特染色,胞核呈紫色,胞质呈蓝色,疟色素呈棕黄色。

疟原虫的发育过程需要两个宿主,在人体内进行无性繁殖,是疟原虫中间宿主;在

蚊体内进行有性繁殖,为疟原虫的终末宿主,四种疟原虫的生活史基本相同。

1. 疟原虫在人体内的发育增殖　疟原虫在人体内发育增殖分为两个时期,即寄生于肝细胞内的红细胞外期和寄生于红细胞内的红细胞内期。

(1) 肝细胞内的发育　疟原虫在肝细胞内的发育期称红细胞外期(exoeryghrocytic stage)或肝细胞内期。当受染的雌性按蚊吮吸人血时,疟原虫子孢子随蚊唾液进入人体血液循环,约半小时全部侵入肝细胞。子孢子即在肝细胞内进行裂体增殖,经过 5~40 d 发育成熟,在虫体发育期间,肝细胞胀大,最后胀破肝细胞逸出数以万计的裂殖子(merozoite)进入肝窦间隙,部分被吞噬细胞吞噬杀灭,部分侵入红细胞并在其内发育增殖,称为红细胞内期。

疟原虫子孢子有两种类型:速发型子孢子和迟发型子孢子。速发型子孢子在肝细胞内发育较快,只需 12~20 d 就能发育成为成熟的裂殖体。迟发型子孢子又称休眠体,发育较慢,需经 6~11 个月才能发育成熟,迟发型子孢子经过休眠后,在肝细胞内增殖,释放裂殖子入血,即造成疟疾的复发。间日疟原虫和卵形疟原虫既有速发型子孢子,又有迟发型子孢子,是远期复发的根源;三日疟和恶性疟疾无迟发型子孢子,故无远期复发。

(2) 红细胞内的发育　红细胞内期(eryghrocytic sgage)简称红内期,红细胞内裂体增殖,分滋养体和裂殖体两个阶段。裂殖子侵入红细胞内,早期滋养体的细胞质呈纤细的环状,核位于胞质的一侧,疟原虫似指环状,故称"环状体",称为环状体即小滋养体。环状体发育长大,胞质可伸出不规则的伪足,以摄噬血红蛋白,此为阿米巴滋养体或大滋养体。未被利用的血红蛋白分解成亚铁血红素颗粒蓄积在原浆内呈棕褐色,称为疟色素(malarial pigment)。大滋养体继续发育,其核与原浆进行分裂,形成裂殖体(schizont)。不同裂殖体中裂殖子的数目也不一样,成熟后裂殖子数一般间日疟为 12~24 个,恶性疟为 18~36 个,三日疟和卵形疟为 6~12 个。成熟的裂殖体破裂,裂殖子逸出,一部分被吞噬细胞吞噬,释出的疟色素也被吞噬,小部分再侵入正常红细胞,重复上述裂体增殖而引起周期性临床发作。间日疟、卵形疟周期为 48 h;三日疟 72 h;恶性疟 36~48 h,且发育先后不一,故发作不规则。

经过细胞内 3~5 次裂体增殖后,部分进入红细胞的裂殖子在红细胞内不再进行无性分裂,而逐渐发育成为雌或雄配子体。配子体在人体内可生存 2~3 个月,此期间如被雌性按蚊吸入胃内,则在蚊体内进行有性增殖。

2. 疟原虫在蚊体内的发育　雌性按蚊叮咬疟疾患者,雌、雄配子体进入蚊胃内,雄配子体的核很快分裂,并由胞质向外伸出 4~8 条鞭毛状细丝,碰到雌配子体完成受精,雌雄结合成为圆形的合子(zygote)。合子很快变成能蠕动的动合子。它穿过胃壁,在胃壁外弹力纤维膜下发育成囊合子,囊内核和胞质进行孢子增殖。孢子囊成熟,内含上万个子孢子,囊破裂子孢子逸出,并进入唾液腺,在按蚊叮人时,子孢子即随唾液进入人体,造成传染。疟原虫在蚊体内的发育,受多种因素的影响,如配子体的感染性,人体的免疫力,蚊虫宿主的易感性,以及外界的温度、湿度等因素。

【流行病学】

1. 传染源　疟疾患者及带虫者是疟疾的传染源。
2. 传播途径　疟疾的自然传播媒介是雌性按蚊,少数病例可因输入带有疟原虫的血液或经母婴传播后发病。按蚊的种类很多,可传播人疟的有六十余种。据其吸血习性、数量、寿命及对疟原虫的感受性,我国公认中华按蚊、巴拉巴蚊、微小按蚊、麦赛按蚊、雷氏按蚊、日月潭按蚊及萨氏按蚊七种为主要传疟媒介按蚊。中华按蚊是平原地区间日疟的主要传播媒介;山区的疟疾以微小按蚊为主;在丘陵地区则以雷氏按蚊为重要媒介;我国海南山林地区以大劣按蚊为传播媒介。

3. 易感人群　人对疟疾普遍易感。感染后虽可获得一定程度的免疫力,但不持久,各型之间无交叉免疫。多次发作或重复感染后,再发症状轻微或无症状,表明感染后可产生一定免疫力。而当非疟疾流行区的外来人员获得疟原虫感染时,其临床表现常较严重。

4. 流行特征　疟疾主要流行于热带和亚热带,其次为温带。我国除青藏高原外,遍及全国。间日疟分布最广;恶性疟次之,以云贵、两广及海南为主;三日疟散在发生。

本病流行受温度、湿度、雨量及按蚊生长繁殖情况的影响。温度高于30 ℃低于16 ℃则不利于疟原虫在蚊体内发育。适宜的温度、湿度和雨量利于按蚊孳生。因此,北方疟疾有明显季节性,而南方常终年流行。

【发病机制与病理解剖】

受感染的红细胞破裂时,裂殖子、疟原虫的代谢产物、变性的血红蛋白及红细胞碎片等进入血流,引起异性蛋白反应并释放激肽类物质,刺激体温调节中枢引起高热、寒战、大汗等有关症状。裂殖子从破裂的红细胞逸出后,部分可再侵入其他红细胞,进行裂体增殖,不断循环,导致周期性临床发作。疟疾反复发作或重复感染获得一定免疫力后,血液中仍有疟原虫增殖,但不出现疟疾发作,而成为带虫者。疟疾患者临床表现的严重程度与感染疟原虫的种类密切相关。恶性疟原虫能侵犯各阶段的红细胞,且繁殖周期36～48 h,因此贫血和其他临床症状均较重。间日疟和卵形疟原虫常侵犯较年幼的网织红细胞,三日疟只侵犯衰老的红细胞,红细胞受感染率较低,故贫血和临床表现都较轻。

出现肝脾大,尤其显著的是脾大,主要由单核巨噬细胞系统增生所致。周围血中单核细胞增多,血浆蛋白增高。在脾内大量吞噬细胞吞噬含原虫的红细胞及被原虫破坏的红细胞碎片与疟色素,因而患者脾大,质硬、包膜厚;显微镜下可见大量含疟原虫的红细胞及疟色素。反复发作者可见脾髓内网状组织纤维化,因而病愈后脾肿不能缩小。肝轻度肿大,肝细胞混浊肿胀与变性,库普弗(Kupffer)细胞大量增生,内含疟原虫及疟色素。凶险发作可致脑组织充血、水肿,显微镜下毛细血管充血,内含大量疟原虫和疟色素。其他器官如:骨髓、肾、胃肠、肺、心、肾上腺等亦有不同程度的吞噬细胞增生,并可见吞噬有含疟原虫的红细胞和疟色素,毛细血管内有含疟原虫的红细胞,甚者微血管阻塞,内皮脱落、变性坏死等。

【临床表现】

潜伏期包括整个红外期和红内期的第一个繁殖周期。一般间日疟、卵形疟14 d,恶性疟12 d,三日疟30 d。感染原虫量、株的不同,人体免疫力的差异,感染方式的不同均可造成不同的潜伏期。输血感染潜伏期7～10 d。胎传疟疾,潜伏期就更短。有一定免疫力的人或服过预防药的人,潜伏期可延长。

多数起病较急,部分患者有乏力、低热、畏寒、头疼、肌肉酸痛、食欲减退等前驱期症状。此期镜检多为阴性。

1. 普通型疟疾　疟疾的典型症状为突发性寒战、高热和大量出汗。

(1) 寒战　患者突然发冷,面色苍白,口唇、指甲发绀,脉速有力,血压升高,常伴恶心、头痛等,持续数分钟至 2 h。镜检疟原虫时,大部分为裂殖体和环状体。

(2) 高热　寒战停止后出现高热,体温高达 40 ℃ 或更高。患者颜面潮红、皮肤干热、脉搏快而有力、头痛、肌肉酸痛、口渴,有时可出现恶心、呕吐等,发热过高者,可出现烦躁不安、谵妄、抽搐等症状,持续 2~6 h。此期镜检所见的原虫以小滋养体为主。

(3) 出汗　高热后期全身大汗淋漓,随之体温骤降至正常或正常之下。患者自觉症状明显好转,患者感觉舒适,但十分困倦,常安然入睡。无症状期,精神轻快,食欲恢复,又可照常工作。

多数病例早期发热不规律,可能因血内疟原虫处于不同发育周期所致。部分患者在几次发作后,由于某些批次疟原虫被自然淘汰而变得同步。数次发作以后患者常有体弱,贫血,肝脾大。发作次数愈多,脾大、贫血愈明显。由于免疫力的差异或治疗的不彻底,有的患者可成慢性。

前后两次发作的间隔时间为间歇期,时间长短取决于虫种和免疫力。镜检所见原虫间日疟以大滋养体为主,恶性疟可能在此期查不到疟原虫或查到个别环状体。间日疟和卵形疟的间歇期约为 48 h,三日疟约为 72 h。

2. 凶险型疟疾　多见于恶性疟疾,偶见于间日疟和三日疟。常发生在缺乏免疫力的幼儿与初次进入疟疾流行区的外来人口,病后又未及时诊治的患者。潜伏期 11~16 d,多突然发病,无寒战,仅有畏寒感。

(1) 脑型　多急起高热,剧烈头痛、呕吐,继而烦躁、抽搐、昏迷,多有脑膜刺激征、病理反射阳性。部分患者可因脑水肿和呼吸衰竭而死亡。血涂片中易找到疟原虫,脑脊液压力增高,白细胞大多正常或轻度增加,蛋白质增多,糖和氯化物正常。

(2) 过高热型　急性起病,持续高热,体温可达 41 ℃ 以上。皮肤绯红、干燥,呼吸急促、谵妄、抽搐、昏迷,可在数小时内死亡。

(3) 胃肠型　除有寒战、高热外,主要表现为胃肠道症状。恶心、呕吐、腹痛、腹泻,类似急性胃肠炎。吐泻严重者可致休克、肾衰竭。

3. 其他类型

(1) 输血疟疾　潜伏期 7~10 d,临床症状与蚊传者相似。只有红细胞内期,故治疗后无复发。

(2) 婴幼儿疟疾　临床多不典型,或低热,或弛张热,或高热稽留,或不发热。热前常无寒战,退热也无大汗。多有吐泻、抽搐或微循环障碍。病死率高。检查有脾大、贫血、血中有大量疟原虫。病死率高。

(3) 孕妇疟疾　易致流产、早产、死产,即便生下婴儿也可成先天疟疾,成活率极低。所以妊娠疟疾应及时治疗。

(4) 先天性疟疾　是指婴儿在母体内感染疟疾,常见于无免疫力受感染的母亲分娩的婴儿。临床症状不典型,具有多样性,表现为哭闹、烦躁不安、腹泻、呕吐、流涕、咳嗽、手足发冷、拒乳等。母体在妊娠期间多有疟疾史或曾在疟疾流行区旅居史。先天性疟疾无红细胞外期,治疗时不必给予伯喹,单用杀红细胞内期的药物即可。

4.再燃和复发

（1）近期复发　疟疾发作数次后,由于机体产生免疫力或经彻底治疗而暂停发作,但血中仍残存疟原虫,尚未完全消灭,经过1~3个月,出现与初发相似的临床症状发作,但病情较轻。

（2）远期复发　疟疾发作停止后,红细胞内疟原虫被彻底消灭,但迟发性子孢子经过一段休眠期的原虫增殖后再入血流并侵入红细胞,引起发作,称为复发。其临床症状相对较轻,远期复发多在初发半年以后,恶性疟疾、三日疟、输血疟无远期复发。

（3）再燃　经治疗后临床症状受到控制,但血中仍有疟原虫残存,当抵抗力下降时,疟原虫增殖,临床症状再出现。再燃多在初发后1~4周,可多次出现,四种疟原虫均可发生。

【并发症】

1.溶血性尿毒症综合征　又称黑尿热,是指疟疾患者因严重的血管内溶血,而引起的血红蛋白尿,严重者导致肾缺血和肾小管坏死,临床上表现为酱色尿。多见于新进入高疟区且无免疫力的重症疟疾患者,G-6-P脱氢酶缺乏者易发生黑尿热,使用奎宁和伯氨喹宁等抗疟药是诱因。患者临床表现为寒战、高热、腰痛、呕吐、急性贫血、黄疸,同时可伴有恶性疟感染的各种重症表现,包括肾衰、低血压、昏迷和原虫血症。

2.疟疾性肾炎

（1）急性肾小球肾炎　有疟原虫抗原-抗体复合物在肾小球毛细血管基底膜上沉积而引起的一种变态反应性疾病,多见于恶性疟和间日疟反复发作的患者。临床上主要表现为寒战、发热、腰部胀痛、高血压、水肿、蛋白尿、血尿或管型尿等,在周围血片中常可发现疟原虫,对患者进行抗疟治疗对症处理,上述症状多可逐渐消失,预后良好。

（2）肾病综合征　患者表现为进行性蛋白尿、血尿,水肿。多见于长期反复发作的三日疟,偶见于恶性疟。抗疟药无效,肾上腺皮质激素治疗效果差。

【实验室检查】

1.血常规　红细胞和血红蛋白在多次发作后可有不同程度下降,恶性疟尤其显著,网织红细胞增多;白细胞总数初发时可稍增,后正常或稍低,白细胞分类单核细胞常增多,并见吞噬有疟色素颗粒。

2.疟原虫检查　血中查到疟原虫是确诊的可靠依据。常采用厚、薄涂片结合查疟原虫。厚涂片比薄涂片易发现疟原虫,薄涂片易确定疟原虫的种类。在发作起6 h内,血内疟原虫较多,易查出。一次检查结果阴性而临床又不能排除疟疾时,应反复做血涂片,必要时做骨髓穿刺涂片检查。

3.血清学检查　抗疟抗体一般在感染后2~3周出现,4~8周达高峰,以后逐渐下降。现已应用的有间接免疫荧光、间接血凝与酶联免疫吸附试验等,阳性率可达90%。

胶体金免疫层析试条法检出速度较快,检出率高,主要用于疟疾患者的临床实验室诊断及居民带虫调查。

间接荧光抗体检测是疟疾血清流行病学研究的主要技术之一,主要研究人群的疟疾抗体水平及其变化,以及这些变化与疟疾传播、防治措施之间的关系,一般用于流行病学检查。

4. 分子生物学检查　特异性DNA探针技术及PCR技术直接测定疟原虫DNA,灵敏度和特异度均很高,主要用于居民带虫调查、抗药恶性疟疾检测等。

【诊断】

1. 流行病学史　有在疟疾流行区居住或旅行史,近年有疟疾发作史或近期曾接受过输血的发热患者都应被怀疑。有疟疾既往史的患者出现不明原因发热时,也要考虑疟疾再燃或复发的可能。

2. 临床表现　典型的周期性寒战、发热、出汗,伴肝脾大及贫血,是诊断疟疾的有力依据。凶险型多发生在流行期,多急起,高热、寒战,昏迷与抽搐等。

3. 实验室检查　主要是查找疟原虫,通常找到即可确诊。血片找疟原虫应当在寒战发作时采血,此时原虫数多、易找。需要时应多次重复查找,并一定要做厚血片寻找。如临床高度怀疑而血片多次阴性可做骨髓穿刺涂片查找疟原虫。

4. 治疗性诊断　临床表现高度怀疑疟疾,但经多次检查未找到疟原虫。可试用杀灭红内期原虫的药物,如氯喹,总量600 mg顿服,或300 mg/次,间隔6~8 h,治疗48 h体温下降,症状消失,发作停止,可能为疟疾。如未控制,又非来自疟疾耐药区,可基本排除疟疾。

【鉴别诊断】

1. 普通型疟疾　临床表现不甚典型的患者,需与发热为主要症状的其他疾病相鉴别:

(1) 急性上呼吸道感染　发热伴咳嗽、咳痰或无痰、有鼻塞和流涕等上呼吸道感染症状,多次血涂片镜检疟原虫均呈阴性。

(2) 败血症　疟疾急起高热,热型呈稽留热或弛张热,甚至出现谵妄、昏迷等症状,类似败血症。但败血症全身中毒症状重,发热无规律,常可在一日内波动数次;有局灶性炎症或转移性化脓病灶;白细胞总数及中性粒细胞增高;血培养可有病原菌生长,以化脓性细菌多见;血涂片镜检疟原虫始终阴性。

(3) 钩端螺旋体病　有疫水接触史,急起持续高热,眼结膜充血,腓肠肌压痛,腹股沟淋巴结肿大并伴压痛。血清学试验阳性,血、尿、脑脊液中可检出钩端螺旋体。

(4) 伤寒、副伤寒　一般起病不急,持续高热,常无寒战及大汗,有听力减退,相对缓脉,玫瑰疹,白细胞减少,嗜酸性粒细胞消失,肥达反应阳性,血或骨髓培养阳性等特点,不难鉴别。

(5) 急性血吸虫病　来自流行区,近期有疫水接触史,接触部位常有皮疹,嗜酸性粒细胞明显增高,血吸虫皮试阳性,大便孵化阳性,即可确诊为血吸虫病。

(6) 登革热　起病急骤,体温迅速上升,有畏寒,但少有寒战,热型呈双峰型,常伴有剧烈头痛及骨、关节、肌肉疼痛尤以大关节如腰、髋、膝等处显著。由于其发病季节和流行地区与疟疾交叉,应注意与疟疾相鉴别。

2. 脑型疟疾

(1) 流行性乙型脑炎　一般无寒战、多汗,神经系统中毒症状重且有定位体征,脾不肿大,无贫血。白细胞总数多增高,脑脊液呈病毒性脑膜炎改变。

(2)中毒性菌痢 多见于2～7岁儿童,突然高热、昏迷、抽搐、休克,甚至循环、呼吸衰竭。白细胞总数和中性粒细胞增高,消化道症状缺乏,灌肠或肛门拭子检查,可见白细胞、脓细胞及红细胞,细菌培养有痢疾杆菌生长。

【治疗】

早发现、早治疗是控制疟疾、减少死亡的重要措施。应结合当地疟原虫的虫种及其对抗疟药敏感性,根据抗疟药使用原则,选择适当的药物和用药方案,做到合理、规范用药,推迟和减缓疟原虫对抗疟药的耐药性。

1. 间日疟的治疗 首选磷酸氯喹片(简称氯喹)、磷酸伯氨喹片(简称伯氨喹)。治疗无效时,可选用以青蒿素类药物为基础的复方或联合用药的口服剂型进行治疗。氯喹能够嵌入疟原虫的DNA双螺旋结构中,阻止其DNA复制和RNA转录,且能在红细胞中高度聚集,阻断对疟原虫氨基酸的供应,对各种疟原虫的红细胞内期裂殖体均有较强的杀灭作用,能迅速有效的控制疟疾发作。服药后24～48 h退热,48～72 h血中疟原虫转阴。氯喹加伯氨喹:氯喹口服总剂量1 200 mg,第1天600 mg顿服,或分2次服,每次300 mg;第2、3日各服1次,每次300 mg。伯氨喹口服总剂量180 mg,与氯喹同时服用,每日1次,22.5 mg/次,连服8 d。

此疗法也可用于卵形疟和三日疟的治疗。

2. 恶性疟的治疗 以青蒿素类药物为基础的复方或联合用药,包括青蒿琥酯片加阿莫地喹片、双氢青蒿素哌喹片、复方磷酸萘酚喹片、复方青蒿素片等。青蒿素类抗疟药物包括青蒿素及其衍生物蒿甲醚、青蒿琥酯和双氢青蒿素,对各种疟疾均有疗效,具有高效、快速、低毒、安全等特点,为孕妇和恶性疟疾的首选药物。

(1)青蒿琥酯片加阿莫地喹片 口服总剂量各12片(青蒿琥酯每片50 mg,阿莫地喹每片150 mg),每日顿服青蒿琥酯片和阿莫地喹片各4片,连服3 d。

(2)双氢青蒿素哌喹片 口服总剂量8片(每片含双氢青蒿素40 mg,磷酸哌喹320 mg),首剂2片,首剂后6～8 h、24 h、32 h各服2片。

(3)复方磷酸萘酚喹片 口服总剂量8片(每片含萘酚喹50 mg,青蒿素125 mg),一次服用。

(4)复方青蒿素片 口服总剂量4片(每片含青蒿素62.5 mg,哌喹375 mg),首剂2片,24 h后再服2片。

3. 重症疟疾的治疗 青蒿素类药物注射剂,包括蒿甲醚和青蒿琥酯。磷酸咯萘啶注射剂也用于恶性疟疾的治疗。

(1)蒿甲醚注射剂 肌内注射每日1次,每次80 mg,连续7 d,首剂加倍。若病情严重时,首剂给药后4～6 h可再肌内注射80 mg。

(2)青蒿琥酯注射剂 成人用60 mg加入5%碳酸氢钠0.6 mL,摇匀至完全溶解,再加5%葡萄糖注射液5.4 mL,使最终成为10 mg/mL青蒿琥酯溶液,做缓慢静脉注射。或按1.2 mg/kg计算每次用量。首剂注射后4 h、24 h、48 h分别再注射1次。若患者神志恢复正常,可改为口服,每次100 mg,连服2～3 d。

(3)咯萘啶注射剂 肌内注射或静脉滴注,总剂量均为480 mg,160 mg/次,顿服,连续3 d。需加大剂量时,总剂量不得超过640 mg。

4. 孕妇疟疾治疗 孕妇患间日疟可采用氯喹治疗。孕期3个月以内的恶性疟患者可选用磷酸哌喹,孕期3个月以上的恶性疟患者采用以青蒿琥酯为基础的联合用药治疗。孕妇患重症疟疾应选用蒿甲醚或青蒿琥酯注射剂治疗。

5.间日疟休止期根治 目前常用的是磷酸伯氨喹,通常应用杀灭红细胞内裂体增殖疟原虫的药物后才应用。成人每次口服磷酸伯氨喹 13.2 mg/片(7.5 mg 基质),每次服 3 片,连服 8 d。伯氨喹可杀灭红细胞内疟原虫配子体和肝细胞内迟发型子孢子,防治疟疾的传播与复发。虽然恶性疟和三日疟无复发问题,但为了杀灭其配子体,防治传播,亦应服用伯氨喹 2~4 d。由于伯氨喹可使红细胞内 G-6-P 脱氢酶缺陷的患者发生急性血管内溶血,应确定无缺陷后给予应用。

6.预防服药
(1)磷酸哌喹片 每月 1 次,每次服 600 mg,睡前服。
(2)氯喹 每 7~10 天服 1 次,每次服 300 mg。

【预防】

1.管理传染源 早期发现、早诊断疟疾确诊病例、临床诊断病例和疑似病例并登记、上报,并进行规范化治疗。对一年内有间日疟病史者、严重流行地区、暴发流行区重点人群采用伯氨喹 8 d 疗法进行休止期根治。

2.切断传播途径
(1)灭蚊 可采取杀虫剂浸泡蚊帐或室内滞留喷洒措施杀灭媒介按蚊。
(2)环境治理 根据大劣按蚊、微小按蚊、嗜人按蚊、中华按蚊幼虫孳生地环境特征,结合爱国卫生运动和社会主义新农村建设,开展清理洼地积水、疏通沟渠等有针对性的环境治理措施,减少幼虫孳生;在有条件的地区,也可采用生物制剂在孳生地杀灭幼虫。应宣传、引导群众在改、建房屋时增设后窗,以改善室内通风条件,减少炎热季节的室外露宿。

3.保护易感人群
(1)防止蚊虫叮咬 开展经常性的疟疾防治知识宣传教育,在流行地区野外作业或露宿的人员,应使用驱避剂和(或)使用蚊帐,避免蚊虫叮咬。
(2)个人预防服药 无免疫力的人群进入疟疾流行区时,应于传播季节定期服用抗疟药物,特别是出国到高疟区人员,更应注意加强个人预防。

(信阳职业技术学院 郝艳红)

患者男性,25 岁,已婚,因畏寒、发热伴反复腹泻 6 d,以"不明原因发热"入院。6 d 前患者感全身不适、头痛,畏寒、轻微寒战,1 h 后开始发热,体温升高达 40 ℃,伴剧烈头痛,持续 5 h 后大汗,体温恢复正常。次日出现腹泻、腹痛并伴呃逆,在社区卫生服务站以青霉素等治疗 5 d,无明显效果。体检:T 38 ℃,P 76 次/min,R 21 次/min,BP 105/75 mmHg。皮肤、巩膜轻度黄染,肝区叩击痛阳性。2 个月前到越南、缅甸地区经商,有蚊虫叮咬史。

问题与思考: ①可能的诊断是什么?②诊断依据有哪些?如何确诊?

同步练习题(选择题)

1. 下列不是感染人类的疟原虫种类 （ ）
   - A. 间日疟
   - B. 三日疟
   - C. 四日疟
   - D. 卵形疟
   - E. 恶性疟

2. 间日疟与卵形疟复发的根源 （ ）
   - A. 速发型子孢子
   - B. 迟发型子孢子
   - C. 速发型裂殖子
   - D. 迟发型裂殖子
   - E. 动合子

3. 蚊虫叮咬人体时,随蚊唾液进入人体的是 （ ）
   - A. 裂殖体
   - B. 裂殖子
   - C. 配子体
   - D. 动合子
   - E. 子孢子

4. 下列不是疟疾的临床表现的是 （ ）
   - A. 周期性发热、寒战、大汗发作
   - B. 脾大
   - C. 有完全缓解间歇
   - D. 白细胞增多,中性粒细胞升高
   - E. 贫血

5. 孕妇和儿童预防疟疾宜服用 （ ）
   - A. 氯喹
   - B. 盐酸甲氟喹
   - C. 乙胺嘧啶
   - D. 多西环素
   - E. 伯氨喹

6. 引起恶性疟疾发作不规则的主要原因是 （ ）
   - A. 恶性疟原虫侵犯各期红细胞
   - B. 潜伏在肝中的裂殖子侵犯红细胞
   - C. 疟原虫释放毒素
   - D. 恶性疟原虫在红细胞内发育时间不一致
   - E. 黏附在血管内的疟原虫再度侵犯新的红细胞

7. 临床上最简便的用于确诊疟疾的实验室检查方法是 （ ）
   - A. 血或骨髓涂片检查疟原虫
   - B. 间接荧光抗体测定
   - C. 聚合酶链反应测定血中疟原虫DNA
   - D. 间接红细胞凝集试验
   - E. 外周血液检查发现贫血和嗜酸性粒细胞增多

8. 关于抗疟药,下列叙述正确的是 （ ）
   - A. 氯喹对阿米巴痢疾有效
   - B. 氯喹可根治间日疟
   - C. 青蒿素治疗疟疾最大缺点是复发率高
   - D. 伯氨喹可用作疟疾病因性预防
   - E. 乙胺嘧啶能引起急性溶血贫血

9. 8岁,男孩,于8月18日随母亲初次去海南探亲,9月1日突然畏寒、高热、剧烈头痛、呕吐,继而谵妄、昏迷,伴抽搐。查体:神志不清,颈项强直,凯尔尼格征阳性,巴宾斯基征阴性,血压正常,全身无出血点或皮疹,胸片正常,血常规:WBC $9.4×10^9$/L,N 0.76,L 0.24,CSF:压力稍高,细胞数为

$30×10^6$/L,生化检查正常,粪常规正常,初步诊断 ( )
  A. 脑型疟疾   B. 中毒性菌痢
  C. 流行性乙型脑炎   D. 暴发型流脑
  E. 流行性腮腺炎脑膜脑炎

第三节 日本血吸虫病

  日本血吸病(schistosomiasis japonica)是日本血吸虫(schistosoma japonicum)寄生于门静脉系统所引起的疾病。由皮肤接触含尾蚴的疫水而感染,主要病变为虫卵沉积于肠道和肝等组织而引起的虫卵肉芽肿。急性期患者有发热、腹痛、腹泻或脓血便,肝大与压痛等,血中嗜酸性粒细胞显著增多。慢性期以肝脾大或慢性腹泻为主。晚期则以门静脉周围纤维化病变为主,可发展为肝硬化、巨脾、腹水等。有时可发生血吸虫病异位损害。日本血吸病是全球性传染病,为我国法定乙类传染病。

【病原学】

  日本血吸虫雌雄异体,寄生在人或其他哺乳类动物的门脉-肠系膜静脉系统。成虫在血管内交配产卵,虫卵发育成熟后,肠黏膜内含毛蚴虫卵脱落入肠腔,随粪便排出体外,在适宜温度(25~30 ℃)下孵出毛蚴,毛蚴又侵入中间宿主钉螺体内,经过母胞蚴和子胞蚴二代发育繁殖,7~8周后形成尾蚴不断逸出随水流在水面漂浮游动。当人、畜接触含尾蚴的疫水时,尾蚴在极短时间内从皮肤或黏膜侵入,脱去尾部,发育为童虫,童虫穿入小静脉或淋巴管,随血流或淋巴液到达右心、肺,穿过肺泡小血管到左心并运送到全身。大部分童虫再进入小静脉,顺血流入肝内门脉系统分支,童虫在此暂时停留,并继续发育。当性器官初步分化时,遇到异性童虫即开始合抱,并移行到门脉-肠系膜静脉寄居,逐渐发育成熟交配产卵,完成其生活史。

【流行病学】

  1. 传染源 日本血吸虫病是人畜共患病,传染源是患者和保虫宿主。在水网地区,患者是主要传染源。在湖沼地区,患者及感染的牛、猪是主要传染源。在山丘地区,鼠类是主要传染源。保虫宿主种类较多,主要有牛、猪、犬、羊、马、猫及鼠类等。
  2. 传播途径 造成传播必须具备下述三个条件:即带虫卵的粪便入水;钉螺的存在;以及人、畜接触疫水。
  3. 易感人群 人群普遍易感,以男性青壮年农民和渔民感染率最高,男性多于女性,感染后有部分免疫力。
  4. 流行特征 以夏秋季感染最多见。在我国流行的血吸虫病为日本血吸虫病,流行区可分为湖沼、水网和山丘三种类型,疫情以湖沼区最为严重。

【发病机制与病理解剖】

  血吸虫感染过程中各期均可致病,血吸虫致病是由于不同虫期释放的抗原诱发宿主的免疫应答而出现的一系列免疫病理变化。

1. 尾蚴所致的损害　尾蚴钻入人体皮肤后可引起尾蚴性皮炎,表现为尾蚴入侵部位出现的小丘疹。尾蚴性皮炎属Ⅰ型和Ⅳ型变态反应,在尾蚴侵入皮肤后局部有刺痛痒感觉,继之出现小斑点状红斑和红色丘疹,如反复感染丘疹数量多时可连成丘疹块,如搔破皮肤可引起继发性感染。病变多发生在手、足、上下肢等经常接触疫水的部位。

2. 童虫所致的损害　童虫所经过的器官可因机械性损伤而出现血管炎,毛细血管栓塞破裂和点状出血。

3. 成虫所致损害　成虫在血管内寄生,利用口、腹吸盘交替吸附血管壁做短距离运动可引起静脉内膜炎。成虫的代谢产物、分泌物、排泄物等可引起免疫复合物变态反应。

4. 虫卵所致损害　虫卵是血吸虫病的主要致病因子。虫卵主要沉着在宿主肝及结肠肠壁等组织,发育成熟后,卵内毛蚴释放可溶性虫卵抗原渗透到宿主组织中,刺激产生各种淋巴因子,引起淋巴系统、巨噬细胞等趋向集中于虫卵周围,形成虫卵肉芽肿。虫卵肉芽肿的形成有利于避免局部或全身免疫性疾病的发生和加剧,但又可不断破坏肝、肠组织结构,引起慢性血吸虫病。

【临床表现】

从尾蚴侵入至出现临床症状的潜伏期长短不一,80%患者为30~60 d,平均40 d。感染重则潜伏期短,感染轻则潜伏期长。临床表现各异,我国现将血吸虫病分以下四型。

1. 急性血吸虫病

(1) 发热　患者均有发热。热型以间歇型、弛张型为多见,早晚波动可很大。一般发热前少有寒战。高热时偶有烦躁不安等中毒症状,热退后自觉症状良好。

(2) 过敏反应　除皮炎外还可出现荨麻疹,血管神经性水肿,淋巴结肿大,出血性紫癜,支气管哮喘等。

(3) 消化系统症状　发热期间,多伴有食欲减退,腹部不适,轻微腹痛、腹泻、呕吐等。部分患者出现脓血、黏液。

(4) 肝脾大　90%以上患者肝大伴压痛,左叶肝大较显著,半数以上患者有轻度脾大。

(5) 其他　半数以上患者在感染后2周内可出现呼吸系统症状。重症患者可有神志淡漠、心肌受损、重度贫血、消瘦及恶病质等,亦可迅速发展为肝硬化,如不治疗则可发展为慢性或晚期血吸虫病。

2. 慢性血吸虫病　病程经过半年以上,称慢性血吸虫病。分为无症状和有症状两类。无症状者大多无症状,仅粪检时发现虫卵,或体检时发现肝大。有症状者主要表现为慢性腹泻或痢疾、贫血、消瘦、体力下降等,症状呈间歇性出现,随病程延长进入肝硬化阶段。

3. 晚期血吸虫病　指出现肝纤维化门脉高压综合征,严重生长发育障碍或结肠显著肉芽肿性增殖的血吸虫病患者。根据主要临床表现,我国将晚期血吸虫病分为巨脾型、腹水型、结肠增殖型和侏儒型四种。

(1) 巨脾型　最为常见,占晚期血吸虫病绝大多数。脾进行性增大,下缘可达盆腔,表面光滑,质坚硬,可有压痛,经常伴有脾功能亢进征。

(2)腹水型　是严重肝硬化的重要标志,约占25%。腹水可长期停留在中等量以下,但多数为进行性加剧。

(3)结肠肉芽肿型　以结肠病变为突出表现,可出现腹痛、腹泻、便秘,或腹泻与便秘交替出现,有时出现腹胀、肠梗阻。

(4)侏儒型　极少见。为幼年慢性反复感染引起体内各内分泌腺和性腺功能不全所致。

4.异位血吸虫病　肉芽肿位于门脉系统以外的器官或组织,人体常见异位损害在脑和肺。

【并发症】

1.上消化道出血　上消化道出血为晚期患者重要并发症,发生率为10%左右。出血部位多为食管下端和胃底冠状静脉。多由机械损伤、用力过度等而诱发。表现为呕血和黑便,出血量一般较大。

2.肝性脑病　晚期患者并发肝性脑病多为腹水型。多由于大出血、大量放腹水、过度利尿等诱发。

3.感染　由于患者免疫功能减退、低蛋白血症、门静脉高压等,极易并发感染,如病毒性肝炎、伤寒、腹膜炎、沙门菌感染、阑尾炎等。

4.肠道并发症　血吸虫病引起严重结肠病变所致肠腔狭窄,可并发不完全性肠梗阻,以乙状结肠与直肠为多。血吸虫病患者结肠肉芽肿可并发结肠癌。

【实验室及其他检查】

1.血常规　血吸虫病患者在急性期外周血以嗜酸性粒细胞显著增多为其主要特点。晚期患者常因脾功能亢进引起红细胞、白细胞及血小板减少。

2.粪便检查　粪便内检查虫卵和孵出毛蚴是确诊血吸虫病的直接依据。一般急性期阳性率较高,而慢性和晚期患者的阳性率不高。

3.肝功能试验　急性血吸虫病患者血清中球蛋白增高,血清ALT、AST轻度增高。晚期患者出现血清白蛋白减少,球蛋白增高,常出现白蛋白和球蛋白比例倒置现象。慢性血吸虫病尤其是无症状患者肝功能试验大多正常。

4.免疫学检查　常用的方法有:①皮内试验(IDT),此法简便、快速,通常用于现场筛查可疑病例,阳性者需做进一步检查;②环卵沉淀试验(COPT);③间接血凝试验(IHA),该法可作为过筛或综合查病的方法之一;④酶联免疫吸附试验(ELISA),此法有较高的敏感性和特异性,可用作综合查病方法之一;⑤循环抗原酶免疫法(EIA),本方法敏感、特异、简便、快速,对血吸虫病的诊断、疗效考核都有参考价值。

5.直肠黏膜活检　通过直肠或乙状结肠镜直肠黏膜活检是血吸虫病原诊断方法之一。

6.肝影像学检查　通过B型超声波或CT扫描检查,可判断肝纤维化的程度,肝、脾体积大小改变,门脉血管增粗呈网织改变,并可定位行肝穿刺活检。

【诊断】

1. 流行病史 有血吸虫疫水接触史是诊断的必要条件,应仔细追问。
2. 临床特点 具有急性或慢性、晚期血吸虫病的症状和体征,如发热、皮炎、荨麻疹、腹痛、腹泻、肝脾大等。
3. 实验室检查 结合寄生虫学与免疫学检查指标进行诊断。粪便检出活卵或孵出毛蚴即可确诊。

【鉴别诊断】

急性血吸虫病应与伤寒、阿米巴肝脓肿、粟粒性结核等鉴别。外周血中嗜酸性粒细胞显著增多有重要鉴别价值。慢性血吸虫病肝脾大型应与无黄疸型肝炎鉴别,后者食欲减退、乏力,肝区疼痛与肝功能损害均较明显。晚期血吸虫病与门脉性及坏死后肝硬化的鉴别。此外,在流行区的癫痫患者均应除外脑血吸虫病的可能。

【治疗】

1. 支持与对症疗法 对病人给予高蛋白饮食和补充多种维生素。若出现高热可应用降温药物或物理降温,有贫血的可采用输血治疗。腹水型患者应给予低盐、高蛋白饮食,使用氢氯噻嗪、呋塞米等利尿剂间歇治疗。对顽固性腹水可试用腹水浓缩回输法治疗。

2. 病原学治疗

（1）吡喹酮 目前普遍应用吡喹酮作为抗血吸虫药物,吡喹酮对幼虫、童虫及成虫均有杀灭作用。采用剂量为吡喹酮40 mg/kg体重,1次顿服疗法。该药具有高效、低毒、疗程短的优点,是目前较理想的抗血吸虫药物。吡喹酮的副作用轻而短暂,主要有头昏、头痛、乏力、腹痛、恶心或食欲减退、呕吐等,多可自行消失。由于晚期血吸虫病患者出现肝代偿功能障碍,肾功能严重障碍等疾病,导致吡喹酮经肝代谢的"首过效应"减弱,血浓度比正常人要高2~3倍,易引起较大的副作用,如心律失常,故在晚期治疗时应减量应用。对有精神症状的患者应慎用吡喹酮。

（2）呋喃丙胺 对血吸虫成虫及童虫均有杀灭作用,但单独应用临床疗效差。可联合应用敌百虫。呋喃丙胺疗程10 d,每天量成人60 mg/kg,儿童70 mg/kg,成人最大量不超过每日3 g,首用1~2 d给半量以减轻反应,以后为全量连用8 d。在呋喃丙胺疗程的第2~3天开始,每晚用敌百虫肛栓1个(0.2 g)放入直肠离肛门10 cm处,垫高臀部侧卧30 min,共用3次。

（3）青蒿琥酯 对日本血吸虫童虫的能量代谢和肠壁对红细胞的消化有抑制作用,对童虫皮层、肌层和肠腔上皮均有直接损害作用,其杀童虫作用优于吡喹酮和呋喃丙胺。故在感染早期应用效果显著。

【预防】

1. 控制传染源 在流行区每年对患者、病畜进行普查普治。
2. 切断传播途径 消灭钉螺是预防本病的关键,可采取改变钉螺孳生环境的物理灭螺法(如土埋法等),同时可结合化学灭螺法,采用氯硝柳胺等药物杀灭钉螺。粪便须经无害处理后方可使用。保护水源,改善用水。

3. 保护易感人群 严禁在疫水中游泳、戏水。接触疫水时应穿着防护衣裤和使用防尾蚴剂等。

(南阳医学高等专科学校 赵 岩)

问题分析与能力提升

患者女性,34岁,渔民,浙江黄岩人。因"持续高热(40 ℃)、干咳半月余"入院。患者2个月前曾在捕鱼之余下湖游泳,半月来出现发热、咳嗽伴有食欲缺乏、腹痛不适。即往体健,无家族遗传病史。入院查体:T 40 ℃,P 92 次/min,R 13 次/min,BP 120/90 mmHg,神志清楚,急性面容,双颌侧淋巴结肿大,右眼球结膜充血,咽红,两肺呼吸音清晰,腹平软,肝肋下2 cm轻压痛,脾肋下2 cm,质中,腹水征阴性,神经系统检查均正常。实验室检查:血常规提示Hb 105~125 g/L,WBC 1.5~9.7×10^9/L,E 0.20~0.40;血吸虫抗原皮内试验阴性,大便2次集卵均未找到血吸虫卵;骨髓象检查提示粒系增生,有感染现象,嗜酸性粒细胞升高。B超检查:肝脾大。胃镜检查:胃窦部充血水肿,散在数个陈旧性出血点。乙状结肠镜检查:未见血吸虫卵。血吸虫环卵沉淀试验(+)。治疗经过:住院初期仅给护肝、降体温治疗,效果不佳,仍高热不退,后投入吡喹酮90 mg/kg分3 d服,服药后第2天体温明显下降,经住院18 d痊愈出院。

问题与思考:①该患者最可能的诊断是什么?②主要的诊断依据有哪些?③该病例应与哪些疾病加以鉴别诊断?④如何治疗?

同步练习题(选择题)

1. 关于日本血吸虫,下列哪项是正确的 ( )
   A. 日本血吸虫雌雄同体   B. 日本血吸虫的中间宿主是人
   C. 日本血吸虫的终宿主是钉螺   D. 日本血吸虫对人具有感染性的是尾蚴
   E. 通过粪-口途径感染

2. 日本血吸虫主要寄生部位是 ( )
   A. 门静脉系统   B. 肝
   C. 肺   D. 脑部
   E. 结肠

3. 日本血吸虫病的主要病理变化是 ( )
   A. 尾蚴性皮炎   B. 过敏性皮炎
   C. 虫卵肉芽肿   D. 成虫寄生在门静脉引起阻塞

E. 细胞变性坏死
4. 引起日本血吸虫病主要病理变化的是 （　　）
   A. 尾蚴　　　　　　　　　　　　B. 童虫
   C. 成虫　　　　　　　　　　　　D. 虫卵
   E. 毛蚴
5. 血吸虫病异位损害的部位多见于 （　　）
   A. 肝、结肠　　　　　　　　　　B. 肝、肺
   C. 结肠、脑　　　　　　　　　　D. 脑、肺
   E. 肺、结肠
6. 急性血吸虫病血常规检查最突出的特点是 （　　）
   A. 中性粒细胞显著增多　　　　　B. 嗜酸性粒细胞显著增多
   C. 嗜碱性粒细胞显著增多　　　　D. 肥大细胞显著增多
   E. 血小板显著增多
7. 确诊血吸虫病的实验室方法是 （　　）
   A. 血常规检查　　　　　　　　　B. 血清学检查
   C. 肝功能　　　　　　　　　　　D. 肝B超
   E. 粪便镜检或直肠黏膜活检
8. 晚期血吸虫病的临床类型不包括 （　　）
   A. 巨脾型　　　　　　　　　　　B. 腹水型
   C. 侏儒型　　　　　　　　　　　D. 黄疸型
   E. 结肠肉芽肿型

第四节　肠绦虫病与囊虫病

一、肠绦虫病

肠绦虫病(intestinal cestodiasis)是由寄生于人体小肠中的各种绦虫(cestode, tapeworm)所引起的一类肠道寄生虫病。其中以猪带绦虫和牛带绦虫最为常见。人多因进食含活囊尾蚴的猪肉或牛肉而被感染。

【病原学】

绦虫属扁平动物门的绦虫纲,寄生于人体的绦虫属于多节绦虫亚纲中的圆叶目和假叶目,绦虫雌雄同体,人是猪带绦虫、牛带绦虫和短膜壳绦虫的终宿主。在我国最常见的是猪带绦虫和牛带绦虫,其次为膜壳绦虫。

1. 形态学　猪或牛带绦虫成虫为乳白色,扁长如带状,分为头节、颈节、体节三部分。头节为其吸附器,上有4个吸盘,猪带绦虫头节上还有两排小钩,颈节为其生长部分,体节分为未成熟、成熟和妊娠三种节片。猪带绦虫成虫长2~4 m,牛带绦虫为4~8 m。成虫寄生于人体小肠上部,头节多固定于十二指肠或空肠,妊娠节片内充满虫卵,可随粪便一同排出。

2. 生活史　猪带绦虫和牛带绦虫生活史相同。猪带绦虫在人体内可存活25年以

上。牛带绦虫可存活30~60年及以上。绦虫妊娠节片和虫卵随人的粪便排出体外，污染周围环境，中间宿主猪或牛吞食后，虫卵在十二指肠内经消化液作用24~72 h后孵出六钩蚴(oncosphere)，六钩蚴钻破肠壁，随淋巴、血液散布至全身，主要在骨骼肌内经60~72 d发育成囊尾蚴。含囊尾蚴的猪肉俗称（米猪肉）。人进食含活囊尾蚴的猪肉或牛肉后，囊尾蚴在体内经10~12周发育为成虫。

短膜壳绦虫成虫体长数十至数百毫米，寄生于人体小肠内，无须中间宿主，虫卵从粪便中排出具有传染性，可致人与人之间传播，也可引起人体内源性自身感染。虫卵被吞入后经2~4周发育成熟，成虫寿命2~3个月。

【流行病学】

1. 传染源　感染猪带绦虫或牛带绦虫的患者是该病的传染源。从粪便中排出的虫卵分别使猪或牛感染而患囊尾蚴病，鼠是短膜壳绦虫的保虫宿主，也是短膜绦虫病的传染源。

2. 传播途径　人进食生的或未熟的含活囊尾蚴的猪肉或牛肉而感染，或因生尝肉馅、生肉、吃火锅肉片、未熟透烤肉而感染。生、熟食炊具不分也可致熟食被污染活囊尾蚴而使人感染。短膜壳绦虫可因手或饮食污染而传播。

3. 易感人群　普遍易感，猪或牛带绦虫病以青壮年居多，男多于女，短膜壳绦虫病多见于儿童。

4. 流行情况　呈世界性分布，在我国分布较广，猪带绦虫病散发于华北、东北、西北一带，地方性流行仅见于云南；牛带绦虫病于西南各省及西藏、内蒙古、新疆等地均有地方性流行；短膜壳绦虫病主要见于华北和东北地区。肠绦虫病有家庭聚集现象。

【发病机制与病理解剖】

猪带绦虫头节具有小钩，对肠黏膜损伤较重，甚至可穿透肠壁引起腹膜炎。成虫移行可致异位寄生。牛带绦虫仅以吸盘吸附于小肠黏膜上，吸盘可压迫并损伤肠黏膜，局部有轻度亚急性炎症反应。多条绦虫寄生偶可因虫体结团造成部分性肠梗阻。短膜壳绦虫寄生于人体小肠，其头节吸盘、小钩及体表的微毛对肠黏膜均有明显损伤，成虫可致肠黏膜坏死、出血、浅表溃疡，幼虫可致肠微绒毛肿胀，引起小肠吸收与运动功能障碍，本病可致反复自身感染，故感染严重。

【临床表现】

各绦虫病潜伏期不相同。猪或牛带绦虫潜伏期8~12周，短膜壳绦虫病2~4周。绦虫病初期，成虫居于肠中，引起腹部或上腹部隐隐作痛，腹胀不适，甚或恶心、呕吐。常在内裤、被褥或粪便中发现白色节片，或伴肛门瘙痒。故在上述症状的基础上常伴见面色萎黄或苍白，形体消瘦，倦怠乏力，食欲不振等症状。偶见神经过敏、失眠、磨牙、癫痫样发作与晕厥等神经精神系统症状。

【实验室及其他检查】

1. 血常规　白细胞总数大多正常，血嗜酸性粒细胞可轻度增高，多出现在病程早期。

2. 虫卵检查 粪便或肛门拭子监测阳性率较低,不能鉴别虫种。

3. 妊娠节片检查 采用压片法检查绦虫妊娠节片内子宫的分支数目及形状可鉴别虫种,猪带绦虫为 7~13 个,呈树枝状,牛带绦虫为 15~30 个,呈对分支状。

4. 头节检查 驱虫治疗后 24 h 后,留取全部粪便检查头节可帮助考核疗效和鉴别虫种,头节被驱出表明治疗彻底,据头节形状及小钩有无可区分虫种。

5. 免疫学检查 用虫体匀浆或虫体蛋白质做抗原进行皮内试验、环状沉淀试验、补体结合试验或乳胶凝集试验可检测出体内抗体,阳性率为 73.7%~99.2%;用酶联免疫吸附试验可检测宿主粪便中特异性抗原,敏感性达 100%,且具有高度特异性,与蛔虫、钩虫和鞭虫无交叉反应。

6. 分子生物学检查 DNA-DNA 斑点印迹法可用于检测绦虫卵,近年来,PCR 可扩增粪便中虫卵或虫体的种特异性 DNA 序列,用于检测人体内的猪或牛带绦虫成虫。近年来,新发展的环状介导等温 DNA 扩增(LAMP)技术是一种新的核酸扩增方法,它能够高特异性、高效、快速地进行虫卵或虫体核酸的扩增,大大提高了特异性与敏感性。

【诊断】

有生食或半生食猪肉或牛肉史,尤其是来自流行地区者应注意,呕吐或粪便排出白色带状节片者,即可诊断。粪便或肛拭涂片检查发现绦虫卵时即可确诊为绦虫病,检查妊娠节片内子宫分支数目及形状有助于鉴别虫种。

【鉴别诊断】

主要为各型绦虫病间的鉴别,免疫学与分子生物学检查亦可协助诊断。

【治疗】

目前治疗肠绦虫病的药物较多,主要为驱虫治疗,疗效多显著,可痊愈。

1. 吡喹酮(praziquantel) 是广谱驱虫药物,对各种绦虫病疗效均好,为首选药物。猪或牛带绦虫病剂量为 15~20 mg/kg,短膜壳绦虫按 25 mg/kg,清晨空腹顿服,有效率在 95% 以上。其杀虫机制主要是损伤破坏虫体皮层表面细胞,使其体表膜对钙离子通透性增高,引起虫体肌肉麻痹与痉挛,颈部表皮损伤,进而破溃死亡。不良反应轻,如头晕、腹痛、恶心等,停药后自行缓解。

2. 苯咪唑类 能抑制绦虫摄取葡萄糖,使虫体内源性糖原耗竭,导致能量不足,虫体死亡而随肠蠕动从粪便排出。甲苯达唑(mebendazole),又称甲苯咪唑,剂量为每次 300 mg,每天 2 次,疗程 3 d,疗效较好,不良反应少。阿苯达唑(alhendazoie)疗效优于甲苯达唑,剂量为每天 8 mg/kg,疗程 3 d,不良反应轻。但动物实验表明该类药有致畸作用,故孕妇不宜使用。

3. 氯硝柳胺(niclosamide) 即灭绦灵,抑制绦虫线粒体氧化磷酸化,直接口服不易吸收,成人清晨空腹 1 次口服 2 g,儿童 1 g,嚼碎后小量开水送服用。孕早期妇女禁用。

【预防】

1. 控制传染源　在流行区开展普查普治,对绦虫病患者进行早期和彻底驱虫治疗,加强人粪管理,防止猪牛感染。

2. 切断传播途径　严格进行肉类检疫,禁止带囊尾蚴的肉类上市。改变生食肉类的不良习惯,生熟砧板、厨具应分开。在绦虫病地方性流行区,可对猪和牛采用氯硝柳胺进行预防性治疗,化学预防效果显著。

二、囊尾蚴病

囊尾蚴病(cysticercosis),又称囊虫病、猪囊尾蚴病,由猪带绦虫幼虫(囊尾蚴,cysticerci)寄生于人体各组织器官所致的疾病,为较常见的人畜共患病。其危害程度因囊尾蚴寄生的部位和数量而异。

【病原学】

人既是猪带绦虫的唯一终宿主,又是其中间宿主。猪带绦虫成虫可引起肠绦虫病,而猪带绦虫幼虫囊尾蚴可引起囊尾蚴病。猪带绦虫卵经口感染后在胃和小肠经消化液作用后,卵胚膜内的六钩蚴(oncosphere)脱囊孵出,钻入肠壁,随血流到达全身各组织,发育成囊尾蚴,引起囊虫病。猪囊尾蚴,囊泡状,乳白色,半透明,约 10 mm×5 mm,囊壁薄,囊内充满囊液,内有一米粒大小的白点,为翻卷在内的头节。头节上有吸盘、顶突和小钩,偶可见畸形头节,吸盘 2~7 个,可具双顶突,小钩数也有很大变异。囊尾蚴大小、形态可因寄生部位、营养条件和组织反应的差异而不同。寄生于人体的囊尾蚴寿命一般在 3~10 年,长者可达 20 年或更久,虫体死后多发生纤维化和钙化。

【流行病学】

1. 传染源　猪带绦虫病患者是囊尾蚴病的唯一传染源。患者粪便排出的虫卵对其自身和周围人群均具有传染性。

2. 传播途径　吞食猪带绦虫卵经口感染为主要传播途径。感染方式分为三种:

(1)内源性自身感染　猪带绦虫病患者因恶心、呕吐使小肠内绦虫孕节或虫卵反流入胃,虫卵再经胃、十二指肠液消化作用,六钩蚴逸出而致感染。

(2)外源性自身感染　指猪带绦虫病患者手指污染本人粪便的虫卵,再经口感染自己。

(3)外源性异体感染　本人无肠绦虫病,因进食污染虫卵的蔬菜、生水、食物而获得囊虫病。

3. 易感人群　人群普遍易感,但以 21~40 岁青壮年多见,男女感染率之比为(2~5)∶1。

4. 流行情况　在欧洲、亚洲、非洲和南美许多国家均有本病流行。我国凡有猪肉绦虫流行的地区均有囊虫病发生,特别是在有吃生猪肉习惯的地区或民族中流行。

【发病机制与病理解剖】

囊尾蚴在生活过程中不断向宿主排泄代谢产物及释放毒素类物质,使宿主产生不同程度的损害。囊尾蚴在生长发育过程中需要从宿主体内获取一定量的糖、蛋白质、脂肪、维生素及其他一些物质,从而引起宿主营养缺乏,影响机体的正常生长发育。囊尾蚴的形成是囊尾蚴与宿主组织炎症反应相互间不断作用的病理生理演变过程。病变程度因囊尾蚴的数量、寄生部位及局部组织反应不同而异,整个过程为 10~20 年。脑组织是囊尾蚴寄生的常见部位,病变也最为严重。

【临床表现】

猪囊尾蚴对人体危害远大于猪肉绦虫成虫,其危害因寄生的虫数、寄生的部位及寄生时间的不同有很大差异。潜伏期约需 3 个月(自吞噬虫卵至发育成囊尾蚴)。依据囊尾蚴寄生部位的不同,囊尾蚴病可分为以下几种:

1. 脑囊尾蚴病　癫痫发作,颅内压增高,精神症状是脑囊尾蚴病的三大主要症状,神经疾患和脑血流障碍症状如记忆力减退,视力下降及精神症状,其他可有头痛头晕、呕吐、神志不清、失语、肢麻、局部抽搐、听力障碍、精神障碍、痴呆、偏瘫和失明等。

2. 眼囊尾蚴病　症状轻者表现为视力障碍,常可见虫体蠕动,重者可失明。有时出现视神经盘水肿、视神经萎缩等。囊尾蚴死亡时,可造成玻璃体混浊、视网膜脱离、视神经萎缩,并发白内障,继发青光眼等终致眼球萎缩而失明。

3. 皮下组织和肌肉囊尾蚴病　感染轻时可无症状。寄生数量多时,可自觉肌肉酸痛无力,发胀、麻木或呈假性肌肥大症等。

4. 其他型　囊尾蚴可寄生于椎管,压迫脊髓产生截瘫症状,也可寄生于舌、口腔黏膜、声带等,具备两型以上者称为混合型。

【实验室及其他检查】

1. 常规检查

(1) 血常规　多数患者外周血常规正常,少数患者嗜酸性粒细胞轻度升高。

(2) 脑脊液　脑囊尾蚴病颅内压升高型患者脑脊液压力明显升高,细胞数(10~100)×10^6/L,以淋巴细胞增多为主,蛋白含量升高,糖和氯化物多正常。

2. 病原学检查

(1) 粪便检查　在合并猪绦虫病的患者粪便中可找到虫卵或结节。

(2) 皮下结节活组织检查　皮下及肌肉囊尾蚴病患者可做皮下结节活检,找到猪囊尾蚴可直接确诊。

3. 免疫学检查　采用猪囊尾蚴液纯化后作为抗原与患者血清或脑脊液行皮内试验(ID)、间接血凝试验(IHA)、酶联免疫吸附试验(ELISA)、酶免疫测定(EIA)等,其中 ID 敏感性较好,但特异性不高,常用于临床初筛或流行病学调查。

4. 分子生物学检查　采用基因重组技术,构建来源于猪囊尾蚴 mRNA 的 cDNA 文库,以患者和病猪的血清为探针,从 cDNA 文库中筛选出目的克隆 cCL 等,以 cCL 融合蛋白作为抗原,具有高度特异性和敏感性。

5. 影像学检查 包括 X 射线、B 超、CT 和 MRI 检查和脑室造影,尤其后两种对脑囊尾蚴病的诊断有重要价值,B 超可发现皮下组织和肌肉囊尾蚴结节。

6. 病理检查 皮下结节应常规做活组织检查,病理切片中见到囊腔中含囊尾蚴头节可确诊。

【诊断】

有肠绦虫病史,或粪便中发现绦虫卵或节片,临床出现癫痫、颅内高压、精神障碍,或出现有视力障碍、皮下结节症状时要怀疑此病,通过皮下结节活组织病理、免疫学及影像学检查有助于确诊。

【鉴别诊断】

脑囊尾蚴病应与原发性癫痫、结核性脑膜炎、隐球菌性脑膜炎、脑血管疾病、神经性头痛等相鉴别。皮下组织和肌肉囊尾蚴病应与皮脂囊肿、多发性神经纤维瘤、肺吸虫病皮下结节等鉴别。眼囊尾蚴病应与眼内肿瘤、眼内异物、葡萄膜炎等鉴别。

【治疗】

1. 病原治疗

(1) 阿苯达唑(albendazole) 本药对皮下组织和肌肉、脑囊尾蚴病均有良好疗效,目前已成为治疗重型脑囊尾蚴病的首选药物。常用剂量与疗程为每天 15~20 mg/kg,分 2 次口服,治疗 10 d 为一个疗程。不良反应主要有头痛、低热,少数有视力障碍、癫痫等。

(2) 吡喹酮(praziquantel) 本药可穿过囊尾蚴的囊壁,具有强烈杀死囊尾蚴的作用,疗效较阿苯达唑强而迅速,不良反应发生率高且严重。治疗皮下肌肉型患者,成人总剂量为 120 mg/kg,每天量分 3 次口服,连用 3~5 d 为一个疗程。治疗脑型患者,总剂量为 200 mg/kg,每天量分 3 次口服,连用 10 d 为一个疗程。不良反应主要有头痛、恶心、呕吐、皮疹、精神异常等。两药联合应用治疗脑囊尾蚴病可显著提高治愈率。

2. 对症治疗 对颅内压增高者,可先给予 20% 甘露醇注射液 250 mL 静脉滴注,加用地塞米松连续 3 d,再开始病原治疗。对癫痫发作频繁者,可酌量使用地西泮、异戊巴比妥钠及苯妥英钠等药物。发生过敏性休克时可用 0.1% 肾上腺素 1 mg 皮下注射。

3. 手术治疗 脑囊尾蚴病患者,尤其第三、第四脑室内囊尾蚴多为单个者应采用手术摘除。眼囊尾蚴病患者应予手术摘除眼内囊尾蚴,以免虫体被吡喹酮等药物杀死后引起全眼球炎而导致失明。皮下组织和肌肉囊尾蚴病发生部位表浅且数量不多时,也可采用手术摘除。

【预防】

囊尾蚴病的传染源是猪肉绦虫病患者,故预防囊虫病的首要措施是根治猪肉绦虫病患者,以预防他人和自身感染囊虫病,预防措施与猪肉绦虫病相同。

(南阳医学高等专科学校 赵 岩)

问题分析与能力提升

林某,女,26岁,因"在粪便中发现有白色节片1个月"来就诊。1个月来发现粪便中有白色节片排出,并伴有厌食、恶心、肌肉痛和头痛不适,病程中有体重减轻,既往体健,在饮食中喜爱食猪肉和牛肉。体检发现额部和头顶上有小包块,其余正常。血红蛋白、白细胞计数及尿常规化验均为正常。粪便检查发现有虫卵。

问题与思考:①该患者最可能的诊断是什么?②主要的诊断依据有哪些?③确诊需要做哪些检查?④如何治疗?

同步练习题(选择题)

1. 人患绦虫病是因为吞食了绦虫的 ( )
   - A. 虫卵
   - B. 囊尾蚴(幼虫)
   - C. 六钩蚴
   - D. 头节
   - E. 孕节

2. 人患囊虫病主要是因为吞食了 ( )
   - A. 猪带绦虫卵
   - B. 牛带绦虫卵
   - C. 猪带绦虫囊尾蚴
   - D. 牛带绦虫的囊尾蚴
   - E. 猪带绦虫和牛带绦虫的六钩蚴

3. 绦虫病的传染源是 ( )
   - A. 绦虫病人
   - B. 猪
   - C. 牛
   - D. 带虫者
   - E. 犬

4. 囊虫病的传染源是 ( )
   - A. 猪带绦虫病人
   - B. 牛带绦虫病人
   - C. 带虫者
   - D. 猪、牛
   - E. 犬

5. 绦虫病驱虫治疗首选 ( )
   - A. 阿苯达唑
   - B. 甲苯咪唑
   - C. 左旋咪唑
   - D. 吡喹酮
   - E. 噻嘧啶

6. 脑囊虫病最常见的类型是 ( )
   - A. 脑实质型
   - B. 脑室型
   - C. 脊髓型
   - D. 软脑膜型
   - E. 癫痫型

7. 绦虫病的主要表现是 ( )
   - A. 头痛
   - B. 癫痫

C. 视力障碍 D. 皮下结节
E. 胃肠症状及大便中排出白色带状节片
8. 绦虫病的致病阶段是 ( )
   A. 虫卵 B. 幼虫(囊尾蚴)
   C. 童虫 D. 成虫
   E. 节片
9. 绦虫病的确诊依据为 ( )
   A. 消化道症状 B. 大便中排出白色带状节片
   C. 贫血 D. 嗜酸性粒细胞增多
   E. 粪便中找到绦虫卵
10. 囊虫病的确诊依据为 ( )
    A. 粪便中找到绦虫卵 B. 癫痫发作
    C. 颅内压增高 D. 皮下肌肉结节
    E. 皮下组织活检或脑手术病理组织切片中找到囊尾蚴头节

附录一　传染病的隔离与消毒

一、传染病的隔离

隔离(isolation)是指将处在传染期的患者或病原携带者,安置于特定医院、病房或其他不能传染给别人的环境中,与健康人和非传染患者分开,防止病原体向外扩散和传播,以便于管理、消毒和治疗。隔离是预防和控制传染病的重要措施,一般应将传染源隔离至不再排出病原体为止。

(一)隔离原则与方法

1. 单独隔离传染源,避免与周围人尤其易感者不必要的接触,必须与传染源接触时应采取防护措施,如戴口罩、帽子,穿隔离衣、靴子,手清洁与消毒等,还要严格执行陪护和探视制度。
2. 根据传染病传播途径的不同,采取相应的隔离与消毒措施。如呼吸道传染病患者的隔离应注意室内空气及痰液等呼吸道分泌物的消毒,消化道传染病应注意水源、食物、餐具、排泄物等的消毒。
3. 根据隔离期或连续多次病原检测结果,确定隔离者不再排出病原体时才能解除隔离。

(二)隔离的种类

根据传染病传播的强度及传播途径的不同,采取不同的隔离方法。

1. **严密隔离**　适用于甲类或传染性极强的乙类传染病,如霍乱、肺鼠疫、肺炭疽、SARS等。具体隔离要求如下:
(1)患者住单间病室,同类患者可同住一室,关闭门窗,禁止陪伴和探视患者。
(2)进入病室的医务人员戴口罩、帽子,穿隔离衣,换鞋,注意手清洗与消毒,必要时戴手套。
(3)患者分泌物、排泄物、污染物品、敷料等严格消毒。
(4)室内采用单向正压通气,室内的空气及地面定期喷洒消毒液或紫外线照射。

2. **呼吸道隔离**　适用于通过空气飞沫传播的传染病,如流行性感冒、麻疹、白喉、水痘等。具体隔离要求如下:
(1)同类患者可同住一室,床间距至少2 m,关闭门窗。
(2)室内喷洒消毒液或紫外线照射进行定期消毒。
(3)患者口鼻、呼吸道分泌物应先消毒后弃去。
(4)进入病室的医务人员戴口罩、帽子,穿隔离衣。

3. **消化道隔离**　适用于通过粪-口途径传播的传染病,如伤寒、细菌性痢疾、甲型肝炎等。具体隔离要求如下:
(1)同类患者可同住一室;不同病种患者同住一室时,必须实施床边隔离。
(2)接触患者时穿隔离衣、换鞋,手清洗与消毒。
(3)患者呕吐物、粪便随时消毒,然后弃去;患者用品、餐具、便器等单独使用并定期消毒,地面喷洒消毒液。
(4)室内防杀苍蝇和蟑螂。

4. **接触隔离**　适用于经皮肤伤口传播的疾病,如狂犬病、破伤风等。具体隔离要求如下:
(1)同类患者可同居一室。
(2)医务人员接触患者穿隔离衣、戴口罩、戴手套。
(3)患者用过的物品和敷料等严格消毒。

5. **昆虫隔离**　用于通过蚊、蚤、虱、蜱、恙螨等昆虫叮咬传播的疾病,如乙脑、疟疾、斑疹伤寒等。

具体的隔离要求主要是病室内有完善防蚊设施,以预防叮咬及杀灭上述医学昆虫。

常见法定传染病的潜伏期、隔离期、检疫期见附表 1-1。

附表 1-1　常见法定传染病的潜伏期、隔离期、检疫期

病名		潜伏期		隔离期	接触者检疫期及处理
		一般	最短-最长		
病毒性肝炎	甲型	30 d	15~45 d	发病日起 21 d	检疫 45 d,每周查 ALT,观察期间可注射丙种球蛋白
	乙型	60~90 d	28~180 d	急性期隔离至 HBsAg 阴转,恢复期不转阴者按病原携带者处理	检疫 45 d,观察期间可注射乙肝疫苗及 HBIG;疑诊乙肝的托幼和饮食行业暂停原工作
	丙型	60 d	15~180 d	至 ALT 恢复正常或血清 HCV RNA 阴转	检疫期同乙型肝炎
	丁型			至血清 HDV RNA 及 HDV Ag 阴转	检疫期同乙型肝炎
	戊型	40 d	10~75 d	发病日起 3 周	检疫期 60 d
脊髓灰质炎		5~14 d	3~35 d	自发病日起消化道隔离 40 d,第 1 周同时呼吸道隔离	医学观察 20 d,观察期间可用减毒活疫苗快速预防免疫
流行性感冒		1~3 d	数小时~4 d	退热后 48 h 解除隔离	医学观察 3 d,出现发热等症状应早期隔离
人感染高致病性禽流感		2~4 d	1~7 d	体温正常,临床症状消失,胸部 X 射线影像检查显示病灶明显吸收 7 d 以上	密切接触者医学观察的期限为最后一次暴露后 7 d
麻疹		8~12 d	6~21 d	至出诊后 5 d,合并肺炎至出诊后 10 d	易感者医学观察 21 d;接触者可肌内注射丙种球蛋白
风疹		18 d	14~21 d	至出诊后 5 d 解除隔离	一般不检疫,对孕妇尤其是孕 3 个月内者,可肌内注射丙种球蛋白
流行性腮腺炎		14~21 d	8~30 d	至腮腺完全消肿,约 21 d	一般不检疫,幼儿园及部队密切接触者医学观察 30 d
流行性乙型脑炎		7~14 d	4~21 d	防蚊设备室内隔离至体温正常	无须检疫
艾滋病		15~60 d	9 d~10 年及以上	HIV 感染/AIDS 隔离至 HIV 或 P24 核心蛋白血液中消失	医学观察 2 周,HIV 感染/AIDS 者不能献血
狂犬病		4~12 周	4 d~10 年	病程中应隔离治疗	被可疑狂犬病或狼咬伤者医学观察,并注射疫苗及免疫血清
传染性非典型性肺炎		4~7 d	2~21 d	隔离期 3~4 周	接触者隔离 3 周,流行期间来自疫区人员医学观察 2 周

续附表 1-1

病名	潜伏期 一般	潜伏期 最短-最长	隔离期	接触者检疫期及处理
肾综合征出血热	14~21 d	4~60 d	隔离至热退	不需检疫
流行性斑疹伤寒	10~14 d	5~23 d	彻底灭虱隔离至退热后 12 d	彻底灭虱后医学观察 14 d
地方性斑疹伤寒	7~14 d	4~18 d	隔离至症状消失	不需要检疫,进入疫区被蜱咬伤者可服多西环素预防
恙虫病	10~14 d	4~20 d	不需隔离	不需检疫
伤寒	8~14 d	3~60 d	症状消失后 5 d 起粪便培养 2 次阴性或症状消失后 15 d	医学观察 23 d
副伤寒甲、乙	6~10 d	2~15 d		医学观察 15 d
副伤寒丙	1~3 d	2~15 d		医学观察 15 d
细菌性痢疾	1~3 d	数小时~7 d	至症状消失后 7 d 或粪便培养 2~3 次阴性	医学观察 7 d,饮食行业人员粪便培养一次阴性解除隔离
沙门菌中毒	4~24 h	数小时~3 d	症状消失后连续 2~3 次粪便培养阴性可解除隔离	同食者医学观察 1~2 d
霍乱	8~14 d	4 h~6 d	症状消失后,隔日粪便培养 1 次,3 次阴性或症状消失后 14 d	留观 5 d,粪便培养连续 3 次阴性后解除检疫,阳性者按患者隔离
流行性脑脊髓膜炎	2~3 d	1~10 d	至症状消失后 3 d,但不少于发病后 7 d	医学观察 7 d,可做咽培养,密切接触的儿童服磺胺或利福平预防
百日咳	7~10 d	2~23 d	至痉咳后 30 d 或发病后 40 d	医学观察 21 d,儿童可用红霉素预防
白喉	2~4 d	1~7 d	症状消失后连续 2 次咽培养(间隔 2 d,第 1 次于第 14 病日)阴性或症状消失后 14 d	医学观察 7 d
猩红热	2~5 d	1~12 d	至症状消失后,咽培养连续 3 次阴性或发病后 7 d	医学观察 7~12 d,可做咽培养
腺鼠疫	2~4 d	1~12 d	隔离至肿大的淋巴结消退,鼠疫败血症症状消失后培养 3 次(每隔 3 d)阴性	接触者检疫可服四环素或 SD 预防,发病地区进行疫区检疫
肺鼠疫	1~3 d	3 h~3 d	就地隔离至症状消失后痰培养连续 6 次阴性	同腺鼠疫
炭疽	1~5 d	12 h~12 d	皮肤炭疽隔离至创口愈合,痂皮脱落,其他症状消失后 2 次(间隔 3~5 d)培养阴性	医学观察 12 d,肺炭疽密切接触者可用青霉素、四环素、氧氟沙星等预防

续附表1-1

病名	潜伏期 一般	潜伏期 最短-最长	隔离期	接触者检疫期及处理
布鲁杆菌病	14 d	7~360 d	可以不隔离	不需检疫
钩端螺旋体	10 d	2~28 d	可以不隔离	疫水接触者检疫2周
梅毒	14~28 d	10~90 d	不隔离	对性伴侣检查
阿米巴痢疾	7~14 d	2 d~1年	症状消失后连续3次粪查溶组织阿米巴滋养体及包囊阴性	饮食工作者发现溶组织阿米巴滋养体或包囊者应调离工作
间日疟	10~15 d	11~25 d 长6~9个月	病室防蚊、灭蚊	不需检疫
恶性疟	7~12 d		病室防蚊、灭蚊	不需检疫
三日疟	20~30 d	8~45 d	病室防蚊、灭蚊	不需检疫
黑热病	3~5个月	10 d~2年	不需隔离,病室防蛉、灭蛉	不需检疫
班氏丝虫病	约1年		不需隔离,但病室防蚊、灭蚊	不需检疫
马来丝虫病	约12周			

二、传染病的消毒

消毒(disinfection)是指通过物理、化学或生物学方法,消除或杀灭环境中的病原微生物。其目的是通过清除病原体来切断传播途径,达到控制传染病传播的目的。

(一)消毒的种类

1. 疫源地消毒 是指对目前有传染源存在或曾经存在传染源的地区进行消毒。疫源地消毒又分为:①随时消毒,指对传染源的分泌物、排泄物及其污染物品和场所进行随时消毒。②终末消毒,即患者痊愈或死亡后对其居住地进行的一次彻底消毒。如病室和用物等。

2. 预防性消毒 是指在未发现传染源的情况下,对可能受病原体污染的场所、物品和人体所进行的消毒。如餐具消毒、饮用水消毒、空气消毒、手术室及医护人员手的消毒等。

(二)消毒的方法

1. 物理消毒法

(1)热力消毒法 通过高温使微生物的蛋白质及酶发生变性或凝固,新陈代谢发生障碍而死亡。常用的具体方法包括以下几种:

1)煮沸消毒 主要适用于食物、器皿、衣物及金属器械等。在水中煮沸100 ℃ 10 min左右即可杀死细菌繁殖体,对于细菌的芽孢则需延长至数十分钟甚至数小时。对被乙肝病毒污染的物品,煮沸的时间应该延长至15~20 min。

2)高压蒸汽灭菌 适用于一切耐热、耐潮物品的消毒。通常压力为98 kPa,温度为121~126 ℃,时间15~20 min。本方法既可杀灭细菌的繁殖体,也可杀灭细菌的芽孢。

3)预真空型压力蒸汽灭菌 即先机械抽为真空使灭菌器内形成负压,再导入蒸汽,蒸汽压力达205.8 kPa(2.1 kg/cm^2),温度达132 ℃,2 min内能杀灭芽孢。

4)火烧消毒 对被细菌芽孢污染的器具,先用95%乙醇火烧,然后再行高压蒸汽灭菌消毒,以防止细菌芽孢污染的扩散。

5）巴氏消毒法　是利用热力灭菌与蒸汽消毒,温度为 65～75℃,10～15 min,能杀灭细菌繁殖体,但不能杀死芽孢。

（2）辐射消毒法

1）非电离辐射　包括紫外线、红外线和微波。紫外线常用于室内空气、水和一般物品表面消毒。紫外线杀菌作用强,杀菌谱广,可杀灭细菌繁殖体、真菌、分枝杆菌、病毒、立克次体和支原体等。但穿透力差,对真菌孢子、细菌芽孢效果差,对 HBV 无效。照射不到的部位无杀菌作用。红外线和微波主要靠产热杀菌。

2）电离辐射　有 γ 射线和高能电子束（β 射线）两种。可在常温下对不耐热物品灭菌,又称"冷灭菌",多用于精密医疗器械、生物医学制品（人工器官、移植器官）和一次性医用品等灭菌。该方法杀菌谱广,剂量易控制,但设备昂贵,对人及物品有一定损害。

2. 化学消毒法　是指用化学消毒药物使病原体蛋白质变性而致其死亡的方法。根据消毒效能可将其分为三类：

（1）高效消毒剂　能杀灭包括细菌芽孢、真菌孢子在内的各种微生物。如 2% 碘酊、戊二醛、环氧乙烷、过氧化氢、过氧乙酸、甲醛等消毒剂。

（2）中效消毒剂　能杀灭除芽孢以外的各种微生物,如乙醇、氧化剂、部分含氯制剂等消毒剂。含氯制剂和碘伏则居于高效与中效消毒效能之间。

（3）低效消毒制　只能杀灭细菌繁殖体和亲脂类病毒,对真菌有一定作用,如氯己定（洗必泰）及某些季铵盐类消毒剂,对皮肤黏膜无刺激性,对金属和织物无腐蚀性。

常用的化学消毒剂有以下几类：

（1）氧化消毒剂　如过氧乙酸、过氧化氢、高锰酸钾、臭氧等。主要靠其强大的氧化能力灭菌。其杀菌谱广、速效,但有较强腐蚀性与刺激性。

（2）含氯消毒剂　常用的有 84 消毒液、次氯酸钠、含氯石灰、氯胺等。这类消毒剂在水中产生次氯酸,有杀菌谱广、杀菌作用强、作用快、毒性低及价廉等特点,适用于餐具、茶具、水、环境、疫源地等消毒。对金属制品有腐蚀作用。

（3）碘类消毒剂　常用 2% 碘酊及 0.5% 碘伏,具有广谱和快速杀菌的作用。碘伏是碘与表面活性剂、灭菌增效剂经独特工艺络合而成的一种高效、广谱、无毒、稳定性好的新型消毒剂。对有害细菌及繁殖体等具有较强的杀灭作用,并对创伤具有消炎止血、加快黏膜再生的功能,对皮肤、黏膜无刺激性,易脱碘。

（4）醇类消毒剂　主要有 75% 乙醇及异丙醇,乙醇可迅速杀灭细菌繁殖体,但对细菌芽孢及 HBV 作用较差。异丙醇作用大于乙醇,但毒性较大。

（5）醛类消毒剂　常用的有戊二醛等,具有广谱、高效、快速杀菌作用。戊二醛对橡胶、塑料、金属器械等物品无腐蚀性,适用于精密仪器内镜消毒。

（6）杂环类气体消毒剂　主要有环氧乙烷、环氧丙烷等,为广谱、高效清毒剂,杀灭芽孢能力强,常用于电子设备、医疗器械、精密仪器及皮毛类等物品消毒。

（7）其他消毒剂　如酚类、季铵盐类、氯己定。这些消毒剂均不能杀灭细菌芽孢,属低效消毒制。

常用物品消毒方法见附表 1-2：

附表1-2 常用物品消毒方法一览表

消毒对象	消毒剂	浓度	用法及用量	消毒时间	备注
餐具	过氧乙酸	0.5%	浸泡完全淹没	30~60 min	1. 餐具均要洗净后消毒,消毒后清水洗净后使用 2. 煮沸时可放2%苏打或肥皂液,增强消毒效果 3. 煮沸从水沸腾时计算
	含氯石灰	0.3%	消毒物品	30~60 min	
	苯扎溴铵	0.5%	同上	30~60 min	
	煮沸		同上	10 min	
	高压消毒		压力15磅(121℃)		
生吃瓜菜	高锰酸钾	1:5 000	浸泡		
病室地面墙壁,用具	甲醛	1%~3%	熏蒸	12~24 h	1. 甲醛消毒病室用80 mL/m³ 2. 病室家具洗擦法消毒(金属或油漆家具不用含氯石灰)
	过氧乙酸	0.2%~0.3%	熏蒸(1 g/m³)	90 min	
	含氯石灰上清液	10% 0.5%	擦洗或喷雾 擦洗或喷雾	30~60 min 60 min	
	苯扎溴铵	2%	擦洗或喷雾	30~60 min	
	甲酚皂 乳酸	12 mL/100 m³	加等量水熏蒸	30~60 min	
衣服、被单	过氧乙酸	1%~3%	熏蒸(1 g/m³)	1 h	
	甲酚皂	1%~3%	浸泡	30~60 min	
运输家具	过氧乙酸	0.2%~0.3%	擦拭	30~60 min	炭疽、结核者1%过氧乙酸喷雾或擦拭。病毒性肝炎用0.5%过氧乙酸。时间均同左
	含氯石灰	1%~2%			
	苯扎溴铵	0.5%			
	甲酚皂	1%~3%			
用具	甲醛	1%~3%	熏蒸(125 mL/m³)	蒸笼代替	
	煮沸法	煮沸	压力	3 h	
	高压蒸汽法	温度,100℃	1~1.2 kg/cm² 湿度80%~100%	30 min	
书籍、文件、票证、钱币	环氧乙烷	1.5 g/L	熏蒸	3 h(20℃)	消毒物应分散堆放,不能扎紧,无保存价值的焚烧
	甲醛	125 mg/m³	熏蒸(80℃)湿度90%	2 h(80℃)	
医疗器械	过氧乙酸	0.5%	浸泡	10~20 min	金属类不用过氧乙酸。器械应擦去黏液及血渍,清洁后消毒。氯己定对炭疽、结核菌、真菌消毒应2~10 h
	戊二醛	2%			
	氯己定	0.1%~0.2%			

续附表 1-2

消毒对象	消毒剂	浓度	用法及用量	消毒时间	备注
皮肤(手或其他污染部位)	苯扎溴铵 甲酚皂 肥皂水	0.1% 2%	浸泡 浸泡 流水刷洗	1~20 min 1~20 min	消毒后最好用流水冲洗干净,洗手后每人用小毛巾擦手
体温表	过氧乙酸 酒精	0.5% 75%	浸泡 浸泡	15 min	炭疽患者用过的体温表先用2%碘酒消毒1~5 min后75%乙醇浸泡
垃圾	含氯石灰 甲酚皂 焚烧法	1%~3% 3%~5%	喷雾 喷雾 焚烧		
浴水、污水	含氯石灰	20%	污水10 mL加20%含氯石灰澄清液15~20 mL搅匀	2 h	容器加盖
痰盂	过氧乙酸	0.2%	浸泡2 h	30~60 min	
痰杯	甲酚皂	1%~2%	浸泡2 h	30~60 min	
痰、脓、便器	过氧乙酸 石灰 焚烧法 含氯石灰	0.5% 20%乳剂 1%~2%	加等量充分搅拌 淹没痰、脓 澄清液浸泡	2 h 2 h 30~60 min	
患者排泄物(尿、粪)	含氯石灰	10%~20%乳液	100 g稀粪便加含氯石灰20 g,搅拌	2 h	肝炎及真菌感染者粪便浓,消毒时间6 h
化粪池	含氯石灰	3%澄清液	浸泡	2 h	化粪池沉底粪便出粪时用20%含氯石灰充分搅拌2 h后排放

(河南护理职业学院　牛继平)

附录二 预防接种

常见的预防接种见附表 2-1 和附表 2-2：

附表 2-1

制品名称	性质	接种对象	接种剂量和方法	免疫期及复种	保存和有效期
乙型肝炎疫苗	自/抗原	新生儿、婴幼儿、15岁以下未免疫群体和高危人群	乙型肝炎疫苗全程需接种3针，按照0、1、6个月程序。新生儿接种乙型肝炎疫苗要求在出生后24 h内接种。接种部位：新生儿为臀前部外侧肌肉内，儿童和成人为上臂三角肌中部肌内注射； (1) 对 HBsAg 阳性母亲的新生儿：应在出生后24 h内尽早（最好在出生后12 h内）注射乙型肝炎免疫球蛋白（HBIG），剂量应≥100 IU，同时在不同部位接种10 μg 重组酵母或20 μg 中国仓鼠卵母细胞（CHO）乙型肝炎疫苗，在1个月和6个月时分别接种第2和第3针乙型肝炎疫苗；也可在出生后12 h内先注射1针 HBIG，1个月后再注射第2针 HBIG，并同时在不同部位接种1针10 μg 重组酵母或20 μg CHO 乙型肝炎疫苗，间隔1和6个月分别接种第2和第3针乙型肝炎疫苗； (2) 对 HBsAg 阴性母亲的新生儿：可用5 μg 或10 μg 酵母或10 μg CHO 乙型肝炎疫苗免疫； (3) 对新生儿时期未接种乙型肝炎疫苗的儿童：应进行补种剂量为5 μg 或10 μg 重组酵母或10 μg CHO 乙型肝炎疫苗； (4) 对成人：建议接种20 μg 酵母或20 μg CHO 乙型肝炎疫苗； (5) 对免疫功能低下或无应答者：应增加疫苗的接种剂量（如60 μg）和针次	对3针免疫程序无应答者可再接种3针，并于第2次接种3针乙肝疫苗后12个月检测血清中抗 HBs，如仍无应答可接种1针60 μg 重组酵母乙型肝炎疫苗； 接种乙型肝炎疫苗后有抗体应答者的保护效果一般至少可持续12年；对高危人群应进行抗 HBs 监测，如抗 HBs<10 IU/mL，可给予加强免疫	2～8 ℃，暗处，严防冻结，有效期2年
甲型肝炎减毒活疫苗	活/自病毒	1岁以上儿童及成人	三角肌处皮下注射1.0 mL	免疫期4年以上	2～8 ℃，暗处保存，有效期3个月；-20 ℃以下有效期1年

续附表2-1

制品名称	性质	接种对象	接种剂量和方法	免疫期及复种	保存和有效期
脊髓灰质炎糖丸疫苗	活/自/病毒	2月龄婴儿4岁	出生后冬、春季服三价混合疫苗（白色糖丸），每隔1个月服1剂,共3剂。每年服1全程,连续2年,7岁时再服1全程	免疫期3~5年,4岁时加强1次	-20 ℃保存2年,2~10 ℃保存5个月,20~22 ℃保存12 d,30~32 ℃保存2 d
甲型流感疫苗	活/自/病毒	健康成人	疫苗1 mL加生理盐水4 mL,混匀喷入鼻内,每侧鼻孔0.2 mL,稀释后4 h内用完	免疫期6~10个月	2~10 ℃暗处保存,液体疫苗有效期3个月,冻干疫苗1年
麻疹疫苗	活/自/病毒	8月龄以上的易感儿童	三角肌处皮下注射0.2 mL	免疫期4~6年,7岁时复种1次	2~10 ℃暗处保存,液体疫苗2个月,冻干疫苗1年,开封后1 h内用完
麻疹、腮腺炎、风疹减毒疫苗	活/自/病毒	8月龄以上的易感儿童	三角肌处皮下注射0.5 mL	免疫期11年,11~12岁时复种一次	2~8 ℃,避光保存
腮腺炎疫苗	活/自/病毒	8月龄以上易感者	三角肌皮下注射0.5 mL	免疫期10年	2~8 ℃或0 ℃以下保存,有效期1.5年
流行性乙型脑炎疫苗	死/自/病毒	6月龄至10岁	皮下注射2次,间隔7~10 d,6~12月龄,每次0.25 mL;1~6岁0.5 mL;7~15岁1.0 mL;16岁以上2.0 mL	免疫期1年,以后每年增强1次,剂量同左	2~10 ℃暗处保存,冻干疫苗有效期1年,液体疫苗3个月
人用狂犬病疫苗（地鼠肾组织培养疫苗）	死/自/病毒	被狂犬或可疑动物咬伤或抓伤;被患者唾液污染伤口者	接触后预防,先处理伤口,继之0、3、7、14及30 d各肌内注射2 mL;2~5岁1 mL,2岁以下0.5 mL,伤重者注射疫苗前先注射抗狂犬病血清	免疫期3个月;全程免疫后,3~6个月再被咬伤,需加强注射2针,间隔1周;6个月以后再被咬伤,全程注射	2~10 ℃暗处保存,液体疫苗有效期6个月,冻干疫苗1年
流行性斑疹伤寒疫苗	死/自/立克次体	流行区人群	皮下注射3次,相隔5~10 d,1~6岁分别注射0.3~0.4 mL、0.6~0.8 mL、0.6~0.8 mL,15岁以上分别注射0.5 mL、1.0 mL、1.0 mL	免疫期1年,每年加强1次,剂量同第3针	2~10 ℃暗处保存,有效期1年,不得冻结

续附表 2-1

制品名称	性质	接种对象	接种剂量和方法	免疫期及复种	保存和有效期
伤寒、副伤寒甲乙三联菌苗	死/自/细菌	重点为军队、水路口岸及沿线人员，环卫及饮食行业人员	皮下注射3次，间隔7~10 d，1~6岁分别注射0.2 mL、0.3 mL、0.3 mL；7~14岁 0.3 mL、0.5 mL、0.5 mL；15岁以上 0.5 mL、1.0 mL、1.0 mL	免疫期1年，每年加强注射1次，剂量与第3针同	2~10 ℃暗处保存，有效期1年
霍乱、伤寒、副伤寒甲乙四联菌苗	死/自/细菌	重点为军队、水路口岸及沿线人员，环卫及饮食行业人员	皮下注射3次，间隔7~10 d，1~6岁分别注射0.2 mL、0.3 mL、0.3 mL；7~14岁 0.3 mL、0.5 mL、0.5 mL；15岁以上 0.5 mL、1.0 mL、1.0 mL	免疫期1年，每年加强注射1次，剂量与第3针同	2~10 ℃暗处保存，有效期1年
霍乱菌苗	死/自/细菌	重点为水路、口岸、环境卫生饮食服务行业及医务人员	皮下注射2次，间隔7~10 d，6岁以下分别注射0.2 mL、0.4 mL；7~14岁 0.3 mL、0.6 mL；15岁以上 0.5 mL、1.0 mL，应在流行前4周完成	免疫期3~6个月，每年加强注射1次，剂量同第2针	2~10 ℃暗处保存，有效期1年
冻干A群流脑多糖菌苗	死/自/细菌	15岁以下儿童及少年，流行区成人	三角肌皮下注射1次，25~50 μg	免疫期0.5~1年	2~10 ℃暗处保存，有效期1年
百、白、破、混合制剂（百日咳菌苗及白喉、破伤风类毒素）	死/自/细菌和毒素	3月龄至7岁	全程免疫，第1年间隔4~8周肌内注射2次，第2年1次。剂量均为0.5 mL	7岁时用白破或百白二联制剂加强免疫，全程免疫后不再用百白破混合制剂	2~10 ℃保存，有效期1.5年
吸附精制白喉类毒素	自/类毒素	6月龄至12岁儿童	皮下注射2次，每次0.5 mL，相隔4~8周	免疫期3~5年，第2年加强1次0.5 mL，以后每3~5年复种1次 0.5 mL	25 ℃以下暗处保存，有效期3年，不可冻结
吸附精制破伤风类毒素	自/类毒素	发生创伤机会较多的人群	全程免疫：第1年相距4~8周肌内注射2次，第2年1次，剂量均为0.5 mL	免疫期5~10年，每10年加强注射1次0.5 mL	25 ℃以下暗处保存，有效期3年，不可冻结
卡介苗	活/自/细菌	新生儿及结核菌素试验阴性儿童	于出生后24~48 h皮内注射0.1 mL	免疫期5~10年，城市7岁，农村7岁、12岁加强注射	2~10 ℃液体菌苗有效期6个月，冻干菌苗1年

续附表 2-1

制品名称	性质	接种对象	接种剂量和方法	免疫期及复种	保存和有效期
鼠疫菌苗	活/自/细菌	用于流行区人群,非流行区人员接种10 d才可进入疫区	皮肤划痕法:每人0.05 mL。2~6岁划1个"#"字,7~12岁划2个"#"字,14岁以上划3个"#"字,长1~1.5 cm,相距2~3 cm	免疫期1年,每年复种	2~10 ℃暗处保存,有效期1年
炭疽菌苗	活/自/细菌	流行区人群,牧民,屠宰、皮毛、制革人员及兽医	皮上划痕法,滴2滴菌苗于上臂外侧,相距3~4 cm,每滴划"#"字长1~1.5 cm,严禁注射	免疫期1年,每年复种	2~10 ℃暗处保存,有效期1年;25 ℃以下有效期1年
布氏菌苗	活/自/细菌	疫区牧民、屠宰、皮毛加工人员、兽医、防疫及实验室人员	皮上划痕法,每人0.05 mL,儿童划一个"#"字。成人划两个"#"字,长1~1.5 cm,相距2~3 cm,划破表皮即可,严禁注射	免疫期1年,每年复种	2~10 ℃暗处保存,有效期1年
钩端螺旋体菌苗	死/自/螺旋体	流行区7岁以上人群及进入该区者	皮下注射2次,相隔7~10 d,分别注射1.0 mL及2.0 mL,7~13岁减半	接种后1个月产生免疫力,维持期1年	2~8 ℃暗处保存,有效期1年半
精制白喉抗毒素	被/抗毒素	白喉患者,未预防接种的密切接触者	治疗:根据病情,肌内或静脉注射3万~10万 U;预防:接触者皮下或肌内注射1 000~2 000 U	免疫期3周	2~10 ℃保存,液状品保存2年,冻干品3~5年
精制破伤风抗毒素	被/抗毒素	破伤风患者及创伤后有发生本病可能者	治疗:肌内或静脉注射5万~20万 U。儿童剂量相同。新生儿24 h内用半量预防:皮下或肌内注射1 500~3 000 U,伤势严重者加倍	免疫期3周	2~10 ℃保存,液状品有效期3~4年,冻干品5年
多价精制气性坏疽抗毒素	被/抗毒素	受伤后有发生本病可能者及气性坏疽患者	治疗:首次静脉注射3万~5万 U,可同时适量注射于伤口周围组织预防:皮下或肌内注射1万 U	免疫期3周	2~10 ℃保存,液状品有效期3~4年,冻干品5年
精制肉毒抗毒素	被/抗毒素	肉毒素中毒患者及可疑中毒者	治疗:首次肌内注射或静脉滴注1万~2万 U,以后视情况而定预防:皮下或肌内注射1 000~2 000 U	免疫期3周	2~10 ℃保存,液状品有效期3~4年,冻干品5年

续附表 2-1

制品名称	性质	接种对象	接种剂量和方法	免疫期及复种	保存和有效期
精制抗狂犬病血清	被/免疫血清	被可疑动物严重咬伤者	成人 0.5~1 mL/kg,总量1/2伤口周围注射,1/2 肌内注射,咬伤当天或 3 d 内与狂犬病疫苗合用;儿童量为 1.5 mL/kg	免疫期3周	2~10 ℃保存,液状品有效期 3~4 年,冻干品5年
乙型肝炎免疫球蛋白	被/免疫球蛋白	HbsAg(尤其 HBeAg)阳性母亲的新生婴儿及意外受 HBeAg 阳性血清污染者	新生儿出生24 h 内肌内注射≥100 U;3 月龄及 6 月龄各注射1次;或与乙肝疫苗合用如前述;意外污染者肌内注射 200~400 U	免疫期2个月	2~10 ℃保存,有效期2年
人丙种球蛋白	被/球蛋白	丙球缺乏症,甲型肝炎,麻疹密切接触者	治疗:每次肌内注射 0.15 mL/kg 预防甲肝:儿童每次肌内注射 0.05~0.1 mL/kg,成人3 mL 预防麻疹:肌内注射 0.05~1.5 mL/kg。儿童最多6 mL	免疫期3周	2~10 ℃保存,有效期2年

注:活,活疫(菌)苗;死,死疫(菌)苗;自,自动免疫;被,被动免疫

附表 2-2　儿童计划免疫方案

初种		复种	
初种月龄	疫苗种类	复种年龄	疫苗种类
出生 24 h 内	乙型肝炎疫苗第1针	1周岁	流行性脑脊髓膜炎疫苗
出生 24~48 h 内	卡介苗		
1 个月	乙型肝炎疫苗第2针	2周岁	百白破菌苗
3 个月	脊髓灰质炎三型混合疫苗	4周岁	脊髓灰质炎三型混合疫苗
	百白破菌苗第1针		
4 个月	脊髓灰质炎三型混合疫苗	小学一年级	百白破菌苗
	百白破菌苗第2针		麻疹菌苗、卡介苗
5 个月	脊髓灰质炎三型混合疫苗	乡村中学一年级	卡介苗
	百白破菌苗第3针		

续附表 2-2

初种		复种	
初种月龄	疫苗种类	复种年龄	疫苗种类
6个月	流行性乙型脑炎疫苗*	2、4周岁	流行性乙型脑炎疫苗
	乙型肝炎疫苗第3针	小学一年级、三年级	
8个月	麻疹疫苗	2、4周岁	流行性脑脊髓膜炎疫苗

注：*目前未列入计划免疫内容，城市儿童普遍接种

(河南护理职业学院　牛继平)

选择题参考答案

第一章 总论

1. C 2. D 3. B 4. D 5. C 6. B 7. B 8. D 9. C 10. E 11. A 12. C 13. B 14. A 15. B 16. D 17. D 18. B 19. D

第二章 病毒感染性疾病

第一节 病毒性肝炎

1. D 2. B 3. A 4. B 5. D 6. E 7. C 8. B 9. D 10. C 11. C 12. B 13. B 14. B 15. A 16. D 17. E 18. A 19. E 20. B

第二节 轮状病毒感染

1. D 2. B 3. E 4. D 5. E 6. D

第三节 脊髓灰质炎

1. B 2. B 3. E 4. A 5. E 6. D 7. C

第四节 流感病毒感染

一、流行性感冒

1. A 2. C 3. D 4. E 5. B 6. D

二、人感染高致病性禽流感

1. C 2. D 3. E 4. E 5. E

第五节 麻疹与风疹

1. C 2. A 3. E 4. A 5. C

第六节 水痘与带状疱疹

1. C 2. B 3. B

第七节 巨细胞病毒感染

1. D 2. D 3. E 4. D 5. D

第八节 手足口病

1. B 2. A 3. B 4. B 5. B

第九节 流行性腮腺炎

1. D 2. E 3. A 4. B 5. D 6. B

第十节 流行性乙型脑炎

1. E 2. B 3. E 4. D 5. E 6. D

第十一节 艾滋病

1. A 2. E 3. D 4. A 5. D 6. C 7. B 8. E

第十二节 狂犬病

1. C 2. B 3. A 4. D 5. A 6. B

第十三节 传染性非典型肺炎

1. C 2. E 3. D 4. B

第十四节 肾综合征出血热

1. D 2. E 3. A 4. A

第三章 细菌感染性疾病

第一节 伤寒与副伤寒

1. D 2. B 3. A 4. B 5. A 6. B 7. E

第二节 细菌性痢疾
1.D 2.E 3.B 4.C 5.D 6.C 7.C 8.C

第三节 细菌性食物中毒
1.E 2.C 3.D 4.B 5.E 6.A 7.D 8.B 9.C 10.A

第四节 霍乱
1.D 2.D 3.C 4.B 5.B 6.B

第五节 流行性脑脊髓膜炎
1.E 2.A 3.E 4.D 5.C 6.A 7.D 8.D 9.C 10.C

第六节 百日咳
1.A 2.A 3.B 4.A 5.E

第七节 白喉
1.C 2.D 3.A 4.B 5.C 6.A

第八节 猩红热
1.E 2.A 3.E 4.A 5.D 6.B

第九节 鼠疫
1.C 2.C 3.D 4.D 5.B 6.E

第十节 炭疽
1.B 2.A 3.A 4.D 5.B

第十一节 布鲁菌病
1.E 2.A 3.A 4.D 5.A 6.D

第四章 立克次体感染性疾病

第一节 流行性斑疹伤寒
1.C 2.D 3.B 4.D

第二节 恙虫病
1.A 2.C 3.E 4.(1)D (2)A

第五章 螺旋体感染性疾病

第一节 钩端螺旋体病
1.E 2.A 3.C 4.A 5.D 6.C 7.E 8.C 9.B 10.B

第二节 梅毒
1.A 2.E 3.C 4.B 5.A 6.A
7.(1)B (2)A (3)D

第六章 原虫与蠕虫感染性疾病

第一节 阿米巴病
1.A 2.E 3.C 4.D 5.D 6.C 7.D 8.E

第二节 疟疾
1.C 2.B 3.E 4.D 5.A 6.D 7.A 8.A 9.A

第三节 日本血吸虫病
1.D 2.A 3.C 4.D 5.D 6.B 7.E 8.D

第四节 肠绦虫病与囊虫病
1.B 2.A 3.A 4.A 5.D 6.E 7.E 8.D 9.E 10.E

参考文献

[1] 李兰娟,王宇明.感染病学[M].3版.北京:人民卫生出版社,2015.

[2] 魏来,李太生.内科学—感染科分册[M].北京:人民卫生出版社,2016.

[3] 王明琼,李金成.传染病学[M].5版.北京:人民卫生出版社,2014.

[4] 葛均波,徐永健.内科学[M].8版.北京:人民卫生出版社,2017.

[5] 杨绍基,传染病学[M].8版.北京:人民卫生出版社,2013.

[6] 殷国荣,王中全.医学寄生虫学[M].4版.北京:科学出版社,2017.

[7] 李兰娟.传染病学学习指导及习题集[M].2版.北京:人民卫生出版社,2016.

[8] WHO 手足口病临床管理与公共卫生应对指南摘译(第六部分:预防与控制)[J].疾病监测,2013,28(11):958-961.

[9] 中国疾病预防控制中心.狂犬病预防控制技术指南[J].中国病毒病杂志,2016,6(3):161-188.

[10] 中华医学会儿科学分会感染学组.儿童 EB 病毒感染相关疾病的诊断与治疗原则[J].中华儿科杂志,2016,54(08):563-568.

[11] 中华医学会肝病学分会,中华医学会感染病学分会.慢性乙型肝炎防治指南[J].中华肝脏病杂志,2015,23(12):888-905.

[12] 中华医学会肝病学分会,中华医学会感染病学分会.丙型肝炎防治指南[J].临床肝胆病杂志,2015,31(12):1 961-1 979.

[13] 国家卫生和计划生育委员会,国家中医药管理局.流行性感冒诊疗方案[J].中国感染控制杂志,2018,17(2):181-184.

新型冠状病毒肺炎

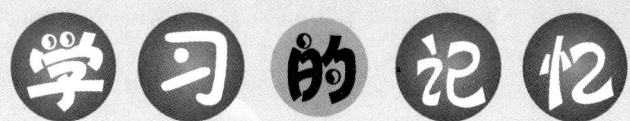

小事拾遗：

学习感想：

  学习的过程是知识积累的过程，也是提升能力、稳步成长的阶梯，大家的注释、理解汇集成无限的缘分、友情和牵挂，请简单手记这一过程中的某些"小事"，再回首时定会有所发现、有所感悟！

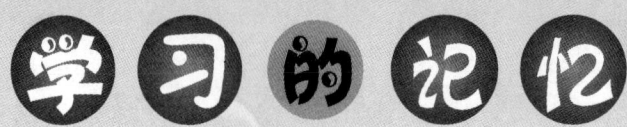

学习的记忆

姓名：_____

本人于20____年____月至20____年____月参加了本课程的学习

此处粘贴照片

任课老师：_____ _____   班主任：_____

班长或学生干部：_____ _____ _____

我的教室（请手写同学的名字，标记我的座位以及前后左右相邻同学的座位）